BENITA CANTIENI

# Tigerfeeling

DAS RÜCKEN-
PROGRAMM
FÜR SIE UND IHN

südwest

inhalt

inhalt

# Vorwort

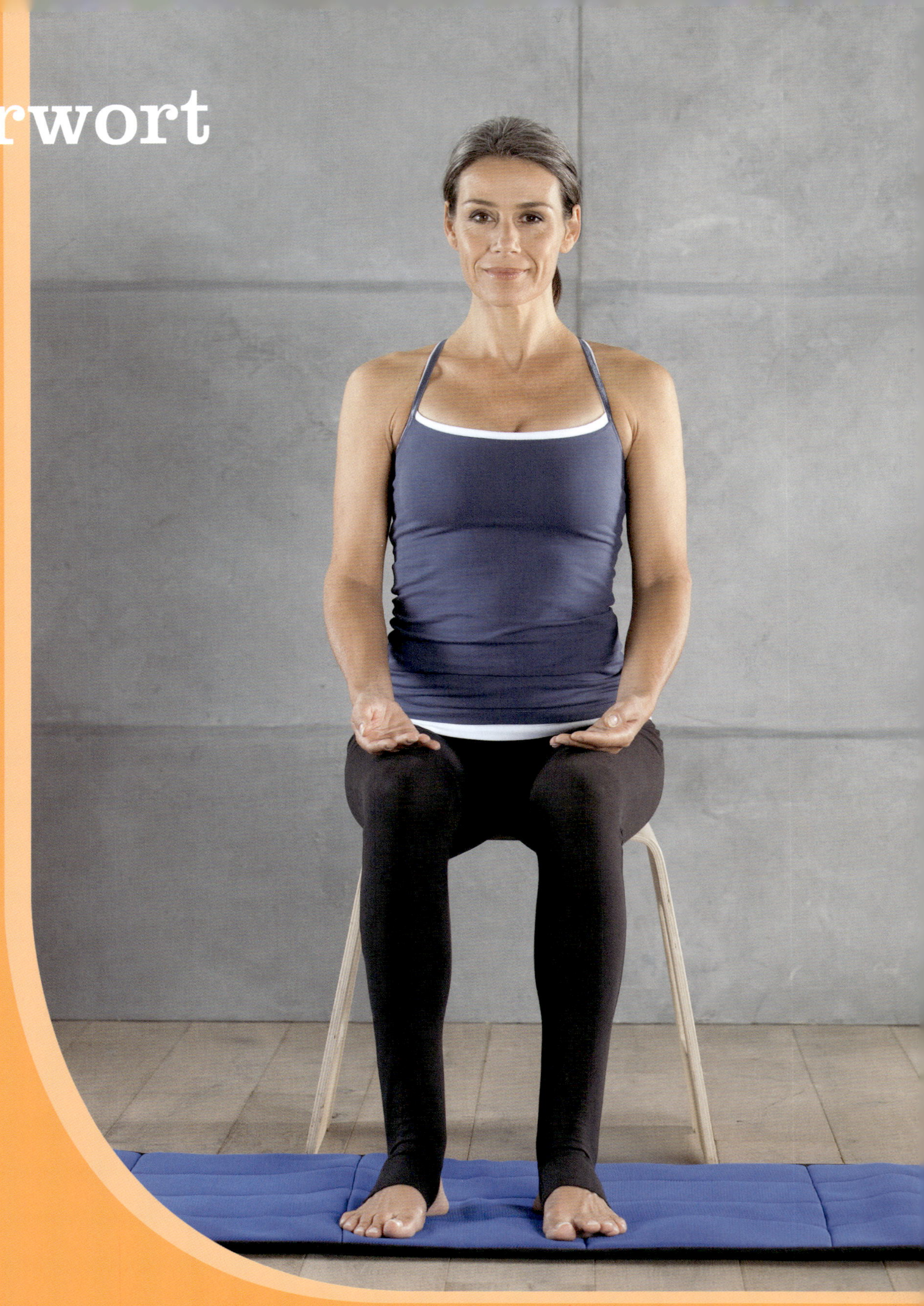

**Tigerfeeling ist pures Wohlbefinden: Anspannung, Länge, Geschmeidigkeit, kraftvoll-entspannte Aufrichtung**



Ein neues CANTIENICA®-Buch. Der Titel *Tigerfeeling* erschien erstmals 1997 als Anleitung zum Beckenbodentraining. Damals schon hat Benita Cantieni einen neuen Impuls gesetzt, der vielen Menschen gesundheitlich ganz entscheidend weitergeholfen hat. Ein Training, das klar die innerste Schicht des Beckenbodens aktiviert, die in anderen Trainingsformen oft zu kurz kommt oder ganz unbeachtet bleibt, und das den gesamten Körper mit einbezieht. Beckenbodentraining nach Benita Cantieni ist zu einem Begriff geworden, dem sich inzwischen weder Frauenheilkunde noch Physiotherapie entziehen können.

Aus dem ganzheitlichen Beckenbodentraining ist schnell eine Ganzkörpermethode geworden: CANTIENICA® – Methode für Körperform und Haltung. Gute Form und gute Haltung sind ein Ergebnis guter Bewegung.

CANTIENICA® – Das Rückenprogramm erschien 1999 und war für viele Rückenleidende ein Weg aus dem Schmerz und der Bewegungseinschränkung. Inzwischen hat Benita Cantieni ihre Methode enorm weiterentwickelt und verfeinert. So war es Zeit für ein neues Rückenbuch, das Sie jetzt in den Händen halten. ***Tigerfeeling® – Das Rückenprogramm für sie und ihn*** – mit Schwung und Elan geschrieben.

Benita Cantieni hat eigene klare Vorstellungen zur Anatomie – dadurch, dass sie am eigenen Leib erfahren hat, wie der Körper aufgebaut sein muss. Vorstellungen haben eine Wirkung. Die Leserin und der Leser oder besser die beziehungsweise der die Übungen aus diesem Buch Praktizierende ist aufgerufen, unvoreingenommen die Wirkung dieser Vorstellungen zu prüfen. Wer sich – wie häufig in Anatomiebüchern dargestellt – die Wirbelsäule mit großen Bögen vorstellt und die Bandscheiben als Stoßdämpfer, gerät unweigerlich in die Einbahnstraße der irreparablen Abnutzung. Benita Cantieni beschreibt die Wirbelsäule als gerade. »Das Wichtigste an der Anleitung zur Selbstheilung ist Ihre Einstellung, Ihr Vertrauen in Ihren eigenen Körper, in Ihre Selbstwahrnehmung und Ihre Selbstheilungskräfte«, steht in Kapitel »Was Sie von diesem Trainingsprogramm erwarten können: Krankheitsbilder und Erfolgsaussichten«.



Ein ganzes Kapitel des Buches behandelt die verschiedenen Krankheitsbilder des »Bewegungsapparates«. Es ist zum Nachschlagen gedacht. Es sind die allgemein üblichen Definitionen von Krankheiten, Fehlbildungen, Beschwerden. Nach jeder Beschreibung folgt unter »Ihre Erfolgsaussichten« eine Stellungnahme, was die/der Betroffene erwarten kann, wenn sie/er die Methode ausübt.

Die Übungen wirken – wenn sie gemacht werden! Das konnte ich als Ärztin in zahlreichen Fällen erleben. Wer mit einiger Konsequenz übt, am besten unter Anleitung, kann seine Erfolgsaussichten ruhig hochschrauben.

Der einzige Hinderungsgrund, die Übungen auszuführen, ist, wenn Sie doch lieber Patient sein und bleiben möchten.

Wenn Sie unsportlich sein sollten, möchte ich Ihnen gerne Mut machen. Ich war es auch. Die Methode funktioniert für alle.

Als ich im Laufe meiner CANTIENICA®-Laufbahn die Ausbildung für das Rückenprogramm machte, hörte ich Benita Cantieni sagen: »Arthrosen sind kein Problem, die heilen immer.« Für die Schulmedizin gilt das nicht. Da sind Arthrosen in den meisten Fällen ein chronisches Leiden und führen nicht selten zum künstlichen Gelenk. Also nur Mut zum Ungewöhnlichen. Es geht um ein hohes Ziel am eigenen Leib.

Auch zum Thema Alterungsprozess finden sich in ***Tigerfeeling*® – *Das Rückenprogramm für sie und ihn*** neue Aspekte. Es ist gar nicht unbedingt naturgegeben, im Alter kleiner zu werden und krummer. Im Gegenteil, selbst das, was schon degeneriert und geschädigt ist, kann – wenigstens teilweise – wieder wachsen und gerade werden.

Deswegen lohnt sich das Buch nicht nur für Leute, die »es im Kreuz oder im Rücken haben«. Es lohnt sich auch für Gesunde, beschwerdefreie Zeitgenossen, die Lust haben, ihren Körper besser, neu, eigenverantwortlich kennen- und gestalten zu lernen.

Benita Cantieni erzählt auch ihre eigene Geschichte, die eigentlich der beste Beweis für die Wirksamkeit ihrer Methode ist. Mehr will ich jetzt nicht verraten. Überzeugen Sie sich selbst.

Solveig Hoffmann, Ärztin<br>Eridanos Zentrum für Salutogenese, Teneriffa, Spanien<br>www.eridanos.org

# Teil 1

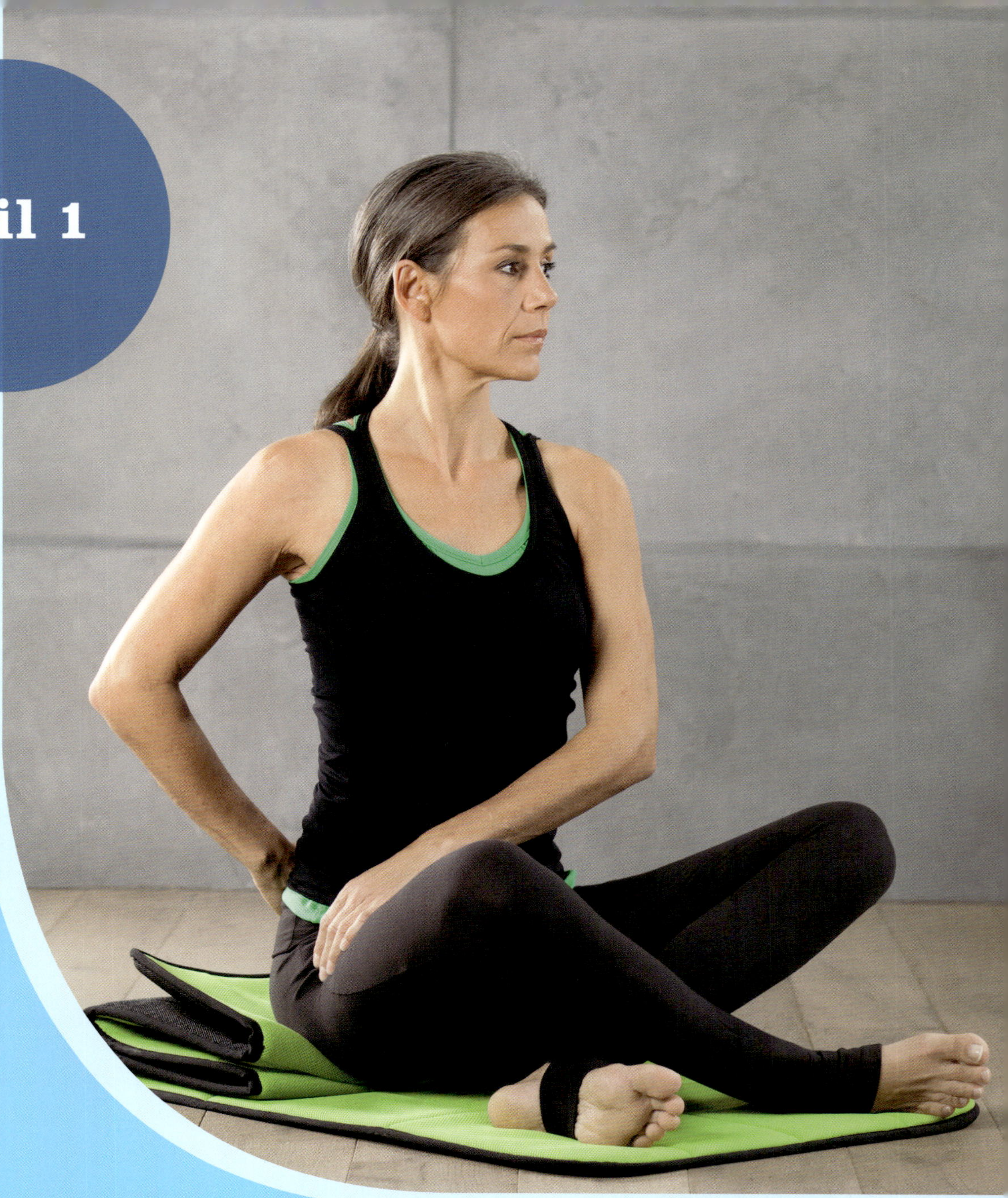

Er ist viel besser als sein Ruf: Ihr Rücken

# Die Wirbelsäule – unser Rückgrat



Was wird ihm alles angehängt, nachgesagt und vorgeworfen. Ein Irrläufer der Natur soll er sein. Eine Fehlkonstruktion. Oder wenigstens ein mit sehr vielen Fehlern behaftetes Modell. Schnell überfordert. Seinen Aufgaben nicht gewachsen. Es wird ihm nachgesagt, er könne sich selbst nicht mal tragen. Und er schrumpfe im Alter. Er ist uns angeblich ganz und gar feindlich gesinnt.

Wissen Sie was? Das ist alles nicht wahr. Er ist ganz anders. Er ist fantastisch. Er ist stark. Er ist biegsam. Er ist elastisch. Er ist flexibel. Er ist strapazierfähig. Er ist nachhaltig. Er ist perfekt. Der menschliche Rücken. Ihr Rücken. Sie müssen ihn einfach nur richtig behandeln, artgerecht, dann ist er die Säule, auf die Sie bauen können. Ihr Wohlbefinden. Ihre Kraft. Ihre Beweglichkeit. Er ist Ihr perfektes Rückgrat. Eine perfekte Konstruktion.

Der Fehler sitzt im Kopf. Dort haben Sie all die Fehlinformationen über Ihren Rücken, diesen wichtigen und dominanten Teil Ihres Körpers, gespeichert. Und jetzt macht er mit Ihnen genau das, was Sie von ihm erwarten. Er ist schnell beleidigt. Er ist empfindlich.

Er ist nachtragend. Er ist steif. Er ist verkrampft. Und er schrumpft mit den Jahren. Eine fatale Variante der sich selbst erfüllenden Prophezeiung sozusagen.

Wenn Sie bereit sind zu akzeptieren, dass Ihr Rücken perfekt ist und dass nur Ihre Ansichten über Ihren Rücken fehlerhaft sind, so sage ich Ihnen gerne, wie Sie zu lebenslanger Freundschaft mit Ihrer Wirbelsäule finden. Dieses Versprechen bezieht sich auf alle Beschwerden, die durch Fehlhaltungen entstehen. Flachrücken, Rundrücken, Hohlkreuz. Beckenschiefstand, Buckelbildung, Bandscheibenschäden. Arthrosen, Skoliosen, Osteoporose. Syndrome des Ischiasnervs und des Piriformis-Muskels. Diffuse Kreuzschmerzen, Hexenschüsse, Traumen aller Art.

Laut aktuellen Statistiken leben in unseren Breitengraden 65 Prozent aller Menschen mit mehr oder minder starken Rückenbeschwerden. Bei den 65-Jährigen sind es sogar 80 Prozent. Eine aktuelle Studie der Schweizer Rheumaliga besagt, dass 80 Prozent aller Erwachsenen unter Rückenschmerzen leiden. Und für viele von ihnen werden die Beschwerden mit den Jahren chronisch. Nun neigen wir alle dazu, das häufig Vorkommende für normal zu halten. Und mit der Normalität hat man sich zu arrangieren. Ist halt so. Kann man nichts machen. »Die enorme Zunahme von Rückenproblemen in den letzten Jahrzehnten führte zu zahlreichen neuen Behandlungsmethoden und ist Gegenstand vieler Untersuchungen. Rückenschmerzen sind meist nichts Schlimmes und haben in der Regel gute Heilungschancen«, steht auf der Webseite einer großen deutschen Versicherung. So weit, so gut. Doch der nächste Satz hört sich so gar nicht beruhigend oder aufmunternd an: »Die Medizin steht aber weiterhin vor einem Rätsel, denn eine eindeutige Ursache für diese ›Volkskrankheit‹ ist in der Schulmedizin noch nicht belegt.« Ist das absichtsvoll geäußerter Unfug oder ehrlich gemeintes Resümee? Noch verwirrter klingt es in Krampfdeutsch auf der Homepage eines großen medizinischen Versorgungszentrums in Deutschland: »Rückenschmerzen generell sind ein Tribut an den aufrechten Gang, nur dann verändert sich auch die Wirbelsäule.« Soll wohl heißen: Kröchen wir auf allen vieren, wäre alles gut. Ein Chiropraktik-Portal generalisiert: »Sitzen und Stehen ist schlecht«, und behauptet: »Liegen und Laufen ist gut.«

Willkürlich ausgesucht? Hier eine kleine Kostprobe aus der seriösen Presse. »Keinen Rückenschmerz zu haben ist nicht mehr normal: Mehr als 80 Prozent aller Deutschen spüren ihn mindestens einmal im Leben«, schreibt ***Der Spiegel*** in seinem Spezialheft ***Wissen***

»Rücken ohne Schmerz« im Herbst 2011 (***Der Spiegel***, ***Wissen***, Nr. 4/2011). »Hexenschuss, Ischias, Nackenweh und Lendenschmerz sind, nach dem Schnupfen, der zweithäufigste Grund, zum Arzt zu gehen, und der häufigste Grund für den Besuch beim Alternativmediziner.«

»Drama in 24 Wirbeln«, schreit die Überschrift der ersten Reportage. Und der Text beginnt so: »Wir und die Dackel haben eines gemeinsam: Unsere Rücken scheinen nicht gemacht für dieses Leben.« Der Dackel wurde Opfer von Züchtern, der Mensch sei Opfer des Fortschritts.

»Kreuzleiden überfallen Millionen Menschen hinterrücks.«

»Der Angriff auf den Rücken lauert überall.«

»Vor dem Kreuz sind alle Menschen gleich.«

»Verschleiß ist … leider unausweichlich: Der Zahn der Zeit mag den Knorpel, und so gut wie alle Menschen haben früher oder später geschrumpfte, ausgetrocknete, eingerissene … Bandscheiben.«

Sätze, die mich beim Blättern im ***Spiegel***-Spezial anspringen. Immerhin wird vor voreiligen Rückenoperationen deutlich gewarnt!

Die Epidemie ist ein gutes Geschäft. Es werden jedes Jahr mehrere Milliarden Euro für Schmerzmittel ausgegeben, Milliarden für Therapien, Milliarden für Operationen am Bewegungsapparat.

Der aufrechte Gang ist zwar eine große Leistung – die Vögel können mehr –, doch den Tribut in Form von Rückenschmerzen verlangt er nicht. Sonst hätten wir es uns in den rund 5 Millionen Jahren unseres Aufrichtens längst anders überlegt. Wir wären quasi

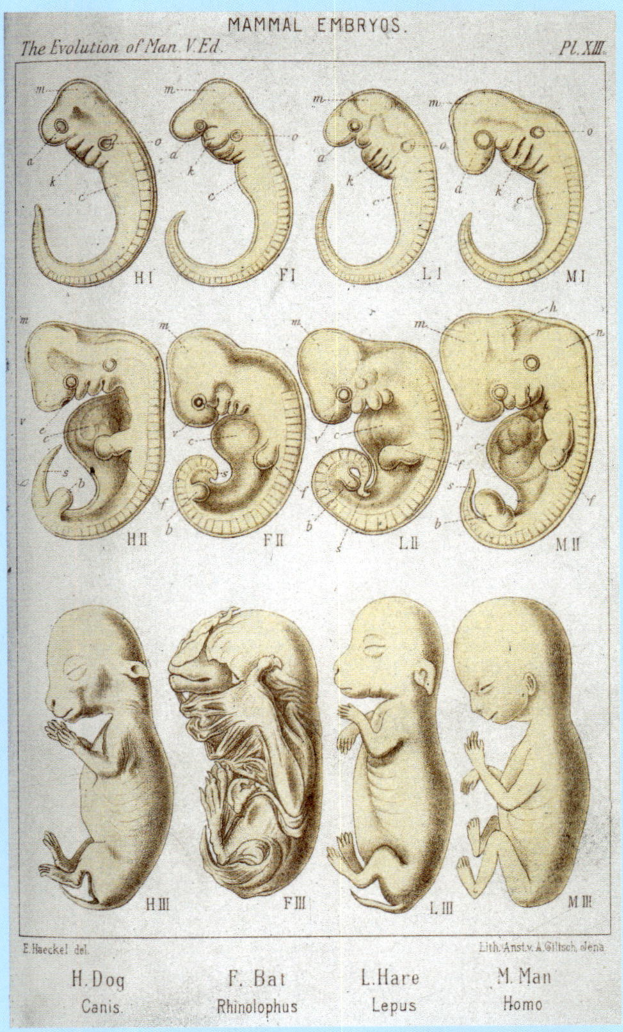


Nach Ernst Haeckel, »The Evolution of Man«, London 1879.

zu Kreuze gekrochen. Hätten uns auf alle viere beschränkt. Wären nie Menschen geworden. Das wäre für den Planeten Erde wahrscheinlich ein Segen, doch irgendwie auch schade.

Die Wirbelsäule ist ein Erfolgsmodell. Sie entwickelte sich vor mehr als 500 Millionen Jahren für, an und mit Wassertieren. Vor 400 Millionen Jahren machte sich das erste Lebewesen auf den Landgang. 395 Millionen Jahre bewährte sich das Prinzip, entwickelte sich in Millionen von Wesen und Arten, bis sich eine Art aufrichtete ...

Gehen Sie mal davon aus, dass dieses Aufrichten eine kleine Sache war verglichen mit dem evolutionären Schritt vom Wasser an das Land. Oder vom Land in die Lüfte. Wir machten uns auf die zwei Beine, um die Hände frei zu haben. Und diese Freiheit der Hände führte zu Geschicklichkeiten aller Art, welche wiederum das Gehirn zum Wachsen brachten.

Und so wurden wir, was wir sind – hochintelligente Menschen, die ihren Körper als Feind betrachten, weil sie verlernt haben zu spüren, was ihm guttut. Was er braucht. Wie er funktioniert. Kopflastige Zweibeiner, die keine Ahnung mehr haben, was für eine kreatürliche Meisterleistung sie im Lauf der Jahrmillionen vollbracht haben.



Damit jetzt nicht der Eindruck entsteht, ich wollte in der Zeit zurückwandern: ganz das Gegenteil ist der Fall. Ich möchte Sie auf die Zeitreise in Ihre Zukunft einladen. Ich möchte Sie zu Ihrer eigenen Körperevolution anstacheln. Vergessen Sie, was Sie gelernt haben. Vergessen Sie, was Sie in Sachen Körperalterung glauben. Hören Sie auf zu imitieren, was andere machen. Entscheiden Sie jetzt, heute, in diesem Augenblick, in welchem körperlichen Zustand Sie in ... sagen wir mal ... 30 Jahren sein möchten. 30 Jahre sind realistisch, wenn Sie wie ich um die 60 sind. Gehören Sie zu den Glücklichen, die sich schon mit 30 Lebensjahren mit dem guten Älterwerden beschäftigen, so richten Sie die Projektion 60 Jahre in die Zukunft. Oder 70. Die Chance, dass Sie 100 Jahre alt werden, ist, so, wie es zurzeit aussieht, groß.

Mit dieser Hochrechnung sind wir auch schon mitten im Rückendilemma. Bis vor 100 Jahren bewegten wir uns viel und starben früh. Jetzt ist es umgekehrt. Wir bewegen uns wenig und leben lange.

Nein, ich komme jetzt nicht mit dem inneren Schweinehund. Der wird schon zu häufig missbraucht. Ich nehme an, Sie haben Rückenschmerzen, Beschwerden irgendeiner Art, die Sie davon abhalten, sich oft und gern zu bewegen. Ich möchte Ihnen sagen, wie Sie das, was Sie vom Bewegen abhält, verwandeln können. Ich will Ihnen sagen, wie Sie frei werden von Schmerzen und Beschwerden. Ich muss

Ihnen sagen, wie Sie wieder den Körper aus Ihrer Kindheit zurückerhalten, kräftig, beweglich und nicht zu bremsen.

Das ist mein Versprechen: Ich zeige Ihnen, wie Sie Ihren Rücken wieder in den Zustand versetzen, der eigentlich seine Natur ist: stark, beweglich und ganz wild darauf, bewegt zu werden.

Auch ein kraftvoller, beweglicher Rücken kann mal wehtun. Wenn dieses Wehtun Resultat einer ungeschickten Bewegung oder einer körperlichen Überanstrengung ist, sagt Ihnen Ihr Körper damit, dass da etwas schiefgelaufen ist. Dass ihm da etwas nicht gefallen hat. Er signalisiert Ihnen: Mach das bitte nicht mehr so. Spontaner Schmerz ist immer »Freundschmerz«, Alarmschmerz. Wenn Sie die Übungen im zweiten Teil dieses Buches sorgfältig durcharbeiten, werden Sie wissen, wie Sie sofort angemessen auf das durch und durch freundschaftlich gemeinte Feedback Ihres Körpers reagieren können, um den Schmerz sofort wieder aufzulösen. Ja, den Schmerz im Körper auflösen. Nicht die Schmerztablette in Mund, Magen oder Darm. Denn Schmerztabletten verändern die Wahrnehmung im Gehirn, nicht die Ausrichtung der Wirbel und Gelenke im Körper. Reagieren Sie mit der anatomisch angemessenen Gegenbewegung auf ein gut gemeintes Schmerzsignal Ihres Körpers, so meldet er augenblicklich wieder Wohlgefühl.

Verletzungen? Stürze? Ganz klar, die kommen vor. Doch ein kraftvoller Rücken ist robust und verletzt sich nicht so leicht. Der gesunde Rücken ist reaktionsschnell, der Mensch fängt sich, wenn er auf dem

info

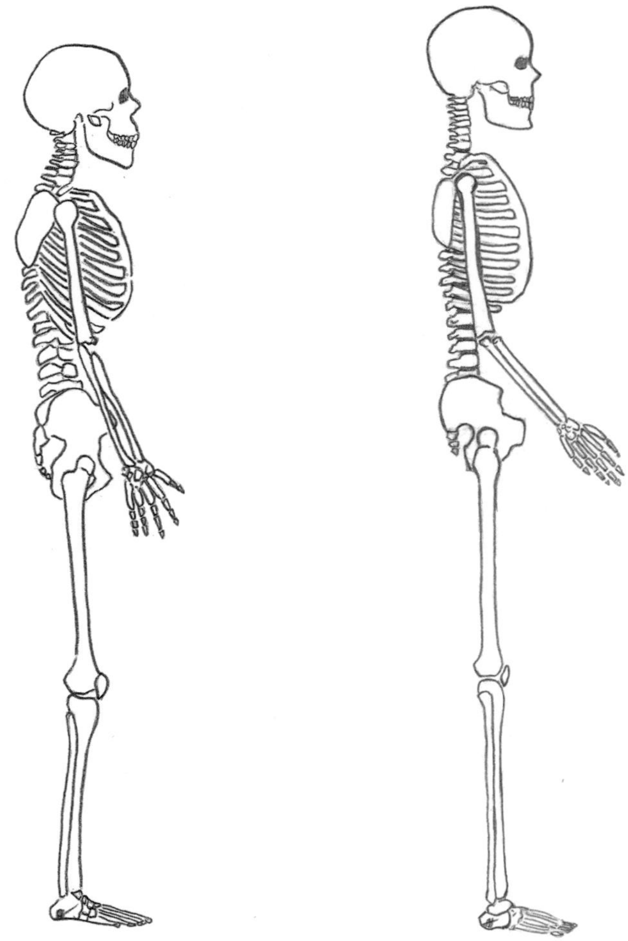

Das Skelett links ist das »normale«. Schon ein bisschen alterskrumm und geschrumpft. Die Wirbelsäule mit jener S-Kurve, die angeblich Stöße und Schläge abpuffern soll. Horizontale Achsenverschiebungen sorgen für eine aufwendige und beschwerliche Stabilität. Rechts ist das gleiche Skelett wieder aufgespannt – an der Mittelachse. Die Wirbelsäule ist so gerade wie bei der Geburt. Das hauchzarte, lang gezogene S rührt nur noch von den Knochenfortsätzen. Und Stöße muss die Wirbelsäule keine abpuffern – es gibt keinerlei Erschütterungen, wenn sich der Körper aufgespannt bewegt und von der Tiefenmuskulatur gehalten wird.

Glatteis zu stürzen droht. Oder beim Skilaufen, Rollerskaten, Iceskaten. Menschen, die mit meiner Methode trainieren, berichten, dass sie einen Auffahrunfall schadlos überstanden hatten, beim Tanzen ausgerutscht waren, ohne sich einen Muskel zu zerren, beim Sturz von der Leiter auf zwei Füßen gelandet waren – weil sie ihren Körper kraftvoll, beweglich und reaktionsschnell halten.

Die Kraft, die ich meine, ist nicht die Kraft aus der Muskelmasse. Die Kraft, die ich meine, beginnt in den Knochen. Zuerst lernen Sie, die Knochen in die perfekte Ordnung zu bringen, so, dass keiner den anderen behindert, so, dass sich kein Knochen an seinem Nachbarn reibt. In dieser Knochenordnung, die dem Bauplan Ihres Körpers entspricht, springen 100 Prozent Muskeln automatisch an und warten nur darauf, ihre Dienste für Sie zu leisten.

## Achtung, hier werden Sie nicht geschont!

Ich habe es mein halbes Leben gemacht, weil alle sagten, ich müsse es tun: Ich habe meinen Rücken geschont. Der reagierte auf Schonung mit immer mehr Schwäche, Kraftlosigkeit, Empfindlichkeit. Das nahm ich als Beweis, dass ich noch immer nicht schonend genug mit »mir« umging. Ich wurde ein richtiger Körperfeigling. Vorsichtig, ängstlich, mutlos. Der Rücken krümmte sich immer mehr in seine Skoliose, die Schmerzen wurden immer mehr.



Wenn Sie zum ersten Mal ein Körperbuch von mir lesen, brauchen Sie etwas Hintergrundwissen. Sind Sie schon Fan, überfliegen Sie diese Passage, denn die Geschichte ist die immer gleiche. Ich litt von klein auf an einer Verkrümmung der Wirbelsäule. Die Ursache liegt im Dunkeln. Ich vermute heute, dass ich mich verdreht durch den Geburtskanal kämpfte und mit Schiefhals zur Welt kam. Das merkte keiner, bis beim Durchleuchten mit sechs Jahren die Skoliose sichtbar wurde. Damals dachte man, Schonung sei angemessen. Viele skoliotische Kinder wurden – und werden noch heute – in Korsetts gesteckt. Das machte man mit mir nicht, ich hatte also Glück. Denn Muskeln verkümmern, wenn ihnen die Arbeit abgenommen wird.

Mit 25 hatte sich die Krümmung auf 47 Grad verwachsen, eine Besserung war nicht abzusehen. Von hinten gesehen drehte sich meine Lendenwirbelsäule nach rechts, zog das Becken rechts höher als links. Dann machte die Brustwirbelsäule eine Kurve nach links, verzog den Brustkorb, und schließlich suchte die Halswirbelsäule wieder den Ausgleich nach rechts, was den Kopf schief zog. Auf praktisch allen Fotos vor dem Jahr 2000 bin ich mit nach rechts schräg gestelltem Kopf zu sehen.

Schon 1997 empfahl mir ein Arzt, das rechte Hüftgelenk und das rechte Kiefergelenk gegen Prothesen einzutauschen. Ich hörte mich sagen: »Was soll ich mit künstlichen Gelenken, wenn ich schon mit meinen eigenen nicht zurechtkomme?!« Der Arzt schüttelte den Kopf, ich ging nie mehr zu ihm und probierte alle Therapien und Fitnessmethoden aus, die in meiner Welt angeboten wurden. 1992 kaufte ich die Masterlizenz für Callanetics, weil mir das Training besser tat als alles andere, was ich bis dahin gemacht hatte. Mein Exmann wollte damals die Geschäfte führen. Er stellte mich 1993 dem Arzt Christian Larsen vor, dem Begründer der Spiraldynamik International.

Bei unserem ersten Treffen sagte Christian den Satz zu mir, der mein Leben verändern sollte. Er sagte: »Was, wenn du die Skoliose nicht hast, sondern machst!« Er sagte es mit Ausrufezeichen, wahrscheinlich lag auch ein bisschen Tadel drin. Den hörte ich nicht, den Tadel. Mein Gehirn hörte: selbst gemacht. Also kann ich es »unmachen«. Ich machte mich auf den Weg der Begradigung.

Meine Skoliose ist nicht geheilt. Sie ist begradigt. Ich habe entdeckt, wie ich mit den Knochen denken kann. Wie ich Wirbel für Wirbel möglichst gut aufeinanderstaple, wie ich sie drehen und entdrehen kann, denn erst wenn die perfekte Knochenordnung gefunden ist, werden die Knochen in den dafür vorgesehenen Muskeln gehalten. Auf einer aktuellen Computertomografie ist gut sichtbar, dass da nicht alles ideal gewachsen ist und exakt aufeinanderpasst. »Sieht aus wie ein Trümmerfeld«, sagte der Arzt bei der Besprechung, »eigentlich unvorstellbar, dass Sie damit schmerzfrei unterwegs sind.«

Ich erzähle Ihnen die Geschichte auch, damit Sie wissen, woher ich den Mut nehme, meine anatomischen Behauptungen in die Welt zu setzen, die nicht der offiziellen Lehre entsprechen. Auf diesem Mut aufgebaut, gibt es Zehntausende Geschichten von Menschen, die mit meiner Methode schmerzfrei wurden.

Zurück zu den Anfängen: Ich schonte mich. Ich hatte nichts anderes gelernt. Noch mehr Schonung ging nicht. Die Schonung brachte keine Besserung. Im Gegenteil. Ich wurde immer krummer, die Schmerzen wurden immer stärker. Also beschloss ich eines Tages – meine Lebensuhr zeigte auf die 50 –, den Körper mal richtig zu fordern. Einfach mal testen, was er noch konnte. Wie viel Leben in ihm steckte. Zurück ins Schonprogramm konnte ich jederzeit wieder. Und siehe da, er reagierte auf die Herausforderung! Er machte mit! Als hätte er nur darauf gewartet, endlich herausgefordert und gebraucht zu werden.

Heute, 14 Lebensjahre später, ist er so, wie ein Menschenrücken zu sein hat: kraftvoll, beweglich, ausdauernd, reaktionsschnell. Und schmerzfrei. (Ich ertappe mich immer noch bei allerlei Körperfeigheiten. Bis zu meinem 70. will ich nebst Spagat – den kann ich jetzt! – auch Radschlagen!)

Hat Ihnen eine Fachperson gesagt, Ihr Körper brauche Schonung? Haben Sie die unguten Ratschläge verinnerlicht? Ist Ihr Denken verseucht mit: »Das geht nicht«, »Ich kann das nicht«, »Ich darf das nicht« und ähnlichen negativen Aussagen? Raus damit. Raus aus Ihren Gedanken, raus aus Ihren Hirnzellen, raus aus den Knochenzellen, raus aus den Muskelzellen!

Sie können das! Ich weiß es. Aus hunderttausendfacher Erfahrung. Vertrauen Sie sich selbst. Und trauen Sie sich etwas zu. Sie schaffen das. Und Sie nehmen an einem betörend interessanten Projekt teil: der bewussten Evolution Ihres Körpers. Sie entscheiden, ob Sie schrumpfen möchten oder wachsen, ob Sie Arthrosen entwickeln oder gelenkig altern möchten, ob Sie Osteoporose fürchten müssen oder gesunde Knochen behalten, ob Sie im Alter einen Buckel wollen oder eine wunderbar aufrechte Haltung.



Sie runzeln die Stirn? Selbstverständlich möchten Sie gelenkig, arthrosefrei und mit robusten Knochen älter werden. Sie rauchen nicht, Sie treiben Sport, Sie ernähren sich gesund, da ist die Chance doch groß. Die Voraussetzungen sind damit tatsächlich gut. Doch braucht der Bewegungskörper mehr als nichtrauchen, gut essen, regelmäßig bewegen. Die Qualität der Bewegung ist mindestens so wichtig wie die Quantität. Ich stelle Ihnen deshalb die Gegenfrage: Sind Sie immer noch gleich groß wie mit 25? Nein? Geschrumpft? Einen Zentimeter? Mehr? Schmerzt hie und da das Knie? Die Hüfte? Das Kreuz? Der obere Rücken? Die Schultern? Sind Sie nicht mehr annähernd so beweglich wie mit 20? Sie sind vermutlich mit dem Mainstream unterwegs zu Gelenkbeschwerden, Bandscheibenproblemen, Rückendeformationen.

Es schmerzt eindeutig das eine und das andere? Ein bisschen Arthrose da, ein bisschen Abnutzung dort? Na, da kommt diese Anleitung für einen glücklichen Rücken für Sie doch gerade richtig. Damit Sie sich gar nicht erst in Ausreden flüchten können: Es ist egal, ob Sie bis jetzt 30, 50, 70 oder 90 Lebensjahre gebuckelt haben. Ihr Rücken wird es Ihnen danken, wenn Sie anfangen, ihn artgerecht zu halten und zu bewegen.

Prävention in Sachen Haltung ist leider sehr schwer bis fast unmöglich zu beweisen. Ich kann nicht beweisen, dass ich ohne meine

Methode und ohne meine Disziplin in den letzten 20 Jahren jetzt ein Wrack wäre, geplagt von den Folgeschäden eines künstlichen Kiefergelenkes, mindestens eines künstlichen Hüftgelenkes und einer mit Klammern versteiften Lendenwirbelsäule. Meine Schmerzen zwischen 0 und 45 Jahren stiegen exponentiell. Ich wäre heute mit 99-prozentiger Sicherheit von Schmerzmitteln abhängig, mit 80-prozentiger Sicherheit würde ich schwer hinken, mit 65-prozentiger Sicherheit mindestens Teilzeit im Rollstuhl verbringen. Ich kann meinem lieben Freund Peter nicht beweisen, dass seine multiple Sklerose einen völlig anderen Verlauf genommen hätte, wenn er das Rauchen aufgegeben und mit gezieltem Training angefangen hätte. Ich kann meiner netten Schneiderin nicht beweisen, dass die zwei Bandscheibenvorfälle auftraten, weil sie sich im Alltag bei ihrer körperlichen Arbeit nicht gut hält und dass der schwere Hustenanfall nur Auslöser war. Ich kann meinem Schreiner nicht beweisen, dass er auch mit 55 noch ohne Rückenschmerzen arbeiten könnte, wenn er seinen Rücken anders behandeln würde.

Ob es Studien gibt? Vielleicht eine, die beweisen soll, dass es dem Rücken am besten geht, wenn er sich rund macht und sich an eine Stuhllehne anlehnen kann? Die gibt es schon. Vielleicht eine, die beweisen soll, dass Stöckelschuhe gut sein sollen für den Rücken? Auch die gibt es schon. Vielleicht eine, die beweisen soll, dass Schuhe mit Spezialsohlen die Rückenmuskulatur trainieren? Gibt es.



In unserer Kultur gilt: Das körperliche Wohlergehen ist unverdientes Glück, alle Beschwerden sind unverdientes Pech. Wenn es Ihnen egal ist, bei den beliebten Tischgesprächen über Hexenschüsse, Arthrosebeschwerden, Rückenschmerzen, Ischias-Syndrome, Piriformis-Traumen und dergleichen nicht mehr mithalten zu können, wenn es Ihnen nichts ausmacht, dass Sie keinen Grund mehr bieten, um von anderen bemitleidet zu werden, so erfahren Sie jetzt, wie Sie Ihren Rücken jung und schmerzfrei bekommen.

Die Tischrunde sagt dann wahrscheinlich: »Ja, duuu hast halt gute Gene.« Oder: »Duuu hast halt nie hart arbeiten müssen.« Oder: »In meinem Alter wirst du wissen, wovon ich rede.« Machen Sie sich nichts daraus.

## Weshalb Kinder mit einer geraden Wirbelsäule auf die Welt kommen

Der Mensch wächst die ersten neun Monate in arg beschränkten Raumverhältnissen heran, er muss sich im Mutterbauch mit diesen beengten Platzverhältnissen arrangieren. Und dennoch kommen gesunde Babys mit orgelpfeifengeraden Wirbelsäulen zur Welt. Diese gerade Wirbelsäule hat große Vorteile. Der größte ist meiner Ansicht nach dieser: Der Spinalkanal verläuft gerade. Der Spinalkanal ist eine Röhre aus gelblichem Material. Diese Röhre entstand unmittelbar nach der Befruchtung des weiblichen Eis durch den männlichen Samen. Wie eine kleine Seegurke sieht das auf entsprechenden Abbildungen aus und wird Neuralrohr genannt. Dieses Neuralrohr stellt dem heranwachsenden Menschlein anfangs zur Verfügung, was es zur Entwicklung braucht. Ausgereift nach neun Monaten in der Gebärmutter, ist das Neuralrohr zum Spinalkanal ausgewachsen, dieser Kanal beheimatet die Hirnflüssigkeit und den Hauptnervenstrang.

Die eigentliche Wirbelsäule, also die Konstruktion aus 24 Knochen plus Kreuzbein und Steißbein, bildet eine Art Supertresor um diesen Spinalkanal herum. Dieser Supertresor ist auf allen Seiten mit Knochen gepuffert, er ist mit zähen Schutzbändern (Längsband genannt) innen und außen gesichert, gleichzeitig ist er nach allen Seiten beweglich, elastische Scheiben zwischen den Wirbeln ermöglichen Drehungen und Biegungen – das sind die Bandscheiben.

Am meisten Schutz braucht die Wirbelsäule von außen, das ist in ihrem Falle hinten, denn dort, hinten am Rücken, ist sie am verletzlichsten, geschützt lediglich von Haut, Unterhautgewebe und dem bereits erwähnten Längsband. Also haben wir uns im Laufe der Evolution einen zusätzlichen Schutz nach hinten wachsen lassen: Puffer aus Knochen, die nach hinten abstehen. In der anatomischen Fachsprache heißen sie Dornfortsätze. Es hat sich in den letzten paar Hundert Jahren eingebürgert, dass diese kleinen, vorstehenden Knöchelchen mit der Wirbelsäule verwechselt werden. Um die Nervenstränge, die seitlich der Wirbelkörper anliegen, zusätzlich zu schützen, bilden die Wirbel zu den Seiten großartige Rundungen und Biegungen, die wiederum einen regelrechten Kanal formen.

Zurück zur Frage, was mit »gerader Wirbelsäule« gemeint ist. Gehören Sie humanmedizinischem Personal an, müssen Sie jetzt mal kurz alles vergessen, was Sie gelernt haben. Ich befreie die Wirbelsäule von sämtlichen Knochenauswüchsen nach hinten und zu den Seiten. Es bleiben Wirbelscheiben, die aufeinandergestapelt eine Säule bilden. Diese Säule ist, wie es Säulen meistens sind, konisch, also unten am flächengrößten und sich nach oben verjüngend.

Das ist gemeint, wenn ich von »gerader Wirbelsäule« spreche. Jetzt setze ich die Dornfortsätze hinten wieder an. Diese Fortsätze sind unterschiedlich groß, angepasst an ihre Aufgaben. Die Knochenfortsätze an den Halswirbeln sind kurz und stehen knubbelig nach hinten ab, um eine große Beweglichkeit zu ermöglichen. Dafür haben die Halswirbel Knochenverstärkungen nach innen. Der Übergangswirbel zur Brustwirbelsäule hat einen breiten, soliden Fortsatz. In der aufgespannten Wirbelsäule ist das nicht zu sehen, ist die Wirbelsäule eingesunken, steht der Fortsatz stark hervor.

Die Brustwirbelsäule hat Knochen in Form kleiner Finger, die harmonisch übereinanderstehen. Diese Konstruktion erlaubt der Brustwirbelsäule ihre Beweglichkeit. Sie, die Brustwirbelsäule, ist die Schaltzentrale für den aufrechten Kreuzgang. Sie werden später, bei den eigentlichen Übungen, spüren, was ich meine. Bewegt sich die Brustwirbelsäule nicht mehr, so ist das der Vorbote des Alters.

Nach unten werden die Fortsätze der Brustwirbel kleiner und kleiner, um dann an den Lendenwirbeln richtig solide und groß und eckig zu werden. Die Lendenwirbel sind auch zur Seite mit großen Pufferknochen ausgestattet, hier, an der Lendenwirbelsäule, ist Stabilität angesagt. Richtige »Rühr mich nicht an«-Wirbel sind das. Die Lendenwirbelsäule ist die Haltevorrichtung für das Kreuzbein und die beiden Becken. Ja, Sie lesen richtig. Zwei Becken. Ein linkes und ein rechtes. Und diese beiden Becken bewegen sich völlig unabhängig voneinander. Vertikal. An den Kreuzbeingelenken.

Um beschwerdefrei zu werden, müssen Sie dieses kleine Knocheneinmaleins verstehen. In ihrer Mitte stehen die Wirbel senkrecht und gerade aufeinander. Diese Wirbelkörper bilden keine Kurve. Sie bilden kein S. Sie sind einfach nur gerade aufeinandergestapelt und bilden eine Säule, unten breit, oben schmal.

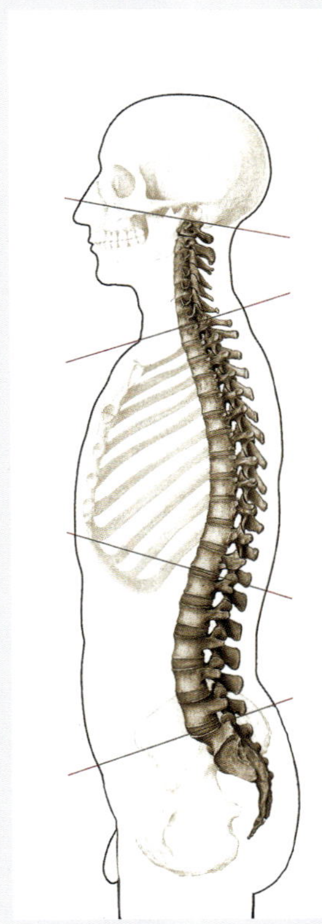

Links: So sieht die »normale« Wirbelsäule in den meisten Anatomiebüchern aus. Horizontale Verrenkungen von Becken und Brustkorb und Kopf müssen Achsen ausgleichen, die sich gar nicht ausgleichen lassen.

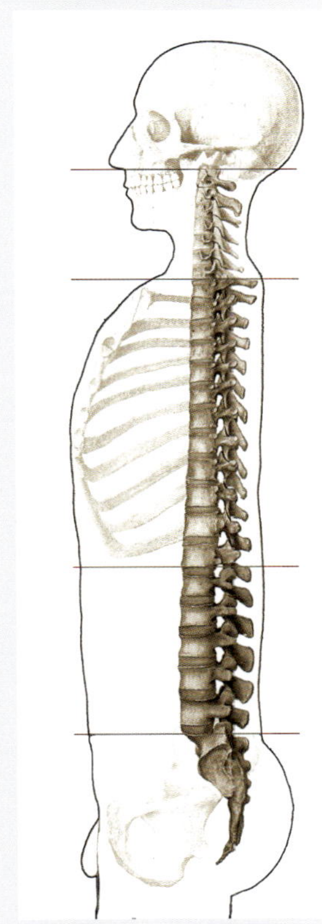

Rechts: Hier hat Sandra Cantieni den krummen Michel begradigt. Einfach zur Mittelachse aufgerichtet, an der Becken, Brustkorb, Rippen und Kopf gerade stehen können. In diesem Wirbelsäulenmodell geht nichts auf Kosten von etwas anderem.

Das, was als S-Kurve die Gehirne anatomisch vernebelt, wird ausschließlich durch die Dornfortsätze hinten an den Wirbeln gebildet. So erscheint an der aufgespannten Wirbelsäule ein superschlankes, lang gezogenes S.

So, liebe Fachleute, bitte noch einmal stark sein: In meinen Augen taugt es nicht, dass die Wirbelsäule von oben nach unten durchnummeriert ist. Für Laien: Die Schulmedizin nimmt den obersten Halswirbel, den Atlas, als ersten Wirbel, der unterste Lendenwirbel ist dann der letzte aller beweglichen Wirbel (L5), noch weiter unten kommt das Kreuzbein, darunter das Steißbein. Das macht etwas in den Köpfen. In allen. Wer die Wirbelsäule von oben nach unten wahrnimmt, wird schwer, orientiert sich in den Boden. Umgekehrt wird sie leicht, wenn sie von unten nach oben aufgespannt wird. Nach oben gibt es keine Grenze. Nach unten schon. Eine Säule, die auf dem Boden steht, hat unten den Halt und oben die Leichtigkeit. Die Aufrichtung geschieht von unten nach oben. Noch einmal, denn das ist der Anfang vom Ende Ihrer Beschwerden: Die Wirbelsäule braucht unten Halt, damit sie sich nach oben verlängern und ausdehnen kann.



Den Unterschied zwischen diesem Von-oben-nach-unten-Denken und dem Von-unten-nach-oben-Denken können Sie sofort spüren. Er lässt sich auch bildlich nachweisen, zum Beispiel mit Thermofotografie. Staucht sich der Körper in den Boden, so verteilt sich die Energie unter der Haut völlig anders, als wenn ich mich vom Boden weg bewege. Neurofeedback aller Art funktioniert viel schneller und intensiver, wenn die Wirbelsäule gerade und nach oben verläuft.

Zum Nachspüren folgt eine Wahrnehmungsübung.

Aufrecht stehen. Knie locker. Das Becken so halten, wie Sie das immer machen. Die Arme hängen locker. Stellen Sie sich vor, wie der Kopf auf dem Atlas steht und die Wirbelsäule von oben nach unten führt, bis zum Steißbein. Nehmen Sie wahr, wie sich das anfühlt. Leicht? Schwer? Vertraut? Ungewohnt? Fühlen Sie sich größer? Kleiner? Unverändert?

Jetzt die Füße so ausrichten, dass sich die Fersen etwas näher stehen als die Zehen, die Füße bilden, wenn Sie von oben auf Sie schauen, ein hauchzartes V. Den Kopf wieder geradeaus, das Kinn im rechten Winkel zum Hals. Die Unterschenkel gerade über den Fersen ausrichten. Die Oberschenkel gerade über dem Unterschenkel ausrichten. In der Vorstellung das Becken wegziehen von den Oberschenkeln. Nach oben. Die Sitzbeinhöcker sollen hinter den Fersen schweben, einfach so, ohne bewusstes Zutun. Den Brustkorb vom Becken wegziehen, und zwar überall gleich, vorne am Bauch, seitlich an der Taille, hinten am Rücken. Stellen Sie sich vor, wie der Kronenpunkt – das ist der Punkt in der Verlängerung der Wirbelsäule am Schädel – an einem goldenen Faden zur Decke gezogen wird. Arme möglichst entspannt hängen lassen. Ja, hängende Arme sind gut. Schulterblätter entspannen.

Schicken Sie Ihre Wahrnehmung zum Steißbein und wandern Sie mit dem inneren Auge vom Steißbein über das Kreuzbein nach oben, durch die Lendenwirbel, durch die Brustwirbel, durch die Halswirbel, durch den Kopf bis zur Decke. Nehmen Sie wahr, wie sich das anfühlt. Leicht? Schwer? Vertraut? Ungewohnt? Fühlen Sie sich größer? Kleiner? Unverändert?

Fühlen Sie sich ganz klar länger und leichter in der zweiten Variante? Prima. Das stimmt mit mir und meinem Angebot an Sie überein. Wenn Sie nun sagen: »Ja, aber – irgendwie kompliziert«: Gewöhnen Sie sich daran. Das macht eben just die Qualität der Übungen und Bewegungen aus, zu denen ich zehengenau und haarklein erkläre, was gemacht werden muss, um den Körper wieder in die bauplangerechte Ordnung zu bringen. Wer jahrelang die Anweisung »Gesäß anspannen und Rücken ins Polster drücken« gehört und befolgt hat, fühlt sich zu Anfang oft überfordert mit meinen Anleitungen. Das ist mir bewusst, und ich finde, Sie sind eine Heldin, ein Held, dass Sie sich auf dieses Abenteu-

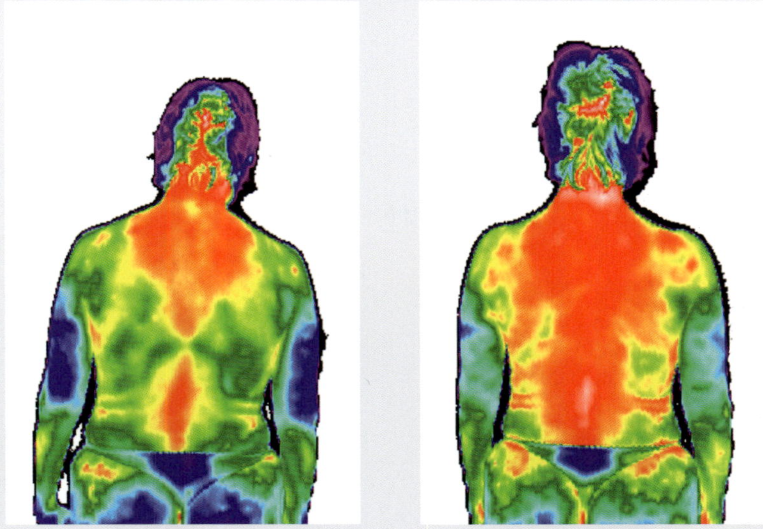

Links hänge ich irgendwie von oben nach unten an der Wirbelsäule. Nach nur drei Minuten Durchhängen wird die Krümmung der Wirbelsäule schon wieder sichtbar, Sie sehen, wie der Kopf nach rechts gezogen wird! Rechts spanne ich mich bewusst auf, staple die Knochen von unten nach oben aufeinander und aktiviere dadurch die eine, echte und wahrhafte Tiefenmuskulatur.

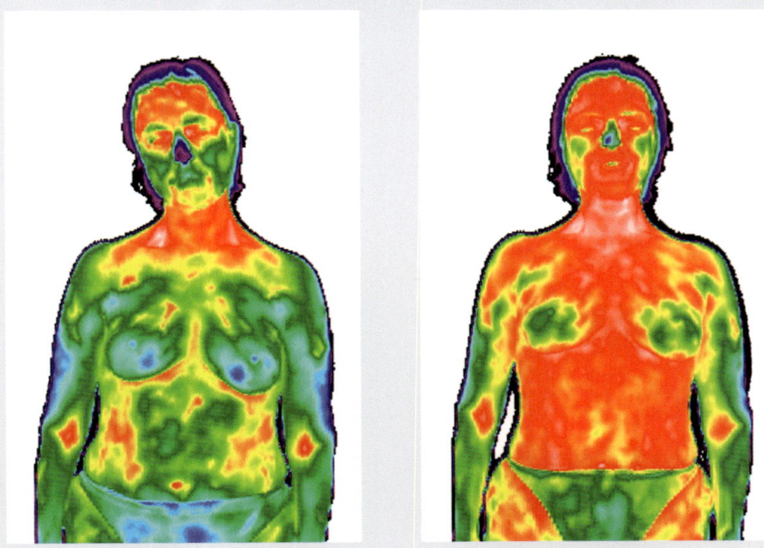

Links haltlos, rechts bewusst aufgespannt: Links ist gut zu sehen, wie sich sofort der Brustkorb mit der durchhängenden Wirbelsäule verdreht, erkennbar an der unterschiedlichen Höhe der Brüste. Innerhalb von drei Minuten ist rechts die veränderte Erwärmung der Muskulatur unter der Haut sichtbar. Rot ist gut durchblutet und warm. Gelb ist mittelwarm. Areale in Grün, Blau, Violett, Schwarz sind Schattierungen der Kälte.

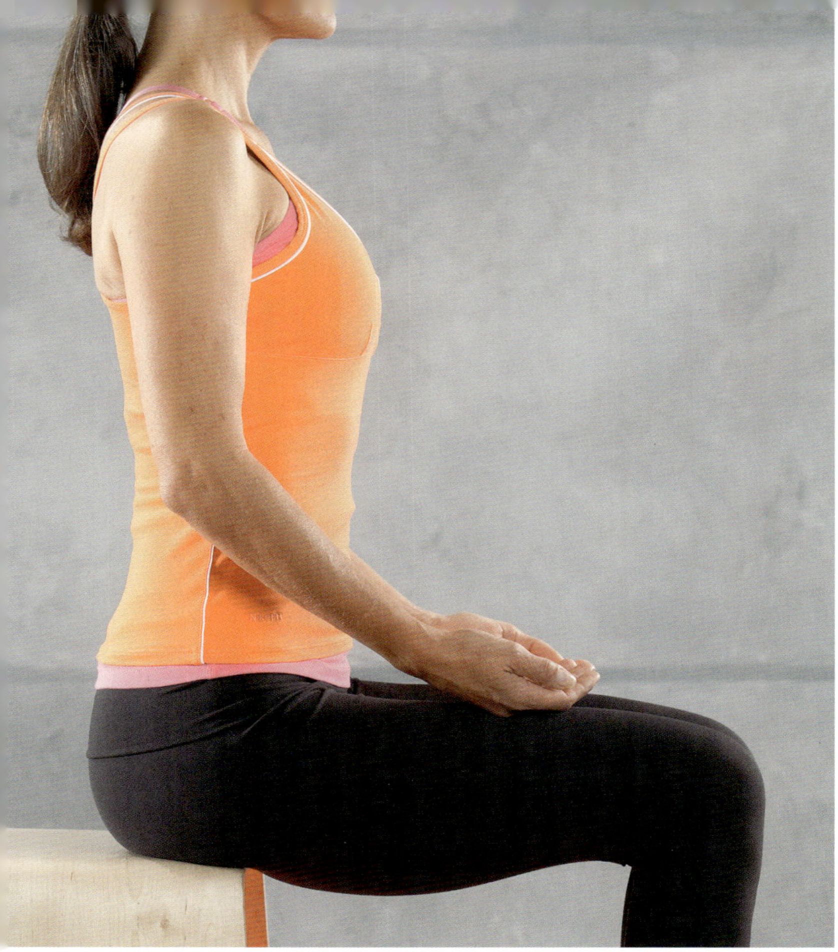

er Körperwahrnehmung und Selbstheilung einlassen.

Das war jetzt sozusagen der einzige Nachteil meiner Methode und zugleich der Garant fürs Funktionieren: Ich überlasse nichts dem Zufall und lasse auch nichts aus. Folgen Sie einfach Schritt für Schritt den Anleitungen, und Sie werden Ihren Körper neu kennenlernen, neu entdecken, neu ausrichten und neu aufrichten. Vor allem: Machen Sie nicht mehr, als da steht. Denn mehr vom Guten macht das Gute meistens kaputt.

Und bitte seien Sie nachsichtig mit mir, ich weiß, dass ich eine neue Sprache erfinde – erfinden muss – für gelebte, lebendige Anatomie. Ich nehme mir das Recht und die Freiheit, Muskeln und dergleichen nach ihrem Nutzen umzutaufen, auf Deutsch zu beschreiben, was lateinisch keinen Sinn macht.



Wenn die Methode nicht die gewünschte Wirkung hat, so kommt das entweder davon, dass der beziehungsweise die Trainierende zu wenig tut. Oder zu viel.

Frau K. gehört zur Fraktion der Minimalisten und schrieb mir erbost: »Ich machte Ihr Training, und es wirkte, ich war innerhalb von Tagen schmerzfrei. Jetzt, drei Wochen später, ist wieder alles beim Alten, die Schmerzen sind zurück. Ich bin enttäuscht von Ihrem Programm.«

Ich fragte zurück: »Was haben Sie in diesen drei Wochen gemacht, trainiert?«

»Nein«, schrieb Frau K., «natürlich nicht! Wozu auch! Die Schmerzen waren ja weg.«

Wahrscheinlich fiel Frau K. in diesen drei Wochen in ihr altes Haltungsmuster zurück. Ganz klar, dass sich dann auch die Schmerzen wieder zurückmelden. Ist ein Körper einmal versehrt, so kann er nicht wieder unversehrt werden. Es gibt keinen Weg zurück in die Zeit vor der Arthrose, Skoliose, Migräne – was immer es ist, das Sie dazu bringt, dieses Buch zu lesen. Es gibt einen Weg aus dem Schmerzzustand. Der Körper wird in eine neue Verfassung geführt. Und diese neue, beschwerdefreie Verfassung muss gewartet werden. Regelmäßig und konsequent. Sie erinnern sich an meine Geschichte: Auf der Computertomografie sieht meine Lendenwirbelsäule aus wie ein Trümmerfeld. Die Wirbel sind verwachsen, schief und knorrig, die Bandscheiben sind verzogen. Ich halte meine Wirbelsäule durch bewusste Aufspannung gerade, die autochthonen Rückenmuskeln – die lernen Sie gleich kennen – sind rund um die Uhr am Werk, um die Knochen auseinanderzuhalten.

Frau B. dagegen ist Anhängerin des Glaubens »Ohne Fleiß kein Preis« und berichtete: »Das Training tat mir vom ersten Moment an so gut, dass ich beschloss, jeden Tag zweimal zu trainieren, jedes Mal eine Stunde.« Das ging ein paar Tage gut, dann meldeten sich allerlei Neuschmerzen: Frau B. machte sich so verbissen ans Werk, dass sie alle meine Anleitungen zu entspannen, die Leichtigkeit zu suchen, ultrasanft zu trainieren, einfach überlas und sich vollkommen verkrampfte.

Die Wahrheit liegt genau zwischen Frau K. und Frau B.: Es ist Teil des Programmes, dass Sie für sich herausfinden, wie viel Training Sie brauchen, um dauerhaft beschwerdefrei zu bleiben. Es ist das Wunder der Schöpfung, dass ein jeder, eine jede von uns einmalig ist. Das Leben, die Erfahrungen, die Schmerzen, die Therapien, die Misserfolge, die Umstände machen uns noch einmaliger.

Von mir kriegen Sie die Gebrauchsanweisung, zusammensetzen müssen Sie Ihren Knochenbaukasten selber.

## Hier ist die Gebrauchsanweisung für 100 Jahre Körperfreude

Das wird ein kurzes Kapitel. Eine Art Zusammenfassung. Es enthält für die Ungeduldigen unter Ihnen einen Schnelldurchlauf durch die Prinzipien anatomisch guter Haltung. Wer diese versteht und begreift, also aus der Eigenwahrnehmung heraus umsetzen kann, muss nicht weiterlesen und kann direkt zum Übungsteil blättern.

Fehlhaltung ist immer ein Ganzkörpergeschehen. Wird das Becken verschoben, egal in welche Richtung, so hat das Auswirkungen bis in die Zehenspitzen, die Fingerspitzen und bis zur Kopfhaut. Ist der Brustkorb eingesunken, egal in welche Richtung, so hat das Auswirkungen bis in die Zehenspitzen, die Fingerspitzen und bis zur Kopfhaut. Wird der Kopf auf dem Atlas abgestellt und herumgeschoben, egal in welche Richtung, so hat das Auswirkungen bis in die Zehenspitzen, die Fingerspitzen und bis zur Kopfhaut. Werden die Füße verdreht, egal in welche Richtung, so hat das, Sie ahnen es, Auswirkungen bis in die Zehenspitzen, die Fingerspitzen und bis zur Kopfhaut.

test

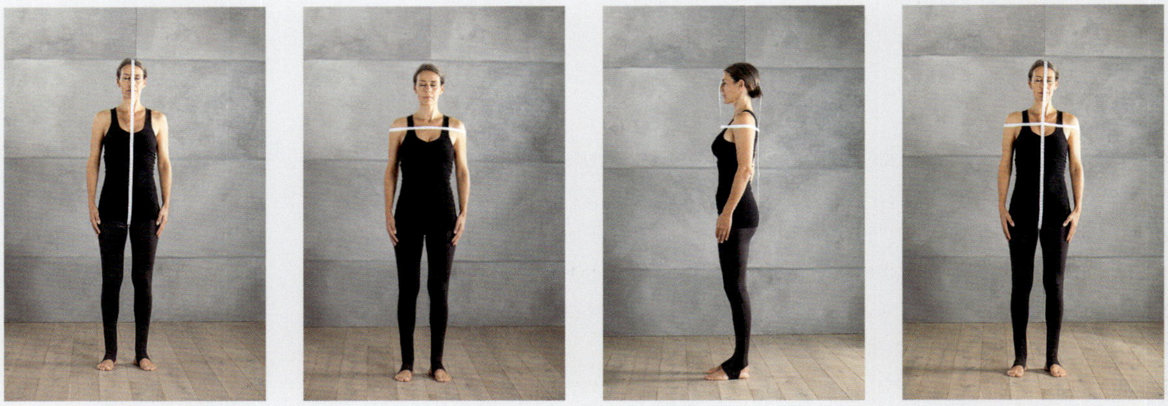

Mit diesem Trick können Sie sich selbst unter die Lupe nehmen. Schneiden und nähen oder knöpfen Sie ein Gummiband (Schlitzgummiband) so zu, dass Sie es sich um Ihre Körpermitte legen können, ohne dass es einschneidet. Halten Sie das Gummiband mit zwei Fingern über dem Kopf fest, stellen Sie sich im Profil vor den Spiegel. Da, wo das Band spannt, sind Sie überdehnt. Da, wo das Band lose ist und Wellen wirft, sind Sie verkürzt. Im rechten Bild liegt ein zweites Band um die Schultern. Ziehen Sie die Schultern hoch und den Brustkorb ein, so wirft das Band vorne Wellen und spannt hinten. Umgekehrt wirft es hinten die Wellen, wenn Sie die Schulterblätter zusammenziehen und den Brustkorb nach vorne rausdrücken.

Haltung ist ein Ganzkörpergeschehen. Im Guten wie im Schlechten. Punkt.

Den Körper vom Boden weg ausrichten – statt in den Boden hinein. Vorne und hinten gleich lang werden. Vertikal und horizontal – statt nach vorne einzusinken oder sich nach hinten zu überstrecken. Sich aufrichten. Zur vollen Körperlänge aufspannen. Das richtet die Knochen aus.



Sind die Knochen perfekt ausgerichtet und aufgespannt, sind sämtliche Muskeln des Bewegungskörpers in ihrer natürlichen und idealen Grunddehnung. In Aktionsbereitschaft. Sämtliche Muskeln heißt: 100 Prozent Muskeln. Die Muskeln, die das Skelett halten. Die Muskeln, die das Skelett bewegen. Die Muskeln, die dem Skelett Kraft verleihen.

In dieser Ordnung sind die Gelenke offen. Die Knochen sind in Bewegungsbereitschaft. Jetzt müssen Sie die Muskeln so einsetzen, dass sie die Knochen unterstützen. Knochenunterstützende Muskelaktivität führt dazu, dass jede Bewegung den ganzen Körper mit einschließt.

Jede Bewegung mit anatomisch artgerechter Fußhaltung löst eine Kettenreaktion durch den ganzen Körper aus. (Jede falsche Fußhaltung tut das auch.) Von unten nach oben.

Jede Bewegung mit perfekt ausgerichteter Beinachse, jede Bewegung mit perfekt mobilisiertem Becken, jede Bewegung mit perfekt aufgerichtetem Brustkorb, jede Bewegung mit perfekt arbeitender Wirbelsäule, jede Bewegung mit perfekt rotierender Brustwirbelsäule, jede Bewegung mit perfekt ausgerichteten Armen, jede

Bewegung mit einem sich selbst tragenden Kopf löst eine Kettenreaktion durch den ganzen Körper aus.

Das ist die Gebrauchsanweisung. Einfach, logisch, übersichtlich. Die Umsetzung, tja, die Umsetzung. Das ist wieder eine ganz andere Sache. Die kann schon dauern. Denn jeder Mensch scheint einen oder mehrere blinde Körperflecken zu haben. Haltungen, an die er oder sie sich so gewöhnt haben, dass er oder sie die Folgen gar nicht mehr wahrnimmt.

Zum blinden Fleck eignet sich jeder Körperteil. Der Fuß in A-Stellung als Folge der Beine in X-Haltung. O-Beine genauso. Das gekippte Becken ist ein Renner unter den blinden Flecken. Der herausgedrückte Bauch entzieht sich der Eigenwahrnehmung sehr gern. Die hochgezogenen Schultern erst! Der eingesunkene Brustkorb. Der vorgeschobene Kopf. Der in den Nacken gelegte Kopf mit dem hochgereckten Kinn. Der runde Rücken. Alles Blinde-Flecken-Renner.

## Die Schwerkraft ist eine gute Voraussetzung für den gesunden Rücken – und den aufrechten Gang

Es gibt in vielen, vielen Köpfen in unserer aufgeklärten Welt einen bösen, bösen Menschenfeind. Es handelt sich bei diesem Feind um



### Die Extreme und das Ideal

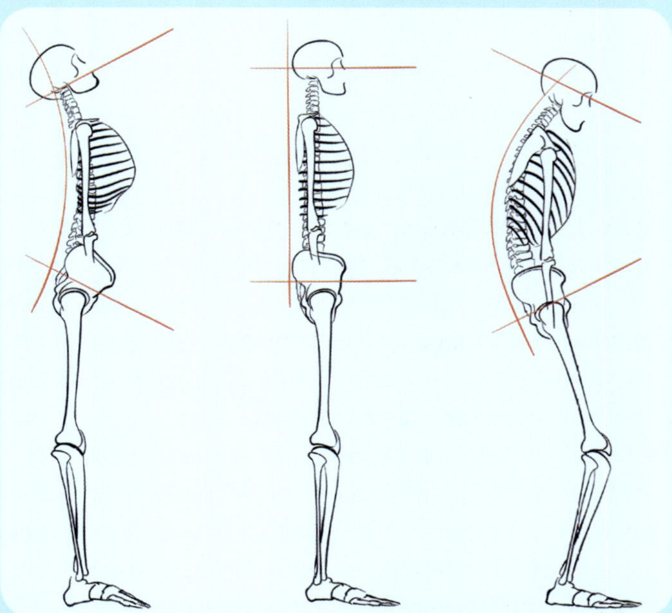

Das Skelett links außen drückt die Knie durch, das wiederum drückt das Becken nach hinten weg (für Physiotherapeuten: von den Sitzbeinhöckern aus betrachtet). Hohlfuß mit Hammerzehen, Knie kaputt, Hohlkreuz, Brust raus, Bauch quillt über, Kopf hoch. Bandscheibenschaden im Lendenbereich garantiert. Der Knochenmann rechts außen kippt das Becken nach vorne (wiederum von den Sitzbeinhöckern aus betrachtet). Der Fuß wird platt, wahrscheinlich Senk-Spreiz-Fuß mit Hallux valgus. Brustkorb sinkt ein, Rücken wird rund. Kopf knickt nach vorne. Spannungskopfschmerzen, Schulterprobleme, eine steife Brustwirbelsäule und allerlei Ungemach an Wirbeln und Nerven ist programmiert. Und in der Mitte das Ideal: Der Fuß ist völlig befreit von jedem Gewicht, die Beinachse ist gerade, die Knie sind frei. Das Becken steht perfekt waagerecht, der Brustkorb deckungsgleich darüber. Die Wirbelkörper verlaufen »mittelachsig«. Die Rippen stehen gerade. Der Kopf schwebt schwerelos auf dem Atlas. Alle Gelenkspalte sind offen, Vorder- und Rückseite sind gleich lang, nichts geht auf Kosten von etwas anderem.

eine Urkraft, allmächtig und unbesiegbar. Sie ist an fast allem schuld, was uns im Alter am Bewegungsapparat quält. Die böse, böse Macht ruiniert unsere Füße. Unsere Knie. Sie drückt unsere Knochen zusammen. Sie macht uns die Nasen lang und aus Ohrläppchen Ohrlappen. Sie macht uns faltig und runzlig. Ja, sie lässt uns schrumpfen! Sie drückt uns nieder! Sie macht uns alle klein! Die böse, böse Schwerkraft ist´s.

Hallo, aufwachen! Wie kann die gleiche Macht, die Kindern das Aufwachsen und Aufrichten ermöglicht, von einer Minute zur anderen zu einer schädlichen Macht werden? Wie kann die gleiche Kraft, die Knochen und Muskeln und Sehnen und Bändern genau den Widerstand bietet, den sie zur Entwicklung brauchen, von einer Minute zur anderen zur Feindeskraft werden? Sitzt da der Herr Schwerkraft persönlich an seiner Buchhaltung, vormals mit Steinaxt und Dornenbusch, heute mit Computer, und kontrolliert die Geburtstage: »Ah, da, Monika Müller ist ausgewachsen. Ha, ab heute gehörst du mir. Ab heute mach ich dich klein«? Wohl kaum.

Meine Freundin J. O. zückt jetzt ihr Taschentuch aus handgewobener Baumwolle, von Hand mit Seidengarn und Spitzen umhäkelt, hält es in die Luft, lässt es fallen und sagt: »Und was, bitte, ist das? Die Schwerkraft wirkt, egal, ob ich an sie glaube oder nicht.« Ja, der Apfel fällt vom Baum, das Glas fällt vom Tisch, der Ball fliegt – manchmal – ins Tor.

Was ist mit dem Baum? Was ist mit der Pflanze? Was ist mit der Wolke am Himmel? Was ist mit den Bergen? Was ist mit den vielen Wirbelsäugetieren? Was ist mit uns Menschen? Uns gibt es, weil es die Schwerkraft gibt. Die Schwerkraft ist unser Muttermedium. Die Schwerkraft gibt uns genau das, was wir zum Aufrichten brauchen. Im Weltall schrumpfen die Muskeln und verkümmern die Knochen sehr schnell.

Was das mit Ihrem Rücken zu tun hat? Ganz einfach: Wer die Wirbelsäule der Schwerkraft überlässt, sie von oben nach unten auf dem Becken oder gleich auf dem Boden abstellt, hat verloren. Wer umgekehrt die Schwerkraft als Sparringspartnerin annimmt, ununterbrochen mit ihr spielt, gewinnt. Alles. Schmerzfreiheit, Kraft, Beweglichkeit, Schönheit, Ausdauer, Jugendlichkeit.

Die Idee, mein Verhältnis zur Schwerkraft zu ändern, kam mir beim Bergabgehen. Ich hatte mir über die Jahre nebst Hüftgelenksarthrose große Angst vor jedem Hügel zugelegt. Ich ging vermeintlich im Schongang, vornübergebeugt bergauf, vornübergebeugt bergab, das Becken nach hinten verzogen, alle Muskeln angezogen. Die furchtlose Selbstbeobachtung ergab: Ich schob durch diese Zickzackkörperhaltung beim Gehen die Gelenke ineinander, sie konnten nur Schaden nehmen.

Was käme als Alternative infrage? Aufspannen. Hände verschränken, Arme über den Kopf strecken, die Handinnenseite nach oben schieben. Gut. An der Mittelachse aufrichten. Ich nahm also mein Körpergewicht weg von den Füßen, zog über den Fersen alles vom Boden weg, die Unterschenkel von den Sprunggelenken weg, die Oberschenkel von den Unterschenkeln weg, das Becken von den Oberschenkeln weg, den Brustkorb vom Becken weg, den Kopf von allem weg. (Ja freilich können Sie das gleich ausprobieren!) Ich ging so aufgerichtet bergauf. Die Arme dienten mir zur Kontrolle: nur wenn die Hände exakt über dem Kronenpunkt schwebten, war der Rest des Körpers perfekt aufgespannt. Jedes horizontale Kippen am Körper katapultierte die Arme entweder nach vorne oder nach hinten.

Bergauf klappte es auf Anhieb vorzüglich. Umdrehen. Den Hang runter. Die Arme kippten sofort nach vorne. Aha, Becken gekippt. Die Arme sausten nach hinten. Oha, Brustkorb nach oben gezogen. Arme wieder ausrichten neben den Ohren, Hände über dem Kronenpunkt und so »in die Schwerkraft« legen, dass die Mittelachse alles im Lot hielt. Das brauchte Mut. Richtig viel Mut.



Nun tat, wohlverstanden von einem Augenblick zum anderen, nichts mehr weh. Ich stand im perfekten rechten Winkel zum Gelände und merkte: Ich konnte alles, nur nicht umfallen. Hände entfalten und los, in Bewegung, bergab, ziemlich steil, einfach nur die Füße nacheinander leicht anheben, den Rest machte die Schwerkraft. Schneller. Laufen – wir Schweizer nennen das schnelle Laufen »rennen« –, schnell … schneller … wow … Wahnsinn … nichts tat weh. Im Gegenteil.

Als ich unten ankam, fühlte ich mich wie neugeboren. Und realisierte: Die gute Bewegung ist die Therapie. Nichts anderes. Wer sich einreden lässt, dass Gehen, Laufen, Rennen, Joggen die Gelenke strapaziert, ist auf dem Holzweg. Der menschliche Körper ist für die Bewegung gemacht. Er hat dafür alles, was er braucht. Die perfekten Füße, die perfekten Gelenke, die perfekte Wirbelsäule – und die perfekte Schwerkraft.

Bergauf funktioniert es genauso. Den rechten Winkel suchen, und die Schwerkraft richtet Sie auf. Beim ersten Versuch haben Sie wahrscheinlich das Gefühl, dass Sie nach hinten fallen. Das tun Sie nur, wenn Sie ins horizontale Körperdenken zurückfallen.

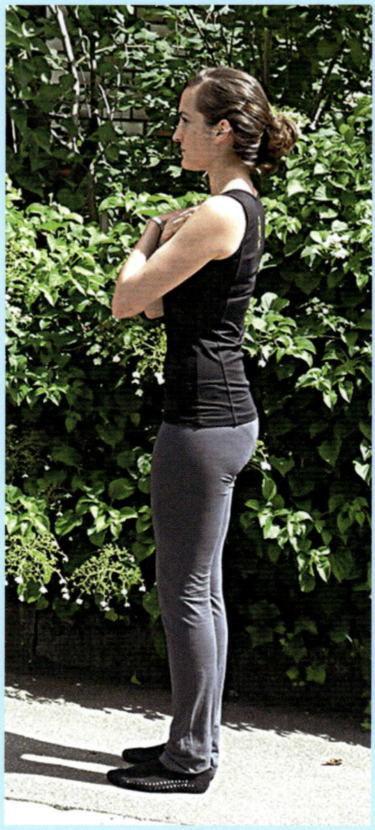

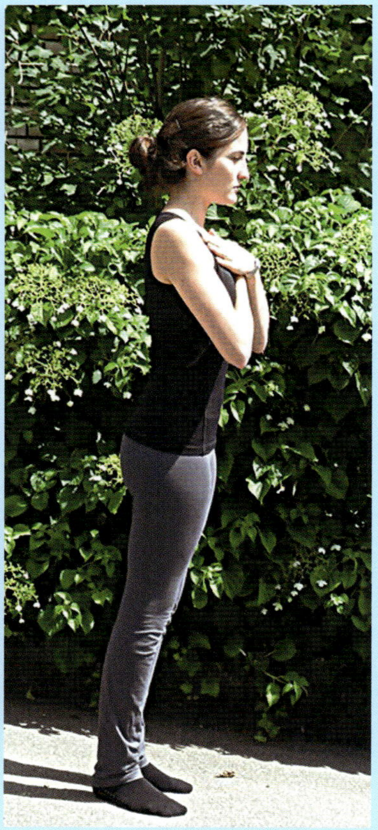

Carla hat den Dreh raus: Sie steht lotrecht über den Fersen. Eine große Herausforderung sind die Zehen. Wenn der Fuß plötzlich von jeder Körperlast befreit ist, hebt sich der Vorfuß samt den Zehen bei vielen Menschen vom Boden ab. Sich vorzustellen, man hätte »Saugnäpfe« an den Zehen, hilft – vorausgesetzt, die Laufschuhe zwingen nicht schon von sich aus das Quergewölbe flach und die Zehen in die Luft. Das machen ganz viele teure Laufschuhe. Mein Buch *Laufen mit Tigerfeeling* enthält viele tolle Übungen, die zum Leichtlaufen in der »Leichtkraft« führen.

Geradeaus geht es sich auch »rechtwinklig«, selbstverständlich: die lotrechte Aufspannung im rechten Winkel zum Boden. Interessanterweise sagten und sagen mir viele Menschen, dass es ihnen bergauf und bergab leichter fällt, weil es da eben so ganz und gar ungewohnt ist. 100 Prozent Steigung, also 45 Grad, empfinde ich als ideal zum Üben. Je steiler das Gelände, umso mehr Mut braucht es, ab 110 Prozent Steigung wird es schwierig, ab 130 Prozent unmöglich. Das Bergsteigen folgt anderen Gesetzen. Doch haben Sie bis dahin die Aufspannung geübt, dann können Sie auch im Lot bleiben, wenn Sie sich vorlehnen müssen.

Das können Sie sofort ausprobieren – vorausgesetzt, Sie leben nicht in Köln, nicht in Berlin, nicht in Hamburg, sondern an einem Ort mit Hügel oder Berg. Das Ziel der in diesem Buch vorgestellten Übungen ist, dass Sie sich in der lotrechten Aufspannung so sicher, stabil und gleichzeitig leicht und mobil fühlen, dass alles andere von selbst kommt …

**Die Wahrnehmungsübung dazu**

Am Hang stehen. Alle Zehen in »Saugkontakt« mit dem Boden bringen. Fersen weich aufsetzen, Füße in ultraleichter V-Stellung. Mittelachse lotrecht aufbauen: Unterschenkel weg von Fuß, Oberschenkel weg vom Unterschenkel, Becken weg vom Oberschenkel, Brustkorb über dem Becken ausrichten. (Achtung, hier liegt für die meisten eine große Herausforderung! Holen Sie das Gummiband aus Kapitel »Hier ist die Gebrauchsanweisung für 100 Jahre Körperfreude«.) Kopf hoch. Diese Aufrichtung über den Fersen beibehalten, die Sitzbeinhöcker schweben knapp hinter den Fersen. Nein! Nichts bewegen! Becken ruhig halten. Diese Ausrichtung über den Fersen kommt durch das Aufspannen.

Jetzt bewegen Sie die Mittelachse lotrecht nach hinten, so weit, wie es mit den Zehen am Boden geht. Nach vorne, die Fersen am Boden halten, wieder nach hinten, die Zehen bleiben am Boden, und jedes Mal wird Ihr Mittelachsenradius größer. Und leichter. Wer Angst vor unebenem Gelände hat, kann mit dieser einfachen Übung Vertrauen aufbauen.

Das Prinzip lässt sich auch auf einem Treppenabsatz gut trainieren. Zehen und möglichst wenig von den Grundgelenken auf eine Stufe setzen. Die Fersen schweben frei. Hände verschränken, zur Decke ausstrecken, Arme neben den Ohren und möglichst gestreckt. Aufspannen, alles vom Fuß weg nach oben. Fersen absenken, so weit es geht, richtig, die Zehen müssen sich an den Boden festsaugen, die Fersen absenken und den Körper möglichst lotrecht darüber ausrichten. Auf 10 oder 20 zählen, die Füße in die Waagerechte führen, kurz entspannen, absenken, wiederholen. Nicht wippen!

## Es ist ganz einfach: Folgen Sie Ihrer Natur!



Während ich an diesem Buch schreibe, finde ich im CANTIENICA®-Forum einen Beitrag von Nathalie – einer jungen Frau mit Skoliose. Sie schreibt: »Um es Ihnen zu ersparen, mich darauf aufmerksam zu machen, dass all Ihre Bücher gut für den Rücken sind, möchte ich diesbezüglich noch schnell etwas sagen. Ein schöner Po oder schlanke Beine sind natürlich ansprechend, allerdings bin ich die Art von Mensch, die zwar versucht, an ein Problem ranzugehen, aber nicht mehr machen möchte als verlangt. Ich möchte mich also nicht mit Bauch-, Bein- und Po-Übungen beschäftigen, während ich im Grunde genommen eigentlich nur meine Rückenmuskulatur stärken möchte, weil ich aufgrund meiner Skoliose von 20 Grad sehr starke und fast akute Rückenschmerzen habe, vor allem im Bereich des oberen Rückens (angefangen zwischen den Schulterblättern bis einschließlich den Hals).«

Danke, Nathalie. Sie beschreiben vermutlich die Schwierigkeit vieler Menschen, sich auf meine Methode einzulassen, nein, sich auf ihren Körper einzulassen. Seit dem Industriezeitalter wird spezialisiert. Generalisten sind rar geworden. In der biomechanischen Medizin ist die Spezialisierung extrem. Der eine beschäftigt sich nur mit Füßen, der nächste mit den Sprunggelenken, der nächste mit dem Knie, wieder der nächste mit den Hüften. Es gibt Spezialisten für kaputte

Schultern und für kaputte Hände und es gibt Spezialisten für Rückenprobleme. Bestimmt gibt´s auch da noch mal Unterscheidungen in Spezialisten für die einzelnen Segmente der Wirbelsäule, einer hat´s besonders mit der Lendenwirbelsäule, der nächste mit der Brustwirbelsäule. Und dann komme ich und sage: Funktioniert auf Dauer nicht. Jede Fehlhaltung ist ein Ganzkörpergeschehen.

Dazu muss ich Ihnen jetzt auch einmal laut und deutlich sagen: Sie sparen, wenn Sie den Rücken gut warten und behandeln, Zeit! Viel, viel Zeit. Und Geld erst recht! Wenn Sie Ihre Haltung von Grund auf sanieren, verändert sich Ihr Alltag. Jede Bewegung, jede Haltung in Ihrem Alltag wird anatomisch gut, also der Gesundheit Ihres Bewegungskörpers zuträglich. Sie verhindern die Folgeschäden, die entstehen, wenn nur isolierte Körperteile bearbeitet werden und nicht das große Ganze.

Ein Beispiel … ein gutes Beispiel … Jeder, jede von Ihnen kennt einen Menschen, der sich eine Knieprothese einsetzen ließ. Für mein Beispiel rechts. Und es funktionierte gut. Der Mann konnte wieder schmerzfrei Golf spielen. Ein paar Wochen oder, wenn er Glück hat, Monate später, bekommt er Schmerzen in der Lendenwirbelsäule. Daraufhin golft er mit Schmerzmitteln. Noch ein paar Monate später verspürt er rechts auch noch Schulterschmerzen. Die sind inzwischen so schlimm, dass er daran denkt, sich ein künstliches Schultergelenk einsetzen zu lassen. Mit dem Knie hat es ja gut funktioniert. Und das eine hat, in der Denkwelt der Spezialisten, mit dem anderen nichts zu tun. Rein gar nichts. Fuß ist Fuß und Schulter ist Schulter. Sie sind so weit auseinander, die beiden.



Abgesehen davon, dass der Mann in der Zeit, die er für die Operation und die Therapie aufbringen musste, seine Körperhaltung prima hätte sanieren können: Alles ist mit allem verbunden. Sie haben eine Haut, die den ganzen Körper verpackt. Sie haben ein Blutbahnensystem, das alles durchblutet. Sie haben ein Herz, das den ganzen Körper am Leben hält. Die Lungen beatmen Schulter und Fuß. Die Leber stellt ihre Arbeit dem ganzen Körper zur Verfügung. Ein Gehirn schaltet und waltet über alles.

Es ist eine Eigenheit der CANTIENICA®-Methode, dass sie immer den ganzen Menschen sieht. Und in seiner Einmaligkeit.

Nicht immer ist der manifeste Schaden die Ursache des Übels. Der Körper ist ein Weltmeister im Kompensieren. Läuft irgendetwas schief, so versucht er, Ausgleich zu schaffen.

Mehr Beispiele … Meine Skoliose. Sie war auf der Höhe der Brustwirbelsäule am schlimmsten. Sie verzog nicht nur die Wirbel, sondern auch das Zwerchfell, den Brustkorb, die Rippen, was für mich heute selbstverständlich ist. Mein schweres Asthma war eine Folge der Skoliose. Seit ich hinten gerade bin, seit ich mein Zwerchfell gleichmäßig und bewusst in alle Richtungen aufspannen kann, ist es mit der Atemnot und dem Röcheln vorbei.

Mein Hallux valgus am linken Fuß kam davon, dass die krumme Wirbelsäule mein rechtes Becken hochzog, mein rechtes Bein also kürzer schien – schien! – als mein linkes. Das Gewicht des Körpers lastete zum großen Teil auf dem linken Becken, dem linken Bein, dem linken Fuß. Der linke Fuß, der arme Kerl, war überlastet. Er machte auf Senken und Spreizen. Weil nun das Quergewölbe am linken Fuß keine Muskeln mehr hatte, versuchte der Mittelfuß, der einsame Racker, die Überlastung auszugleichen, indem er die Muskeln und Sehnen und eines Tages auch die Mittelfußknochen zusammenzog, damit der Vorfuß sich nicht uferlos ausweitete. Umkehrschluss: Die Sanierung meines Hallux valgus am linken Fuß begann im rechten Becken.

Ein weiteres Beispiel, auch von meinem großzügigen Körper gestiftet: In einem total verschobenen Becken kann der Levator Ani – der Prachtkerl bildet die Beckenbodenschale aus Muskeln – seine Aufgaben nicht erfüllen. Mein Beckenboden war ein Wrack. Weil er nicht hielt, sprang die Blase ein. Die Gute verdickte ihren Boden, damit die Organe von oben nicht nach unten durchfielen. Eines Tages wurde ihr das stellvertretende Halten zu viel, sie verursachte Entzündungen. Eine nach der anderen. Wie gut, dass ich – durch den schon erwähnten Arzt Christian Larsen – auf den eigentlichen Beckenboden kam, eben den Levator Ani. Ich zog ihn ein, er zog mein Becken wieder stramm und die Blase konnte sich normalisieren. Ende der Entzündungen.

Noch ein Beispiel? Gut, ich liefere noch ein hausgemachtes: meine häufig wiederkehrenden Spannungskopfschmerzen. Lähmend, sage ich Ihnen. Was habe ich alles versucht! Selbstverständlich wandte auch ich mich an Spezialisten! Die hatten außer Schmerzmitteln nichts zu bieten. Erst als ich mein Becken ausrichtete und mit kraftvollen Muskeln ausstattete, als ich auf diesem kraftvollen, mobilen Becken die Wirbelsäule lang zog und sie in ihr köstliches Muskelfutteral bettete, sprang eines Nachts mein Kopf von selbst in seine richtige Position auf dem Atlas, mit einem lauten Knall übrigens, und seither hat es sich mit meinen ständig wiederkehrenden Kopfschmerzen erledigt.

Brauchen Sie für den guten Umgang mit Ihrem Körper mehr Zeit? Nein!

Ob Sie fünf Minuten krumm dastehen, das Gewicht auf das rechte Becken verlagert, die Hüfte verschoben, die Schultern hochgezogen, oder ob Sie fünf Minuten gerade und in der Körpermitte zentriert, aufgespannt und ausgerichtet stehen – fünf Minuten sind fünf Minuten. Und wenn ich eine Stunde trainiere, so kann ich diese Stunde mit Pseudotraining »nur für die Rückenmuskulatur« verplempern oder Qualität in die Übungen bringen. Es braucht genau gleich viel Zeit, die Füße nach innen zu drehen, wie es Zeit braucht, um die Füße perfekt auszurichten. Das Laufen mit X-Beinen braucht genau gleich viel Zeit wie mit geraden Beine. Die »Geiz ist geil«-Mentalität dem eigenen Körper gegenüber ist nicht empfehlenswert.

Bleibt das Argument mit der Schönheit. Sie ist beim anatomisch guten Ausrichten und Bewegen ein Nebeneffekt, der sich von alleine einstellt. Ein ganz natürlicher Nebeneffekt. Was für den Körper gut und richtig ist, macht ihn immer auch schön. Ich weiß nicht, wie es Ihnen geht. Ich nehme das gerne in Kauf! Es stört mich ausdrücklich nicht, dass ich mit 62 einen schöner geformten Körper habe als mit 20! Die Schönheit, die ich meine, hat auch nichts mit 90-60-90-Maßen zu tun. Es ist eine Ausstrahlung, der Pfunde und Indexe egal sind. Solveig Hoffmann, Ärztin und CANTIENICA®-Therapeutin auf Teneriffa, schreibt in ihrem noch unveröffentlichten Buch ***Aufrichtig aufrecht:*** »Als ich das erste Mal in das Studio in Zürich kam, war ich gespannt, wie die Cantienica-Leute wohl aussehen. Auch verunsichert. So viel Schönheit und dann ich. ›Mein Thema ist Gesundheit und Therapie‹, das dachte ich bis dahin.

**tipp**

Apropos Beine übereinanderschlagen: nicht gut. Auch wenn es alle machen. Alle. Männer, Frauen, Jung, Alt. Und wenn mal einer im TV die Beine nicht übereinanderschlägt, ist es ein Bodybuilder mit so dicken Dingern, dass er sie nicht übereinanderkriegt. Und wenn es alle machen: Es ist nur Kultur, nicht Natur. Nicht gut!

Meinen ersten Eindruck dieser Cantienica-Leute formulierte ich für mich mit dem Wort ›entzerrt‹. Mir kam auch ›neutral‹ als Beschreibung in den Sinn. Die Cantienica-Leute sehen neutral aus. Ich erzählte hinterher: Neutrale Leiber sind schön. Jeder Körperteil hat seinen Platz, nichts wird übermäßig betont oder unterdrückt.

Manchmal haben Menschen, mit denen ich arbeite, Angst, sie würden arrogant aussehen, wenn sie so aufrecht sind. Wir nehmen dann einen Spiegel. Immer wundern sie sich dann, wie schön das aussieht. Würdig, nicht arrogant. Wer sich bis dahin lieber versteckt hat, tritt jetzt in Erscheinung. Manchmal ist das durchaus eine Mutsache.«

Haltung – eine Mutsache! Eine Frau brach das CANTIENICA®-Training ab, weil ihr Mann es ihr verbot. Sie sei nun auf einmal so hochmütig. Ein Vater fand es überhaupt nicht gut, dass die Tochter die Nase nun auf einmal so hoch trug. Und eine Frau quittierte das

## Der Rücken

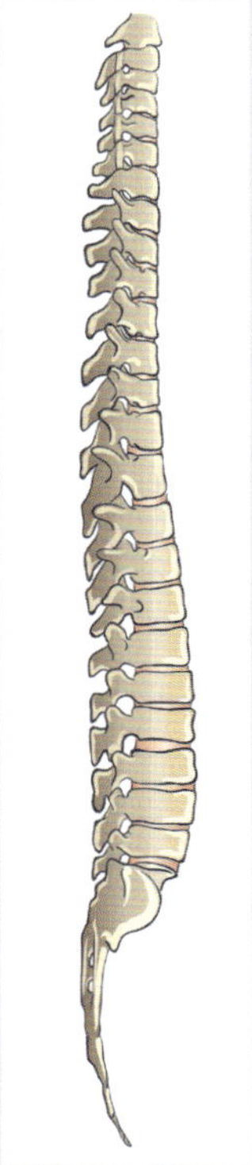

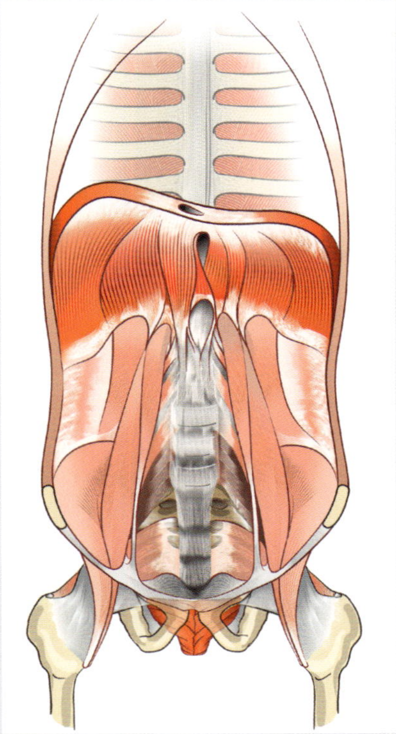

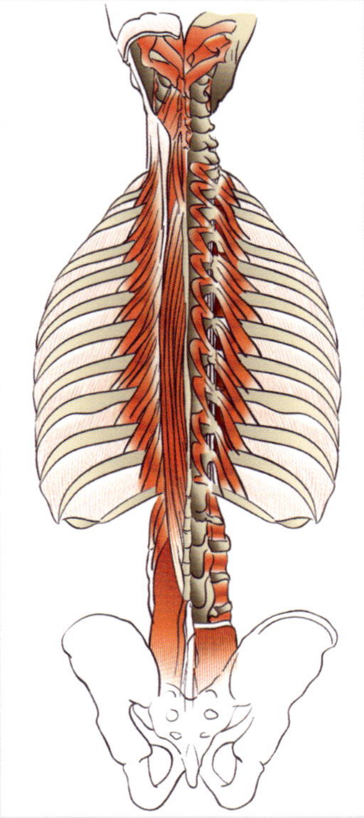



»Der Rücken« links – die Wirbelsäule in ihrer idealen Form – liebt das, was ihn von innen stützt: Das Zwischenstockwerk Levator Ani (Beckenboden) hält unten das Becken zusammen. Die Längsmuskeln Iliacus und Iliopsoas stellen die vertikale Verbindung zum zweiten Zwischenstockwerk im Hochhaus Mensch, dem Zwerchfell, dar. Das Zwerchfell gibt dem Brustkorb die Form und unterstützt die Wirbelsäule in ihrer Fähigkeit, sich selbst zu tragen, ganz entscheidend. Wenn diese Stütze aus der Tiefenmuskulatur entsteht, können die autochthonen Muskeln, die in der Abbildung rechts dargestellt sind, ihre Aufgaben erfüllen. Unter dem Begriff »autochthone Muskulatur« fasst die Schulanatomie den Verbund aus ungefähr 200 kleinen Muskeln zusammen, die um die Wirbelsäule herum angeordnet sind und sie stark und beweglich machen. Autochthon heißt selbsttätig und meint, dass diese Muskeln ohne unser bewusstes Zutun funktionieren. Das ist ein Irrtum, ein großer Irrtum, denn ohne unser aktives Zutun tun Muskeln nur eines: verkümmern. Die autochthonen Muskeln entwachsen direkt aus dem Levator Ani. An der Lendenwirbelsäule verlaufen sie vertikal und unterstützen die »zwei Becken« in ihrer vertikalen, rotationsartigen Bewegung. Auch die Brustwirbel besitzen autochthone Muskeln, die zusätzliche horizontale und diagonale Verbindungen zwischen den Dornfortsätzen und den Rippen schaffen. Das unterstützt die Beweglichkeit der Brustwirbelsäule. Und dann gibt es auch noch den Multifidus-Muskel, deutsch »vielfach gespaltener Muskel«, der die vertikale Verbindung vom Kreuzbein bis zum Schädel herstellt. Um all diese Muskeln zu aktivieren, müssen Sie nur eines machen: sich aufspannen. Jedes Mal, wenn Sie sich lotrecht zur vollen Größe aufrichten, trainieren Sie diese großartige Muskelkonstruktion. Sie erfahren im Übungsteil ab Seite 61, wie das mit dem Aufrichten und Aufspannen geht. Denn mit der Aufforderung »Halte dich gerade« ist es nicht getan.

## Das Becken

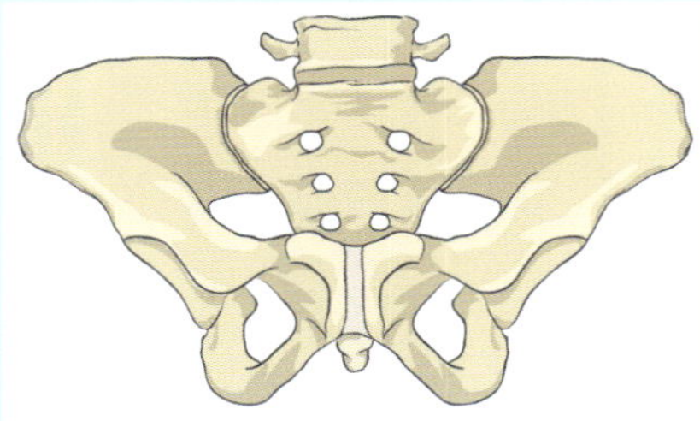

Das Becken als Ganzes.

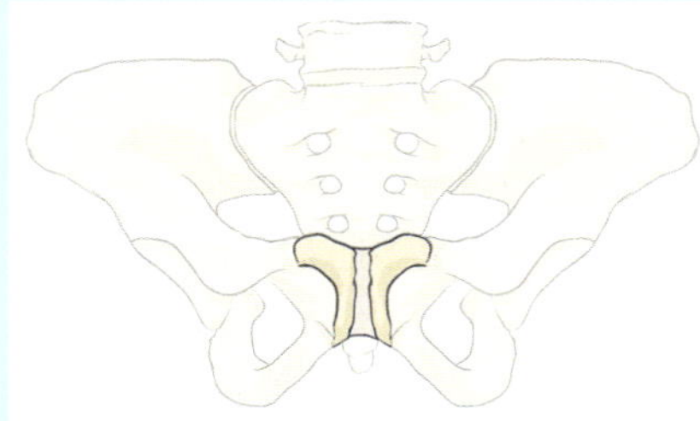

Das Schambein mit Symphyse.

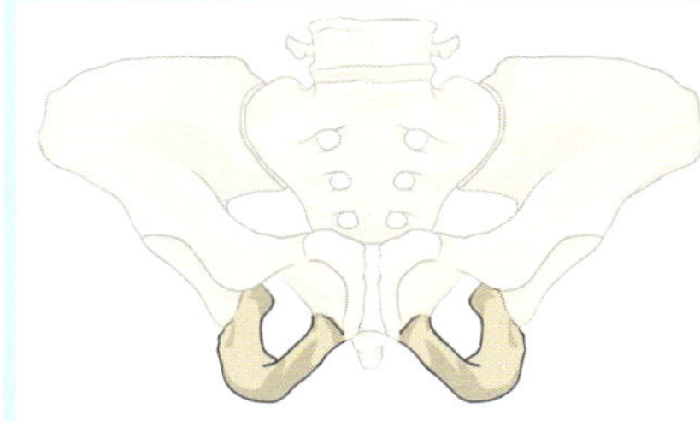

Die Sitzbeinhöcker.

Training mit der Begründung, sie habe zwar keine Schmerzen mehr und fühle sich prima, doch so unkeusch könne sie nicht dasitzen, und schlug die Beine wieder übereinander.

## Das Becken

Ich weiß nicht, wie Sie Anleitungsbücher lesen. Ich bin eine zwie spältige Leserin, einerseits möchte ich keine interessante Inform tion verpassen, andererseits möchte ich sofort anfangen, sofort und auf der Stelle wissen, wie es geht. Falls Sie auch so eine ode so einer sind: Klar, Sie können das, was in diesem Kapitel kommt überspringen. Wenn Sie es nicht tun, wenn Sie dranbleiben und weiterlesen, erfahren Sie einiges über den Konstruktionsplan Ihr Körpers, was Ihnen später, im eigentlichen Übungsteil, nützlich sein wird: Sie werden die Übungsanleitungen leichter verstehen schneller und präziser umsetzen können und dadurch schneller und nachhaltiger beschwerdefrei werden. Weil Sie wissen, was S tun und warum Sie es tun.



Rührt das, was Sie am Rücken plagt, von einem Beckenschie stand, von blockierten Kreuzbeingelenken, von den Hüftgelenk oder vom Stand der Lendenwirbel her, so erfahren Sie hier, weshalb das so ist. Auch das Piriformis-Syndrom und das Ischias-Syn drom sind eng an die Befindlichkeit Ihres Beckens geknüpft.

Ich gebe mir auch die allergrößte Mühe, Sie nicht zu langwe len, versprochen.

Der »glückliche Rücken« beginnt im Becken. Es heißt in der Umgangssprache »das Becken«. Vielleicht ist das auch schon de Grund für das weitverbreitete Missverständnis, »das Becken« sei aus einem Stück. Es besteht aus sieben Knochen. Doch, Sie habe richtig gelesen: sieben Knochen.

Beim Neugeborenen sieht es so aus: Jede Beckenschaufel besteht aus drei Knochen, die in den ersten Lebensjahren zusam menwachsen. Zweimal drei macht sechs. Plus Kreuzbein – mach

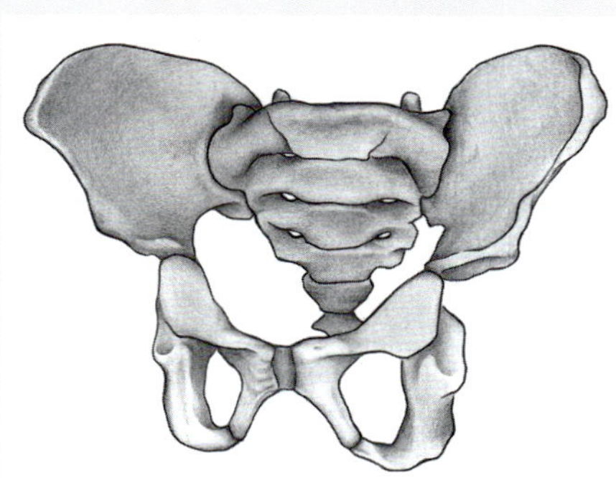

Das Becken eines Kindes.

sieben. Die drei Teile der Beckenschaufel bilden zusammen die Hüftgelenkspfanne, darüber liegt eine Gelenkgleitschicht aus Knorpel. Ich gehe hier ins Detail, damit Sie ein Prinzip verstehen: Die Knochen leimen sich nicht Fläche an Fläche aneinander. Sie bilden eine Knochennaht aus unregelmäßigen Zacken, Suturen genannt. Sie können sich so eine Knochennaht wie den Prototyp des Reißverschlusses vorstellen, in Knochen gehauen von einem Steinzeitmenschen mit primitivem Werkzeug.

Das Geniale an der Konstruktion: Die Knochennähte sind beweglich. Sie können das deformierte Becken wieder umformen. Knochen in sich sind ebenfalls ein sehr lebendiges Material und lassen sich viel mehr mobilisieren, bewegen und formen, als Sie sich das vorstellen können.

Hier kommt beim Gegenlesen Einspruch von der »cantienicasierten Medizinerin« Solveig Hoffmann. Solveig schreibt: »Ob da Suturen bleiben, weiß ich ehrlich gesagt nicht, also ob man das Zusammenwachsen der Knochen bei einem ausgewachsenen Toten noch sehen kann. Ich habe in meinem Buch geschrieben: Es bleibt die Information der Beweglichkeit.«

Ich sah in der Pathologie die Schädelsuturen bei toten alten Menschen: sie waren verknöchert. Vollkommen verknöchert. Ich nehme an, dass auch diese Hüftpfannensuturen bei anatomischen Präparaten von alten Menschen verknöchert sind, also nicht mehr beweglich. Ich habe in den letzten Jahren gezielt und bewusst die Knochen des Beckens verändert. Sie haben sich wunschgemäß umgeformt. Ich bin, durch das Wunder an meiner rechten Hüfte, überzeugt, dass sich mobilisieren lässt, was nicht tot ist, also alle Suturen und Gelenke am lebenden Menschen.

Beim gesunden ausgewachsenen Becken (Seite 38 links) stehen die Sitzbeinhöcker nah beieinander, der obere Rand ist weit und offen. Zwischen den Gelenkflächen des Kreuzbeingelenkes ist ein gleichmäßiger Gelenkspalt. Die Symphyse – das ist die Verbindungsnaht vorne

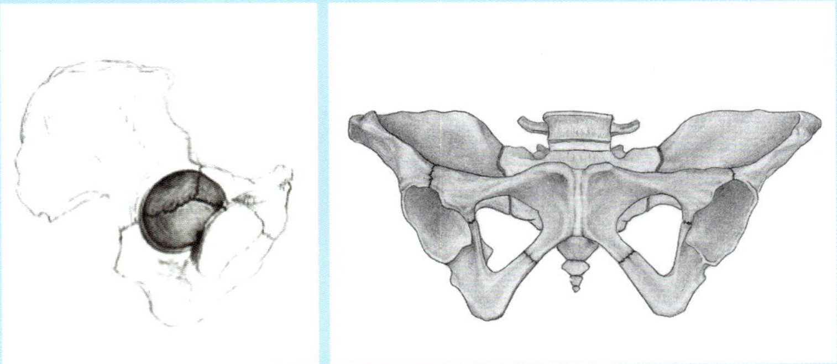

Links eine isolierte Beckenschaufel. Die dunkle Stelle ist die Pfanne des Hüftgelenkes unter dem Knorpel. Die Nahtstellen sind Suturen und lassen sich mobilisieren, so lange wir leben. Bei Hüftdysplasien und Arthrosen des Hüftgelenkes ist diese Beweglichkeit entscheidend. Sie wird durch viele CANTIENICA®-Übungen gezielt trainiert. Rechts sind die Knochennähte am erwachsenen Becken eingezeichnet.

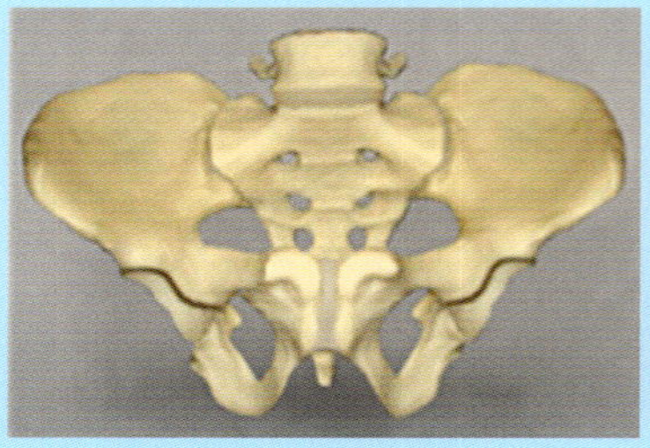

Ausgewachsen sieht ein mehr oder weniger durchschnittliches Becken so aus.

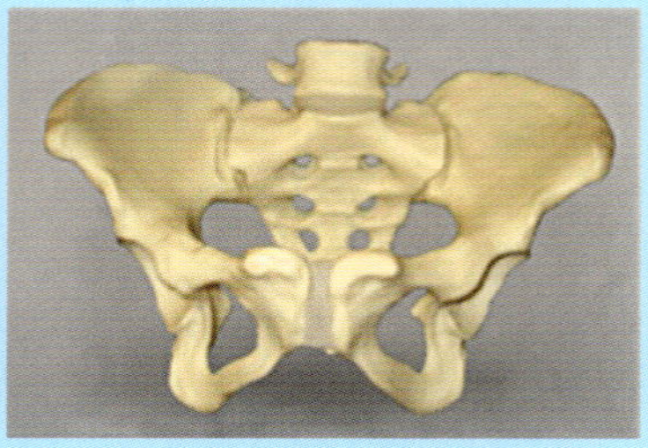

Das gleiche Becken ein paar Jahre später, wenn es nicht der CANTIENICA®-Methode begegnet ist.

in der Mitte – ist gleichmäßig, sie hält die beiden Beckenseiten vorne zusammen. Beim Becken rechts (auch auf Seite 38) stehen die Sitzbeinhöcker viel weiter auseinander. Um dieses Klaffen auszugleichen, klappen die oberen Ränder der Beckenschaufeln zusammen. Teile der Gelenkflächen von Beckenschaufeln und Kreuzbein reiben aneinander. Die Lendenwirbel haben viel weniger Platz. Die Facettengelenke – so heißen die vertikalen Verstrebungen, auf denen die Wirbel übereinanderstecken – reiben sich aneinander.

In der Schweiz, in Süddeutschland und in Österreich sagen die Menschen mit dieser Veränderung des Beckens: »Ich hab´s im Kreuz!«

Sie müssen kein Anatomieprofi sein, um zu verstehen: Bei dem rechts dargestellten Becken, das regelrecht ausgeleiert scheint, müssen der Oberschenkelhals und der Oberschenkel einen völlig anderen Hebel bewältigen als bei einem »richtig sitzenden« Becken. Deshalb entwickelt das rechts dargestellte Becken Arthrose am Hüftgelenk, das links dargestellte Becken nicht.



Das Schmaltrichterbecken ist übrigens auch die perfekte Vorsorge vor dem gefürchteten Oberschenkelhalsbruch bei älteren Menschen. Stehen die Hüftgelenke eng beieinander, stehen die Beinachsen ideal im Becken und es gibt keinen Druck auf den Oberschenkelhalsknochen. Ist der Levator Ani erschlafft, so klaffen die Sitzbeinhöcker auseinander, es kommt zu dem, was ich »Alters-O-Beine« nenne: die Oberschenkel stehen weit auseinander, die Beine bilden im Stehen ein richtiges V.

So, jetzt erfahren Sie, wie Sie das verformte Becken wieder zurückverwandeln in die anatomisch optimale Trichterform. Knochen sind lebendig. Knochen sind elastisch. Knochen sind formbar, biegbar, dehnbar. Solange wir leben.

Jedes Mal, wenn Sie die Sitzbeinhöcker zusammenziehen, wird das Becken unten schmal, oben weit. Dieses Zusammenziehen geschieht durch den Levator Ani. Wer auch immer diesen Muskelverbund »Anusheber« taufte – diese Bezeichnung wird ihm nicht gerecht, denn er kann viel, viel mehr als nur den hinteren Schließmuskel heben. Durch die Verschmälerung unten und die Öffnung oben wird der Levator Ani sprungtuchartig aktiviert, gespannt, er zieht sich höher in den Körper – und zieht dabei die Organe höher in den Bauchraum.

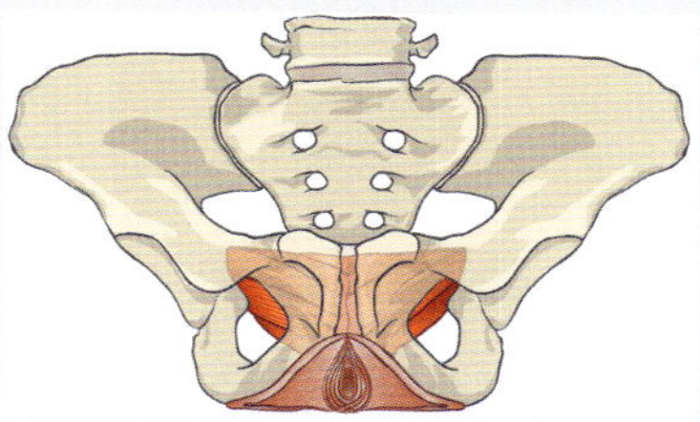

Der weibliche Beckenboden: Die »Schale« wird vom Levator Ani gebildet. Die unteren Knochenränder um die beiden Löcher im Knochen sind die Sitzbeinhöcker.

Wollen Sie es ausprobieren? Rutschen Sie an den vorderen Rand der Sitzfläche, bis Sie fast vom Stuhl kippen. Füße in hauchzarter V-Position, Knie exakt über den Fersen und alles hüftschmal. Handrücken auf die Oberschenkel legen. Den Brustkorb weit weg nach oben ziehen, so gut es geht. Nun suchen Sie auf den Sitzbeinhöckern den Punkt, an dem Sie die Knochen kaum mehr spüren. Zu weit hinten tut´s weh, zu weit vorne fallen Sie ins Hohlkreuz. Exakt auf der Mitte der Sitzbeinhöcker ist es perfekt. Haben Sie die Position gefunden, versuchen Sie, nur mit der Fersenmitte und dem Großzehengrundgelenk Kontakt zum Boden zu haben. Stupsen oder tupfen Sie diese beiden Punkte butterzart in den Boden. Nur das. Stupsen oder tupfen.

Haben Sie die Position gefunden, nehmen Sie den Kontakt der Mitte der Fersen und der Mitte der Großzehengrundgelenke mit dem Boden wahr und stupsen oder tupfen diese beiden Punkte hauchzart in den Boden. Nur das. Erst mit beiden Füßen, dann abwechselnd immer nur mit einem: links, rechts, links, rechts. Damit haben Sie die beiden Seiten Ihres Beckens entdeckt und sind dabei, diese zu mobilisieren. Ganz einfach, oder?

Das Einzige, was Sie bei dieser Beckenbodenweckübung falsch machen können, ist, zu viel zu tun. Sie merken es daran, wenn sich die Muskeln am hinteren Oberschenkel und an der Basis des Gesäßes aufpumpen wie ein Blasebalg. Machen Sie nur so viel, bis Sie eindeutig spüren, wie sich die Sitzbeinhöcker bewegen. Nicht mehr. Und nicht weniger.

## Der Oberkörper

Das Becken haben wir nun miteinander eingerichtet. Nun kommt der Rumpf. Zwischen dem Beckenoberrand und den untersten Rippen gibt es außer der Wirbelsäule keine Knochen. Nur Muskeln. In unserer westlichen Körperwelt suchen viele Menschen am Rumpf Halt und Stütze, indem sie den Bauch herauspressen. Die »Bauchpresse« wird auch in fast jedem Anatomiebuch erklärt. Ich erlaube mir hier einmal mehr, meine hemdsärmelige Logik zu konsultieren. Die Bauchpresse basiert auf Zusammenziehen und Verkürzen bestimmter Bauchmuskeln; der innere quere Bauchmuskel (Musculus transversus abdominis) verkürzt meisterhaft, wenn er dazu eingeladen wird, und der lange Bauchmuskel (Musculus rectus abdominis) macht dieses Verkürzen eifrig mit.

Verkürzen Sie vorne die Bauchmuskeln, so verkürzen Sie auch hinten die Rückenmuskeln und es wird eng für die Lendenwirbel.

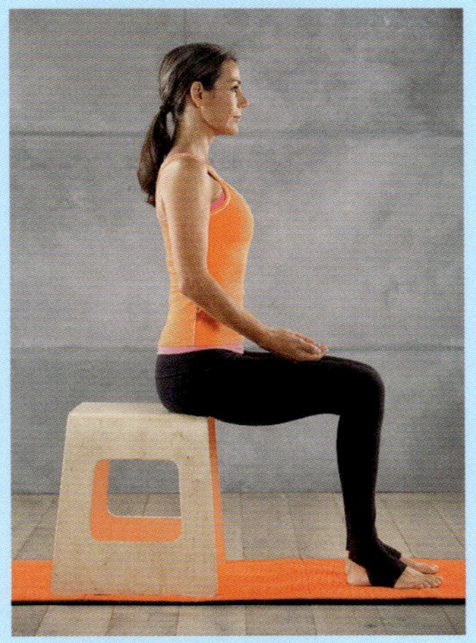

Das gute Sitzen.

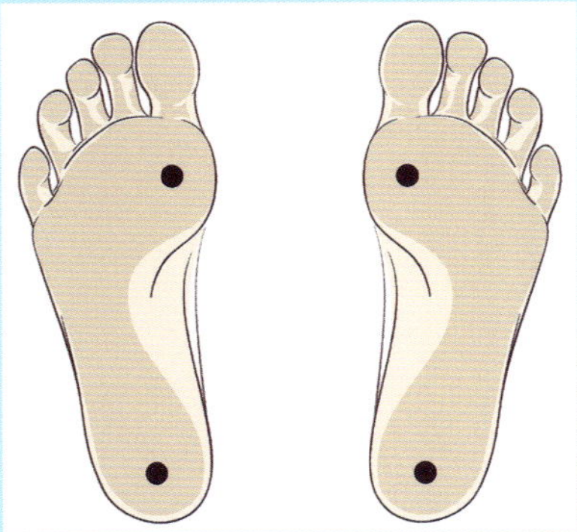

Die perfekte Fußhaltung mit den beiden »Schwebepunkten«.

Möchten Sie für die Kreuzbeingelenke, die Lendenwirbel, die Bandscheiben und die Nervendurchtrittslöcher im unteren Rücken mehr Raum schaffen, müssen Sie auch den Bauch »verlängern«.

Auch dafür gibt es nun eine Wahrnehmungsübung, und bitte zweifeln Sie jetzt nicht gleich an meinem Verstand, sondern versuchen Sie, meinen Vorschlag umzusetzen. Der kürzeste Weg zum Neubau Ihres Körpers geht über Anleitungen, die vollkommen neu für Sie sind, so neu, dass Sie keine Erfahrung und schon gar keine Bewegungsgewohnheiten dafür aus dem Gedächtnis hervorkramen können.

Ich nehme an, Sie sitzen. Immer noch aufgerichtet am vorderen Stuhlrand? Gratuliere. Wieder zurückgesunken, Rücken angelehnt, Beine überschlagen? Dann kommen Sie sofort wieder nach vorne und richten Sie sich auf. Gut so!

Richten Sie sich wieder am vorderen Rand der Sitzfläche exakt auf den Sitzbeinhöckern aus. Sie erinnern sich, die Mitte der Sitzknochen ist da, wo Sie die Dinger nicht mehr spüren. Füße in hauchzarter V-Stellung, Fersen etwas – wirklich nur eine Spur – näher als die Großzehen, hüftschmal. Knie direkt über den Fersen, ebenfalls hüftschmal. Handrücken liegen auf den Oberschenkeln, denn so lassen sich die Oberarmmuskeln schön ausdrehen. Gleichzeitig aus den Leisten die Oberschenkelmuskeln ausdrehen. Betonung auf Muskeln, die Knochen bewegen sich nicht, nur die Muskeln. Das ist für den Kopf schwierig zu verstehen, der Körper weiß, wie es geht, denn er erkennt seine Natur …

Den Brustkorb vom Becken wegziehen, so gut es geht. Nun brauchen Sie Ihr Vorstellungsvermögen: Stellen Sie sich vor, dass Sie Ihren Bauchnabel gleichzeitig zum rechten Beckenkamm und zum linken Rippenbogen dehnen können. Und umgekehrt: zum linken Beckenkamm und zum rechten Rippenbogen. Weiter, links-rechts, rechts-links. Nicht nachdenken, einfach dranbleiben, und schon klappt es. Über die schrägen Bauchmuskeln.

Das Leben ist manchmal großzügig und hat nichts dagegen, dass Sie sich einen zweiten Bauchnabel auf dem Rücken einrichten, exakt hinter dem vorderen. Stellen Sie sich vor, Sie ziehen diesen Rückennabel ebenfalls gleichzeitig zur Beckenschaufel links und zum Rippenbogen rechts, zur Beckenschaufel rechts und zum Rippenbogen links, abwechselnd überkreuz, so oft Sie möchten.

Diese kleinen Bauchnabelreisen aktivieren jene Stützmuskulatur am Rumpf, die gleichzeitig Kraft und Länge bieten kann: Die schrägen Bauchmuskeln, die schrägen Rückenmuskeln plus ein Set Powermuskeln vorne und hinten, die auf den Namen Serratus hören, die Sägezahnmuskeln.

Und? Was für ein Körpergefühl hinterlässt diese Übung? Aufrichtung? Muskelkorsett? Länge? Stabilität? Nehmen Sie diese Bauchnabelübung doch gleich mit in den Alltag, sie kann jederzeit und überall ausgeübt werden. Mehr Bauchnabelreisen gibt es in Teil 2 bei den Übungen.

## Der Brustkorb und sein Zwerchfell

Im Idealfall trägt sich der Rumpf jetzt selbst. Auf diesem kraftvollen Muskelgürtel kann der Brustkorb auf- und ausgerichtet werden. Sie erinnern sich: Dem Rücken geht es gut, wenn die Bauchseite des Körpers gleich lang ist wie die Rückenseite, wenn also nichts überdehnt und nichts verkürzt ist, kein Knochen, keine Sehne, kein Muskel. Auf diesem Unterbau kann sich das Zwerchfell entfalten. Das ist wörtlich gemeint. Wie ein Gleitschirm, der sich von »der Luft getragen« öffnet.

Am aufgespannten Torso passiert beim Einatmen Folgendes: Die untersten, fliegenden Rippen ziehen sich zusammen (wie am Becken die Sitzbeinhöcker), dadurch hebt sich das Zwerchfell an, die Rippen dehnen sich zu den Seiten und unterstützen dabei die Form und den Raum der Lungen, die Lungen füllen sich seitlich zu den Flanken, in die Brust und Richtung Achselhöhlen mit Luft. Beim Ausatmen senkt sich das Zwerchfell wieder in die Ursprungslage, um sich beim nächsten Einatmen wieder radial auszudehnen.

Noch mal: Durch die Nase einatmen, die »Bauchstütze« spannt sich auf, in die Länge, die untersten Rippen ziehen sich zusammen, das Zwerchfell dehnt sich radial nach oben aus. Dadurch werden auch die oberen Rippen seitlich ausgeweitet, was Raum für die sich ausdehnenden Lungen schafft. Der Brustkorb dehnt sich radial und gleichmäßig in alle Richtungen. Die Brustwirbelsäule bleibt lang, das Brustbein bleibt lang, die zwei Gelenke, die jede Rippe hinten an der Wirbelsäule besitzt, werden aktiv und unterstützen diese radiale Aufspannung zu den Flanken. Vorne dehnen sich die Knorpelstücke der Rippen am Brustbein. Die Luft verlässt den Körper durch den leicht geöffneten Mund.

Oder in anderen Worten ausgedrückt: Der Körper bleibt beim Einatmen und beim Ausatmen lang. Die Schulterblätter heben sich nicht an, die Schultern schon gar nicht. Die Bauchmuskeln verkürzen sich nicht, sie werden im Gegenteil bei jedem Atemzug schön lang gezogen.

Liest sich das logisch und fühlt es sich leicht an? Super. Sie sind ein Naturtalent!

Regt sich Widerstand in Ihrem Kopf? Weil Sie jahrelang das Gegenteil geübt und einstudiert haben? Vielleicht ist es ein Trost für Sie: Bei mir war das auch so. In Schauspielschulen und Rhetorikkursen, bei Logopädinnen und in Atemschulen, in Yogakursen und fernöstlichen Atemschulen habe ich es geübt bis zum Seitenstechen, zum Schluckauf und zur Atemnot. Und ja, auch ich war überzeugt: Es muss so sein. Vor allem, weil es so anstrengend und irgendwie unlogisch war. Meine Devise war: Einfach noch mehr anstrengen, dann wird das schon.

Ich, also der denkende Teil von mir, hat diese Doktrin »Zwerchfell senkt sich beim Einatmen und hebt sich beim Ausatmen« keine Sekunde lang bezweifelt. Ich kam gar nicht auf die Idee, daran zu zweifeln. Ich traute mich nicht. Sie wissen schon: Wenn es alle sagen, muss es stimmen. Wer bin ich, das in Zweifel zu ziehen? Regten sich Zweifel, so kam der innere Kritiker: »Stell dich nicht so an«, oder, im Verzweifelsfall: »Du bist zu dumm dafür.«



Eines Tages fragte ich meinen Rücken (ja, ich spreche mit meinem Körper): »Wie würdest du es denn machen?« Und das war es, was er machte: Er machte sich lang und dehnte das Zwerchfell beim Einatmen, dehnte es und dehnte es und dehnte Muskeln, von denen ich keine Ahnung hatte, dass sie da sind, es dehnten sich Muskeln sternförmig, sie dehnten mein Brustbein andere Muskeln hoben von innen meine Rippen an, machten sie lang und geschmeidig und hinten auf Höhe des BH-Verschlusses entdrehte das sich ausbreitende Zwerchfell drei Wirbel, zog sie einfach vom Ort. Mir wurde schwindelig, so viel Luft hatte ich in meinem Leben noch nie in den Lungen. Ich atmete aus und alles an mir blieb lang, nur die Rippen gingen leicht zusammen. Wieder einatmen, sicher sein, dass das wirklich so ist, oh ja, göttlich, ausatmen, einatmen, einprägen, nie mehr vergessen.

Nie mehr vergessen. Denn wenn ich etwas vergesse, so kann ich nirgends nachfragen: »Du, wie war das schon wieder mit dem Zwerchfell?« Ich würde keine Antwort bekommen. Ich kann es mir nicht leisten, etwas zu vergessen.

Ich atmete ein und atmete aus, bis ich benommen war, und ich schwöre: Ich hatte von Stund an nie mehr auch nur einen Hauch von Asthma! Ich verfeinerte den Atem, entwickelte wunderbare Atemreisen, diese Atemreisen stärkten mein Zwerchfell, vermittelten ihm Symmetrie und Kraft. Ich wanderte mit meiner Wahrnehmung ins Zwerchfell, lernte, die Sehnenplatte in der Mitte zu spüren, die

»aufsteigenden« Muskeln seitlich innen an der Bauchwand, sie sind eindeutig spürbar. Und hinten, in der Mitte, unter meinen verzweifelt verdrehten Wirbeln, da war etwas, da war so etwas wie ein absolutes Zentrum, eine Muskulatur, die mir eine stabile Mitte gab.

Griff zum Anatomieatlas. Ah! Die Schleife des Zwerchfells! Die »Hiatusschlinge« ist es, die Öffnungsschlinge. Die Muskelschlinge liegt um die Speiseröhre und rankt sich innen an der Wirbelsäule entlang.

So, wie der Levator Ani als sprungtuchartig gespannte Muskelschale die Lendenwirbel am richtigen Ort hält, so hält das sprungtuchartig gespannte Kuppeldach Zwerchfell die Brustwirbel an ihrem Ort. Einfach nur durch den guten Gebrauch wird das Zwerchfell zur Anti-Skoliose-Therapie.

## Das Zwerchfell

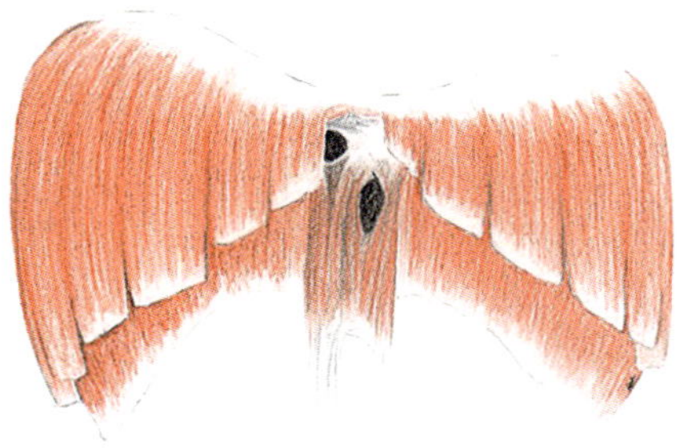

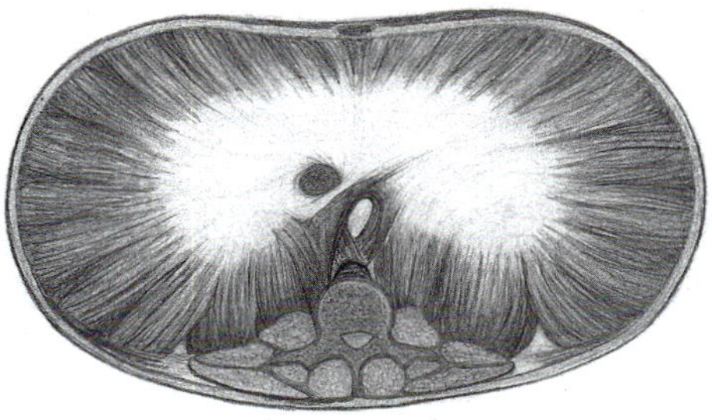

Ein isoliertes Zwerchfell. In der Mitte, an der Stelle, die hinter dem Brustbein liegt, ist es schmal. Alles Weiße ist Sehnenmaterial, alles Rote sind Muskeln, ganz viele unterschiedliche Einzelmuskeln, die zusammenarbeiten. Zu den Seiten öffnen sich zwei fast symmetrische »Schirme«. Die Schirmenden sind innen am Bauchfell angemacht, sie dehnen beim Einatmen die Rippen hydraulisch zu den Seiten und nach oben aus und entspannen sich beim Ausatmen. Die beiden weißen »Zipfel« sind am inneren Längsband der Wirbelsäule befestigt. Hier hat sie der diensthabende Pathologe bis auf die Sehnen reduziert, in Wirklichkeit setzen an diesen Sehnenausläufern Muskelfasern an. Das ist die allertiefste Rückenmuskulatur. Die Kernmuskulatur sozusagen. Auch wenn man sich einen Querschnitt ansieht, ist hier der absolut zentrale Punkt des Torsos.

Der Rest ist schnell erzählt: Meine Brustwirbel wurden von innen auf die Reihe gezogen, wie Perlen an einer Kette. Das löste ein sensationelles Gefühl aus, das sich wie ein »innerer Veitstanz« anfühlte, zitternde Wirbel, die sich in die neue Ordnung tanzten, vibrierende Rippengelenke, die wie an überspannten Saiten tanzten. Unglaublich. Und weil ich meinem Körper zu dieser Zeit längst versprochen hatte, auf ihn zu hören, jeden Körperschmerz ernst zu nehmen wie auch jedes Körperglück, ihm nie mehr Kopfkonzepte aufzuzwingen, weil ich ihm all das versprochen hatte, ging ich einfach diesen Weg, den mir mein Körper zeigte.

Eine Kollegin in München erlebte Ähnliches und schrieb mir auf ihrem irritierenden Weg zum freien Zwerchfell eine Mail, die mit dem Satz anfing und endete: »Benita, ich glaube, ich werde verrückt.« Ich riet ihr, noch ein paar Tage durchzuhalten. Sie brachte den Mut auf, und ihr Körper fand sich in jene neue Ordnung, die sich die Kollegin gewünscht und erträumt hatte: schmerzfrei und geschmeidig.

Nun können wir seitenlang, tagelang über die Theorie streiten, Sie können mir alles, was Sie an Atemtheorien gelernt haben, um die Ohren hauen, wie zum Beispiel »Das Zwerchfell muss sich absenken«, »Die Bauchatmung ist die wertvollste Atmung«, »Der 3000 Jahre alte Yoga kann nicht irren«, »Wer glauben Sie eigentlich, wer Sie sind?«, »Das Zwerchfell senkt sich, weil Gott es so will« – alles habe ich gehört, vieles selbst geglaubt. Sie können auf der Webseite www.cantienica.com/forum Stunden beim Lesen der Argumente und Gegenargumente verbringen. Hier mache ich Ihnen einen anderen Vorschlag: Kopf ausschalten und einfach ausprobieren und das körperliche Wohlbefinden, das Glück des Rückens entscheiden lassen.

Einverstanden? Okay.

Setzen Sie sich an den vorderen Rand eines Stuhls. Füße hauchzarte V-Stellung, Fersen hüftschmal, Knie über den Fersen. Auf den Sitzbeinhöckern schwebend ausrichten. Das Becken aufrichten: Scham- und Steißbein vertikal ausrichten, die Beckenschaufeln nach oben lang ziehen. Richtig, das aktiviert automatisch die Bauchmuskeln in die Länge. Nehmen Sie dieses Angebot Ihres Körpers an und ziehen Sie den Brustkorb weg vom Becken nach oben, überall, seitlich, hinten, vorne. Wahrscheinlich hat sich das Zwerchfell an dieser Aktion schon beteiligt, großartig.

Handrücken liegen auf den Oberschenkeln. Den Kopf vom Atlas weg dehnen, indem Sie den Kronenpunkt zur Decke ausrichten. Oberarme lang und schwer hängen lassen. Die Muskeln der Oberschenkel aus der Leiste ausdrehen, um den Levator Ani zu aktivieren. Die Oberarme auf Achselhöhe ausdrehen, um das Zwerchfell in Aktionsbereitschaft zu versetzen.

Hände butterzart zwischen den Brüsten auf das Brustbein legen. Mund leicht öffnen. Durch die Nase einatmen. Stellen Sie sich vor, dass Ihr Atem über den Händen einen, flachen, weiten Bogen zeichnet. Den Atem durch den Mund entlassen. Einatmen durch die Nase, einen weit gespannten Bogen ziehen. Beschränken Sie sich nicht, Sie können den Atembogen weit über die Flanken hinausdenken.

Diese Bogenatmung zu den Flanken hin macht es eigentlich unmöglich, die Schulterblätter nach oben zu ziehen und den Brustkorb einsinken zu lassen. Weil ich weiß, wie viele Menschen einen ganz besonderen Hang zum eigentlich Unmöglichen haben, schreibe ich es dennoch: Die Schlüsselbeine stehen hoch, die Schulterblätter hängen tief. Die Schulterblätter dehnen sich, wie die Yogalehrerin und CANTIENICA®-Instruktorin Evelyn Dannhäuser aus Berlin sagt, »wie Schiebetüren zu den Seiten«. Ein Anheben der Schulterblätter nach oben, wie es bei der Bauchatmung praktiziert wird, ist nicht nützlich, nicht ökonomisch, nicht lungenfreundlich, nicht rückenfreundlich, nicht schön, nicht haltungsbewusst, also unerwünscht. Ein No-go.

Das Zwerchfell als Bogen, der sich beim Einatmen zu den Seiten und ganz leicht nach oben ausdehnt. Verstehen Sie, was gemeint ist? Die Anatomie ist ja nicht meine Leistung, sie ist das Werk der Schöpfung. Meine Leistung ist dieses Ringen um Worte und Bilder, Wortbilder und Bildworte, um Sie dazu zu bringen, sich selbst wahrzunehmen. (Und glauben Sie mir, manchmal wünsche ich dieses Talent in das Land, in dem der Pfeffer wächst.) Und selbstverständlich ist das reale Zwerchfell nicht so gleichmäßig gebogen, links sitzt es ein wenig tiefer, weil das Herz Platz braucht, es geht um Ihr inneres Bild, um Ihre Vorstellung.

Sitzen Sie eingesunken, spüren Sie wahrscheinlich nichts bis sehr wenig. Zurück an den Anfang. Aufspannen. Bauchnabel-Muskelkreuz ausdehnen, wie Sie es kennen.

Schön aufgespannt erleben Sie schon den Bonus: Was sich da hinter Ihren Händen in Ihrem Körper aufrichtet, das ist sie, die Zwerchfellschleife!

**Variante Giebelkreuzatmung:** Atmen Sie in Ihrer Vorstellung am Rippenbogen vorne

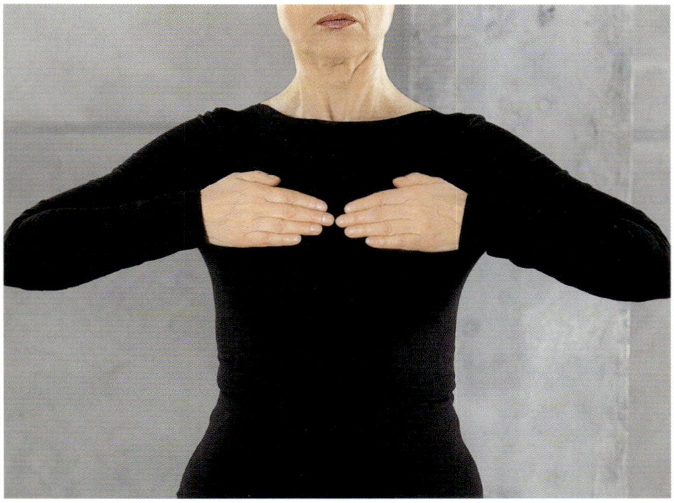

Vor dem Einatmen: Der Brustkorb sitzt hoch, die Bauch- und die Rückenmuskulatur sind aktiv und lang gedehnt. Aus dieser Position kann sich das Zwerchfell seitlich und nach oben ausdehnen.

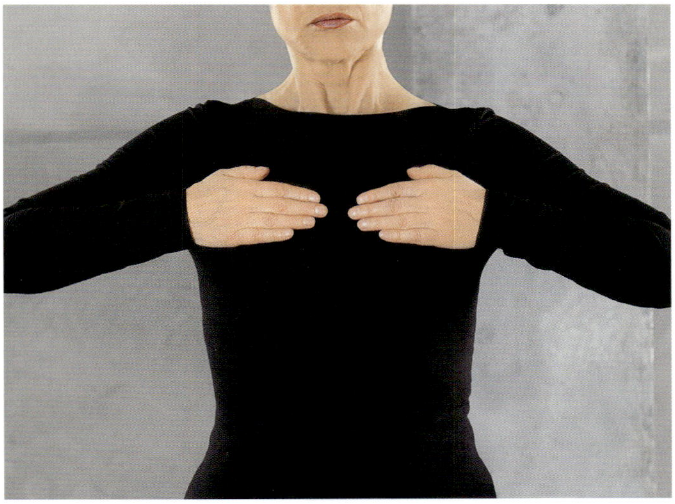

Einatmen: Der Brustkorb dehnt sich zu den Seiten, wie weit, sehen Sie zwischen den Fingern, die sich dabei öffnen.
Die Schultern bewegen sich nicht, nur die Rippen dehnen sich zu den Flanken aus.

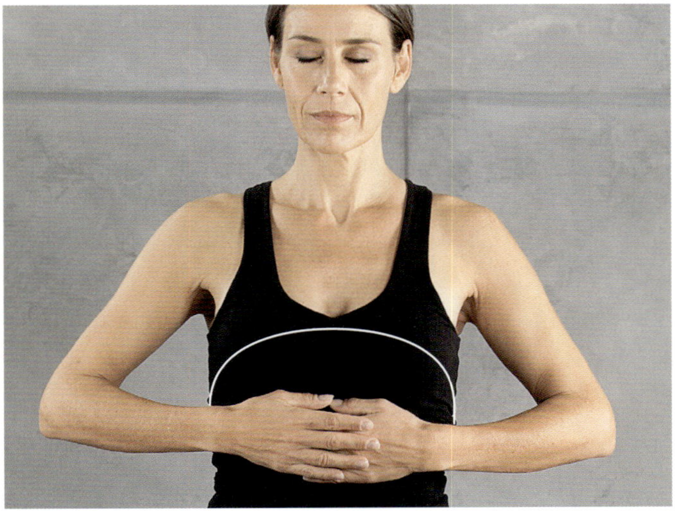

So geht's: Über den Daumen in der Mitte des Brustbeines einatmen, den Atem in der Vorstellung in einem Halbbogen zu den Seiten über die Ellbogen hinaus lenken.

rechts ein und am Rippenbogen hinten links aus. Am Rippenbogen vorne links einatmen, am Rippenbogen hinten rechts ausatmen. Je 3-mal im Wechsel links und rechts. Fällt Ihnen die Vorstellung so auf Kommando schwer, können Sie die Hände lösen und mit Ihren Fingern die Stellen zum Ein- und Ausatmen bezeichnen.

Von hinten nach vorne: Am Rippenbogen hinten links ein, vorne rechts aus. Hinten rechts ein, vorne links aus. Je 3-mal im Wechsel links und rechts.

**Menschen, die – noch – an Skoliosen leiden:** Vorne rechts einatmen, hinten links ausatmen. Hinten rechts einatmen, vorne links ausatmen. Je 3-mal im Wechsel links und rechts.

Vorne links einatmen, hinten rechts ausatmen. Hinten links ein-, vorne rechts ausatmen, je 3-mal abwechselnd.

Hervorstehende »Buckel« werden beim Einatmen angezogen, Einbuchtungen auf der Gegenseite werden ausgedehnt. Legen Sie Ihre Hände auf die Vorwölbungen und Einbuchtungen und spüren Sie der Bewegung nach. Jener Atemweg, der alles ausgleicht, was nicht im Lot ist, ist für Sie jetzt im Moment der richtige.

Ich wünsche Ihnen und mir, dass sich das Atemwunder gleich beim ersten Versuch für Sie entfaltet und erfüllt, wie damals vor ungefähr zehn Jahren bei mir! Im Trainingsprogramm gibt es zu jeder Übung Atemvisualisierungen. Die CANTIENICA®-Methode sieht den Atem als Transportmittel für Informationen durch den Körper. Und als wichtige Unterstützung für die Aufrichtung.



Ich gehe heute so weit, zu behaupten: Ohne die Unterstützung durch den Atem, das Grundgeschenk des Lebens an uns, ist die neue, gute, schmerzfreie, leichte und zugleich kraftvolle Haltung im Alltag nicht zu verankern. Es ist der Atem, der mich sogleich wieder aufrichtet, wenn ich unter der Last des Tages oder des Lebens einsinke.

Der »neue Atem« wird Ihren Brustkorb umformen. Die gelenkigen Knorpelteile dehnen die Rippen zu den Seiten, ich habe gerade messen lassen, wie viel das ist: 6 Zentimeter. In Worten: sechs. (Diese Angabe bezieht sich auf einen Gesamt-Brustkorbumfang von 78 Zentimetern auf Schwertfortsatzhöhe.) Die Schlüsselbeine und die Schulterblätter dehnen sich ebenfalls seitlich aus und »pumpen« nicht sinnlos in der Gegend herum.

Auf einem Brustkorb, der sich ökonomisch ausdehnt und entspannt, können die Oberarmkugeln im Ruhezustand einfach nur – ruhen. Vollkommen entspannt. Denn die Arme beziehen ihren Zug und Gegenzug aus dem Hängen. Die Oberarmkugeln balancieren perfekt ausgerichtet wie Steine in einer Steinskulptur. Zwischen Kugel und Schulterdach ist jeweils ein Abstand, der die Gelenke gesund hält, die Gelenkflüssigkeit kann die Knorpelflächen schmieren wie bei allen anderen Gelenken auch. Die Nerven können ruhig ihre Bahnen ziehen, werden nicht auf Umwege gezwungen und werden nirgends ein- oder abgeklemmt.

Praktisch alle Beschwerden an den Schultern, an den Sehnen des Armes, am Ellbogen, am Handgelenk, an der Karpaltunnelsehne, in den Händen haben ihren Anfang in der Haltung der Schultern.

## Dieses Trainingsprogramm schenkt Ihnen Selbstvertrauen

Wenn es nach mir ginge, würden Kinder schon im Kindergarten Skelettknochen kriegen, aus denen sie Menschen zusammensetzen können. Dazu Muskeln, Sehnen, Bänder, mit denen sie die Knochen verbinden könnten. Im Zeitalter der Roboter müsste es möglich sein, die gebauten Skelette mit Motoren auszurüsten, die den Kindern zeigen, ob und wie die Körperbausätze funktionieren. »Ach, das ist doch brutal«, meinte einmal ein Lehrer, als ich noch glaubte, alle Lehrer seien für Neues zu begeistern. (Betonung auf »alle«, denn es gibt Ausnahmen – natürlich.) Die CANTIENICA®-Instruktorinnen und -Instruktoren, die gezielt und regelmäßig mit Kindern arbeiten, bestätigen meine Erfahrungen: Kinder lieben es zu erfahren, wie sie geschaffen sind.

In der Schule muss meines Erachtens die Anatomie des eigenen Körpers ein festes Fach werden. Denn wer seinen Körper kennt, liebt ihn. Das geht nicht anders. Das Erfahrungsinstrument, das uns auf diesem Planeten zur Verfügung steht, ist ein Wunder. Wer dieses Wunder versteht, sorgt und kümmert sich um ihn.

Ich erlebe es immer wieder, wie verschämt und gehemmt erwachsene Menschen über ihren Körper reden, wie viele von ihnen all ihren Mut zusammennehmen müssen, um Fragen zu stellen. Das ist nicht die Natur des Menschen. Die Natur des Menschen ist neugierig, Menschen wollen wissen. Und die Frage »Wer bin ich denn eigentlich und was ist es, was mich da lebt?«, das ist eine sehr, sehr spannende Frage.

Also: Nähern Sie sich diesem Übungsprogramm wie ein Kind. Verspielt, neugierig, mit Lust am Ausprobieren. Gehen Sie davon aus, dass Sie das alles können, weil Sie es nämlich als Kind genau so gemacht haben. Und dann haben Sie es vergessen, weil Ihnen niemand sagte, wie gut Sie das machen und dass das alles wichtig und richtig ist, was Sie da anstellen mit Ihrem Körper. Doch es ging nur vergessen, nicht verloren.

Es ist nicht Ihre Schuld, dass Sie so wenig über Ihren Körper wissen. Es gibt kaum Anleitungen für Laien, und »die Medizin« redet heutzutage immer noch lateinischer, als es der Papst macht. Vielleicht war es in den Anfängen der modernen Medizin notwendig, eine Kluft zwischen Arzt und Patient aufzubauen, damit die Medizin sich ungestört entwickeln konnte. Doch heute ist es an der Zeit, dass die Menschen sich selbst besser verstehen. Und dazu gehört eine verständliche Sprache.

Das bereits zitierte Spezialheft ***Der Spiegel/Wissen*** »Rücken ohne Schmerz« kommt auch auf die Lösung: Bewegung hilft. Ein handliches Booklet verspricht »9 Rückenübungen für überall«, rudimentär angeleitete Positionen aus Turnvater Jahns Anfängen, Vierfüßlerstand mit Arm- und Beinheben, »der Käfer« mit offensichtlich und sichtbar gestauchtem Rumpf, Vierfüßlerstand mit Hohlkreuz, Beckenlift mit eingebautem Bandscheibenschaden und so weiter und versteift sich im Mini-Editorial des Miniheftes auf die Aussage: »Die Bandscheiben werden dadurch massiert und sanft angepresst. Sobald sie sich wieder ausdehnen, nehmen sie frische Nährstoffe und Flüssigkeit auf.« Die Bandscheibe als eine Art Küchenschwamm, der ausgepresst und mit frischer Flüssigkeit nachgefüllt wird. Klingt gut. Ist es nicht. Jede der gezeigten neun Rückenübungen würde mich, so, wie sie angeleitet sind, in einen akuten Schmerzzustand versetzen. Sie vermutlich auch. Und dann ziehen Sie den Schluss, Sie hätten halt bei der Umsetzung einen Fehler gemacht. Oder Ihr Rückenleiden sei eben ganz besonders schlimm. Dabei sind Sie nur dem weitverbreiteten Irrtum aufgesessen, jede Übung sei auch schon Therapie, egal, wie oberflächlich und knochenfeindlich durchgeführt.

Die Wahrheit ist: Bewegung an sich ist nicht gut. Nur gute Bewegung ist gut! Gute Bewegung ist Therapie. Schlechte Bewegung richtet Schaden an. Die meisten Erwachsenen wissen nicht mehr, was gute Bewegung ist, und müssen sie wieder lernen.

Die offensichtlichen Denkfehler, die in den anatomischen Behauptungen und Erklärungen stecken, konnten sich seit Leonardo da Vincis revolutionären anatomischen Studien halten, weil wir, Sie und ich, uns nicht getrauten, sie infrage zu stellen. Weil wir, Sie und ich, dem, was uns andere über uns sagten, mehr glaubten als uns selbst.

Heute haben wir genug Möglichkeiten, uns schlauzumachen. Tun Sie es, legen Sie Ihre Hemmungen ab. Denn Sie besitzen das wichtigste Instrument, um zu entscheiden, was gut für Sie ist und was nicht: die Selbstwahrnehmung. Ihr Wohlbefinden. Das, was Ihnen guttut, das ist für Sie richtig.

Das CANTIENICA®-Training ist eine wunderbare Art, dieses Vertrauen in sich selbst zu üben. Ich weiß, wie Sie die richtige Haltung für sich finden können. Wie sich dieses Richtige für Sie dann anfühlt: das müssen Sie selbst herausfinden.

»Wie weiß ich, ob ich es richtig mache?« Das ist die Frage, die mir im Zusammenhang mit meinen Büchern am häufigsten gestellt wird. Die Antwort ist einfach: Indem Sie sich fragen, wie sich das anfühlt, was Sie da machen. Indem Sie die Autorität für sich selbst werden. Sie sind einmalig. Sie kamen schon einmalig zur Welt. Und das Leben, das Sie bisher gelebt haben, macht Sie noch einmaliger. Kein anderer weiß, wie Sie sich fühlen. Kein anderer kennt Ihren Körper besser als Sie.

Lernen Sie während und durch die Übungen Ihren Körper und damit sich selbst besser kennen. Fragen Sie sich: Ist es anstrengend? Das soll es nicht sein. Also verändern Sie die Position. Sieht es hässlich aus? Das darf es niemals. Wieder heißt es: Position verändern. Erscheint es Ihnen unnatürlich? Darüber müssen wir noch einmal reden, denn jeder Skoliotiker fühlt sich unnatürlich, wenn er zum ersten Mal gerade steht. Ist es befreiend? Ja. Dranbleiben. Fühlt es sich leicht an? Wenn ja: dranbleiben. Fühlt es sich schön an und sieht auch so aus? Dranbleiben!

Möchten Sie das, was Sie an Leichtigkeit und Wohlgefühl fühlen, wieder und wieder und wieder erleben? Wenn ja: dranbleiben.

Im Unterricht in unseren Studios haben wir eine Methode entwickelt, die ich Ihnen auch für das Arbeiten allein zu Hause nur empfehlen kann.

Stellen Sie sich die Frage: »Wie fühlt sich das an?«
Der erste Gedanke, der auftaucht, ist wahrscheinlich ein Adjektiv.

Ungewohnt.

Seltsam.

Gut.

Lassen Sie diese erste Empfindung stehen und suchen Sie ein Bild.

Vielleicht tauchen wieder Adjektive auf.

Weit.

Offen.

Gedehnt.

Das sind gute Eigenschaften. Nehmen Sie den Gedanken auf und bauen Sie ihn aus. Weit wie eine Meereswelle. Weit wie die Kuppel einer Kathedrale. Offen wie ein Blumenkelch. Gedehnt wie die Saite einer Harfe.

Kommen Sie sich bei so einem Selbstgespräch komisch vor? Macht nichts. Weitermachen. Die Meereswelle dehnt die Rippen seitlich aus. Der offene Blumenkelch ist eine Sonnenblume am Mittag. Oder eine Seerose. Oder die Lieblingsrose in Ihrem Garten. Die Kuppel ist jene der Sixtinischen Kapelle in Rom. Was auch immer, es ist Ihr Bild, niemand zensiert Sie. Und wenn Sie genau das richtige Bild für Ihre Empfindung in der bestimmten Haltung oder Übung gefunden haben, wird Ihnen Ihr Körper ein Feedback geben. Oft ist es der Atem, der sich wie eine Woge ausbreitet. Oder Muskeln entspannen sich vollkommen. Lassen Sie einfach los. Vielleicht spüren Sie auch, wie sich Knochen tatsächlich verändern, verlängern.

Dieses Bild, das bei Ihnen das körperliche Echo auslöst, legen Sie in Ihrem Körperarchiv ab.



Die Wirbel ziehen sich nach oben wie Perlen an einer Kette.
Das rechte Becken öffnet sich wie eine Lotusblume.
Mein Kreuzbein ist geschmeidig wie ein frisch geöltes Zahnrad.
Mein Oberarm fühlt sich an wie verflüssigtes Gold.
Oder warmer Honig.
Oder Motoröl für den Ferrari.

Es ist Ihr Bild. Und dieses Bild rufen Sie ab, wenn Sie den körperlichen Zustand wieder finden möchten. »Meine Oberarme sind flüssiges Gold.«

Ich denke nicht: »Ich muss jetzt meinen dominanten rechten Sternocleidomastoideus entspannen und die Claviculae dehnen.« Ich denke: »Schneeglöckchenhals und Feenstäbe.«

Bei den konkreten Übungsanleitungen gebe ich einige dieser Bilder vor, die sich im Unterricht bewährt haben. Betonung auf Vorgabe, die Inspiration für Sie sein will. Sobald Sie die Übungen kennen, wird Ihnen Ihr Körper seine eigenen Bilder diktieren.

So macht diese Arbeit im wahrsten Sinne des Wortes selbstbewusst. Sie nähren und entwickeln Ihre eigene Körpersprache, Ihr Embodiment. Mit dem Effekt, dass der Dialog mit Ihrem Körper intensiver wird. Sie werden immer schneller merken, wenn etwas nicht stimmt, Ihr Körper wird sich die Freiheit nehmen und Ihnen sofort melden, wenn ihm nicht gefällt, wie Sie mit ihm umgehen. Damit Sie dieses freundliche Angebot nicht mit Schmerz verwechseln, handelt das nächste Kapitel vom – Schmerz.

Falls Ihnen die Tränen kommen: lassen Sie die Tränen fließen. Der Körper therapiert sich selbst. Diese intensive Arbeit kann Blockaden auflösen, Rückstände von Schocks und Traumen im Körper aufspüren und lösen. In den meisten Fällen sind diese Tränen von Glücksgefühlen begleitet. Zulassen, loslassen. Falls Ihnen die Körpersensationen Angst machen, wenden Sie sich an einen autorisierten CANTIENICA®-Trainer oder eine -Trainerin. Das Arbeiten in einer Gruppe ist für viele Menschen angenehm. Sie werden gecoacht und betreut, und das Miterleben, was andere erleben, kann motivieren, inspirieren, relativieren.

Führt Sie die Körperarbeit an ein schweres, unbearbeitetes Trauma, suchen Sie sich bitte professionelle Hilfe – und machen Sie weiter mit dem Training. Der Körper wird Sie auf Ihrem Weg zur seelischen Heilung perfekt unterstützen.

Ich erwähne das, weil es vorkommen kann. Falls sich bei Ihnen nur Körperfreude und Wohlgefühl einstellen: Freuen Sie sich! (Ich habe schon Reaktionen erhalten, in denen sich Leserinnen beklagten, bei ihnen passiere partout nichts Dramatisches, keine Tränen, keine Zusammenbrüche, und dabei hätte ich das doch versprochen ...)



## Schmerzen sind eigentlich gute Freunde

Ziel der CANTIENICA®-Methode ist Schmerzfreiheit. Der Weg dahin ist manchmal – schmerzhaft. Wer 47 Jahre (25 Jahre, 75 Jahre) an einer Skoliose (Arthrose, Stenose) gelitten hat, kann nicht von heute auf morgen den Körper schmerzfrei umbauen. Verkürzte Muskeln, Sehnen, Bänder können durchaus Reaktionen auslösen, die Angst machen. Deshalb handelt dieses Kapitel von nützlichen und überflüssigen Schmerzen, von »Pfuiwehs« und »Gutwehs«, von Warnschmerzen und Entwicklungsschmerzen. Damit Sie die Sprache Ihres Körpers entziffern können, den Schmerz als klein oder groß, wichtig oder unwichtig, richtig oder falsch einordnen können, damit Sie die Schmerzen als das sehen können, was sie eigentlich sind: Bodyfeedback.

Ein Mensch kommt zu mir, um mit seinem Körper zu arbeiten. Ich nenne ihn mal **Kaspar**. Kaspar ist 35 Jahre alt und leidet unter einer stark verkrümmten Wirbelsäule. Er hat tagein, tagaus Schmerzen. Am Becken. Zwischen den Schulterblättern. Eines der Schulterblätter steht auch vom Rücken ab. Kaspars Schultern sind chronisch hochgezogen, er hat oft Kopfschmerzen.

Beim ersten Interview befrage ich Kaspar zu den Schmerzen an den unterschiedlichen Körperstellen. Ist es Knochenschmerz, Sehnenschmerz, Muskelschmerz, Stechschmerz, Dumpfschmerz, Ziehschmerz? »Woher soll ich das wissen?«, sagt Kaspar. »Schmerz halt. Schmerz ist doch Schmerz.«

Nein, ist es nicht. Doch das sage ich noch nicht. Darauf muss Kaspar selber kommen. Durch Spüren, Wahrnehmen, Vergleichen. Wir beginnen zu arbeiten. Auf einem Hocker. Kaspar richtet sich auf den Sitzbeinhöckern aus, wir richten gemeinsam das Becken auf, und schon sagt Kaspar ganz erschreckt: »Das schmerzt.«

»Was schmerzt?«

»So sitzen schmerzt.«

»Wo?«

»Im Kreuz.«

»Hier?«

»Ja, genau.«

Ich richte die Facettengelenke zwischen Kreuzbein und unterstem Lendenwirbel aus.

»Und jetzt?«

»Jetzt ist der Schmerz weg.«

»Dann war es ein Leitschmerz. Ein richtungweisender Schmerz.«

Der Körper sagt: Stimmt noch nicht, stimmt noch nicht, stimmt noch nicht. Bis der Körper in Millimeterarbeit die gute Position gefunden hat. Weg ist der Schmerz.

Wir arbeiten uns durch den Rumpf, durch den Brustkorb, durch den Hals – Kaspar lernt schnell –, durch den Kopf, bis zum Kronenpunkt.

In dieser Aufspannung übt Kaspar zehn Minuten. Dann stöhnt er und rutscht hin und her, zieht den Rücken rund und krumm und sagt: »Aber jetzt tut mir alles weh.«

Aufstehen, ein paar Schritte gehen, hinsetzen, wieder aufbauen, Sitzbeinhöcker ausrichten, Becken aufrichten und so weiter, es geht schon schneller als beim ersten Mal.

»Und jetzt bleiben Sie bitte in dieser Position und beschreiben Sie, was genau wehtut.«

»Ja, also, es ist, ähm, hm, halt so ungewohnt im Rücken.«

Ich hindere Kaspar handgreiflich daran, aus der Position zu gehen. Ich habe dafür ein paar unwiderstehliche Klammergriffe in meinem Repertoire.

Er atmet in die angeblich schmerzenden Stellen und sagt schließlich. »Jetzt ist es weg. Vielleicht war es gar kein Schmerz.«

Genau. Wahrscheinlich war es kein Schmerz. Die deutsche Sprache ist beim Schmerz arm dran. Schmerz muss für alle »Körpersensationen« herhalten, die vom gewohnten Nichts-Spüren abweichen. Dabei ist der Schmerz oft ein Segen. Eigentlich immer. Die Schmerzen sind oft und für viele Menschen die einzige Motivation, sich mit Ihrem Körper zu beschäftigen, sich mit ihm auseinanderzusetzen, ihn kennenzulernen.

**Linda** ist 48. Ihr Körper zeigt die schlimmste Skoliose, die ich je zu Gesicht bekommen habe. Linda hat keine Schmerzen. Sie mag nur ihr Spiegelbild nicht. Und sie möchte gerne Designerkleider tragen.

Wir arbeiten intensiv miteinander. Linda nimmt die Unterschiede ausschließlich via Spiegel wahr, da kann sie sehen, ob eine Schulter höher steht als die andere, ob ihr Kopf gerade oder schief steht. Spüren tut sie die Unterschiede nicht.

Für die Feinheiten der Übungen kann Linda kein Gespür entwickeln, sie nimmt keinen Unterschied wahr, ob sie den Arm neben dem Körper groß kreisen lässt oder ob sie die Fingerspitzen leicht auf das Brustbein legt. Sie spürt es nicht.

Ich habe Linda in jeder Übung vorher und nachher fotografiert. Ich habe sie gefilmt. Ich habe sie die Übungsanleitungen auf Mikrofon aufsprechen lassen. Es nützte alles nichts. Linda machte das Gegenteil von dem, was ich anleitete. Linda kam nicht weiter. Wir gaben beide auf. Lindas Skoliose wird sich weiter ausbreiten, Linda wünscht sich Schmerzen, denn es ist von Vorteil, wenn ein Mensch Knochenreibung spürt, bevor die Arthrose entsteht. So kann früh genug gegengesteuert werden. Linda wird ihre Deformationen erst spüren, wenn es zur Selbstheilung zu spät ist. (Und für mich ist es vollkommen unverständlich, dass eine so schlimme Skoliose keine Schmerzen auslöst.)

**Benno** setzte sich mit 14 Jahren vor den Computer – und blieb dort. Er ist ein genialer Programmierer geworden. Die ersten Schmerzen im Nacken überspielte er mit noch mehr Arbeit. Als die Schmerzen mehr wurden, begann er Schmerzmittel zu schlucken. Als die Schmerzen trotz der Schmerzmittel unerträglich wurden, ging er zum Arzt. Und ließ sich stärkere Mittel verschreiben, zum Schlucken und zum Spritzen. Jetzt sind mehrere Bandscheiben der Lendenwirbelsäule kaputt, eine drückt so richtig doll auf den Nerv. Der Knochenzahn des Axis – des zweiten Halswirbels – ist von Arthrose zerfressen, alle Bandscheiben der Halswirbel haben Schaden genommen und die Halswirbel sind verschoben, zum Teil zusammengewachsen. Kein Orthopäde will operieren. Benno hat es mit der CANTIENICA®-Methode versucht, sehr ernsthaft.

Die vieljährige Schmerzkarriere mit Unmengen von Medikamenten hat Benno von der Selbstwahrnehmung so weit abdriften lassen, dass er nicht mehr unterscheiden kann, ob er seinen Nacken kurz macht oder lang, ob er seinen Rücken dehnt oder staucht, ob er seine Bauchmuskeln aufspannt oder nach vorne rausdrückt. Die vielen Schmerzmittel haben die Sprache seines Körpers zum Verstummen gebracht, und alles, was während des Trainings an neuen Empfindungen auftaucht, macht ihm Angst. In der Angst ziehen sich die traumatisierten Muskeln noch mehr zusammen, wahrscheinlich war das einmal ein guter Schutz, jetzt, in der chronischen, Jahre andauernden Verkürzung ist es eine Katastrophe.

Es fallen mir zwei drastische Beispiele ein, die hoffentlich illustrieren, was ich meine, wenn ich sage: Die Reaktionen des Körpers sind zuerst immer freundschaftlich gemeint. Beispiel 1:

**Daniel** jobbte im Sommer auf dem Bau. Eines Tages fiel ein Bauträger von einem Kran, voll auf Daniel. Er überlebte das Unglück mit gebrochenen Rippen und gebrochenem Becken, weil sich die Muskeln total zusammenzogen und einen Panzer aus kurzen, dicken Muskeln machten – wie es Daniel im Krafttraining jahrelang geübt hatte. Diese Aktion war überlebenswichtig, Daniel verdankt seinen Muskeln das Leben.



Und weil es so gut geklappt hat, wollen die guten Muskeln nun bei jeder Gelegenheit Daniels Leben retten – durch Kurzmachen. Wenn Daniel erschrickt, ziehen sich die Muskeln in den Überlebensmodus zusammen. Will er sich beeilen, um den Zug zu erreichen, schwups, sind seine Muskeln im Überlebensmodus. Seine Ärztin suchte das Heil für Daniel in Hypnose und Traumatherapie. Ich weiß leider nicht, was aus Daniel geworden ist, und wünsche ihm, dass er aus seinem Leiden herausgefunden hat. Denn auch subjektive Schmerzen tun manchmal einfach verdammt weh.

Beispiel 2: Auf einer Lesereise in Südtirol merkte ich durch Zufall, dass ich »Schuhe lesen« kann. Ich schlüpfte in den fremden Schuh, ließ mich vom Körperabdruck der Innensohle in die Körperhaltung der Schuheignerin führen und konnte haargenau sagen, was an ihrem Körper schmerzte und wie sie aus dem Schmerz finden kann. Das beeindruckte die umstehende Gruppe ungemein. Und mich erst! Ich stapfte voll in die Falle der Eitelkeit, schlüpfte in jeden möglichen Schuh, von Größe 36 bis 42 klappte das Fußsohlenlesen grandios.

Am nächsten Tag konnte ich weder stehen noch gehen – weil mich der Körper retten wollte. Er musste denken, ich sei wahnsinnig geworden, innerhalb von zwei Stunden so viele unterschiedliche Misshaltungen einzunehmen. Die Muskeln der Hüften und des unteren Rückens blockierten vollkommen. Ich verstand in jenem Moment, was da vorging. »Noch nichts kaputt, doch müssen wir verhindern, dass du so weitermachst«, hätten die Muskeln wohl gesagt, wenn sie sprechen könnten. Ich versprach ihnen, die Wahrsagerei aus dem Schuh zu lassen, und so konnte ich mit der Hilfe des Bozener Notarztes und seiner Schmerzspritze zurück in die Schweiz fahren.

Mein kluger Körper ist seither noch empfindlicher als früher, er hat sich zur regelrechten Prinzessin auf der Erbse entwickelt wenn ich in einer Ausbildung oder einer Privatlektion die Haltungen der Teilnehmer/innen imitiere, schickt er mir sofort ein »Freundweh« – einen freundlich warnenden Schmerz. Das akzeptiere ich dankbar, mache eine meiner bewährten SOS-Übungen, verspreche den Muskeln und Knochen, nie mehr fremde Fehlhaltungen zu imitieren, und bin sofort wieder schmerzfrei. (Und halte das Versprechen dann doch nicht ein, aber verraten Sie das bitte nicht meinem Körper!)

## 1.

Schmerzen sind ein Segen. Freuen Sie sich über jeden Schmerz. Seien Sie froh, dass Ihnen Ihr Körper Signale schickt. Sie können den Leitsignalen Ihres Körpers folgen, bis in die Schmerzfreiheit. Keine Angst, die werden Sie nicht verpassen.

## 2.

Nicht jeder Schmerz ist wirklich ein Schmerz. Nicht alles, was Sie spüren, ist a priori ein Schmerz. Im Gegenteil, sehr oft ist es ein Glück. Wenn verkürzte Muskeln sich dehnen, so ist das spürbar. Wenn lange nicht gebrauchte Sehnen plötzlich arbeiten, so reagieren sie. Das müssen Sie spüren.

## 3.

Lernen Sie die Sprache Ihres Körpers. Ist das, was Sie spüren, wirklich ein Schmerz? Ein Igitt-Gefühl? Ein Soll-nicht-Sein? Oder ist es ein Entwicklungssignal, ein Veränderungswehwehchen, ein »Wohlweh« gar? Lassen Sie sich auf das ein, was in Ihrem Körper abläuft, und ich garantiere Ihnen, dass Sie ganz schnell zwischen »Pfui-Teufel-Schmerz« und Übergangsweh auf dem Weg zur Genesung unterscheiden lernen.

## 4.

Handelt es sich um ein »großes Wunder«, das Sie in Selbstheilung anpacken möchten, lohnt es sich, ein Entwicklungstagebuch anzulegen, das Sie auf Ihrem Weg begleitet. Notieren Sie, wie sich der Schmerz anfühlt: stechend, hämmernd, ziehend, dehnend. Sie kennen die Schmerzen, die von Ihrer Arthrose, Stenose, Skoliose, Ihrem Hexenschuss, Ischias-Syndrom, Steißbein-Syndrom et cetera herrühren. Jeder neue Schmerz trägt das Potenzial eines Heilschmerzes in sich.

## 5.

Fragen Sie den Schmerz: »Was bist du für einer? Bist du ein Warnschmerz, ein Gutschmerz, ein Entwicklungsschmerz, ein Übergangsschmerz? Vielleicht sogar ein Wohlweh?« Das hilft Ihnen, die Körpersignale auszuhalten, ihnen nicht gleich entfliehen zu wollen durch eine, pardon, dumme Verrenkung. Vielleicht ist der Schmerz schon wieder weg, bevor die Befragung zu Ende ist, weil es nur ein ungewohntes Einfinden in eine ungewohnte Position war.

## 6.

Notieren Sie, wie lange der Schmerz bleibt, wie er sich verändert. »Altweh« ist nicht gut und bleibt, wenn Sie in die alte, gewohnte Position oder Haltung zurückfallen. »Neuweh«, Übergangsweh, »Entwicklungs-Aua« verändert sich, dauert manchmal Sekunden, manchmal Minuten, manchmal Stunden, selten Tage (siehe Kapitel »Krankheitsbilder und Erfolgsaussichten – Was Sie von diesem Trainingsprogramm erwarten können«).

## 7.

Die »Neumöblierung« der Knochen verursacht keine Schmerzen. Verkürzte oder verkümmerte Sehnen können starke, ziehende Schmerzen auslösen (zum Beispiel in der Kniesehne, in den Sitzbeinhöckern, im Kreuz, in den Schultern). Neue Vernetzungen in vernachlässigten Muskeln lösen durch die Erhöhung des Muskeltonus oft ein Zittern und Vibrieren aus.

## 8.

Muskelkater kann vorkommen und ist nur zu begrüßen. Neue Freiheiten der Rippen, Schlüsselbeine und des Brustbeines werden meist als angenehm empfunden. Irritierend stark kann der Muskelkater auf der Höhe der Brustwirbelsäule sein, wenn sie endlich wieder aufgerichtet und mobilisiert wird. Hände und Füße besitzen so viele Knochen und Sehnenstrukturen, dass auch sie zwischendurch mal einen Tag lang über die Umsortierungen irritiert sein können.

## 9.

Schreiben Sie Ihre Empfindungen in möglichst lebhaften Bildern auf, geben Sie den Schmerzen Noten von 1 bis 6, schmücken Sie die Empfindungen mit Farben aus und beobachten Sie, wie Sie sich selbst umbauen, wie der Körper anfängt, mit Ihnen zu sprechen.

## 10.

Notieren Sie auch, was nicht mehr schmerzt. Nehmen Sie Ihre Erfolge wahr. Freuen Sie sich über das, was Sie erreicht haben. Das motiviert Sie und Ihren Körper, mit der Wahrnehmungsreise nach innen weiterzumachen. Ich bin jetzt seit 20 Jahren auf dieser Reise, und sie wird immer spannender, immer intensiver, jeden Tag entdecke ich neue Feinheiten.

# Teil 2

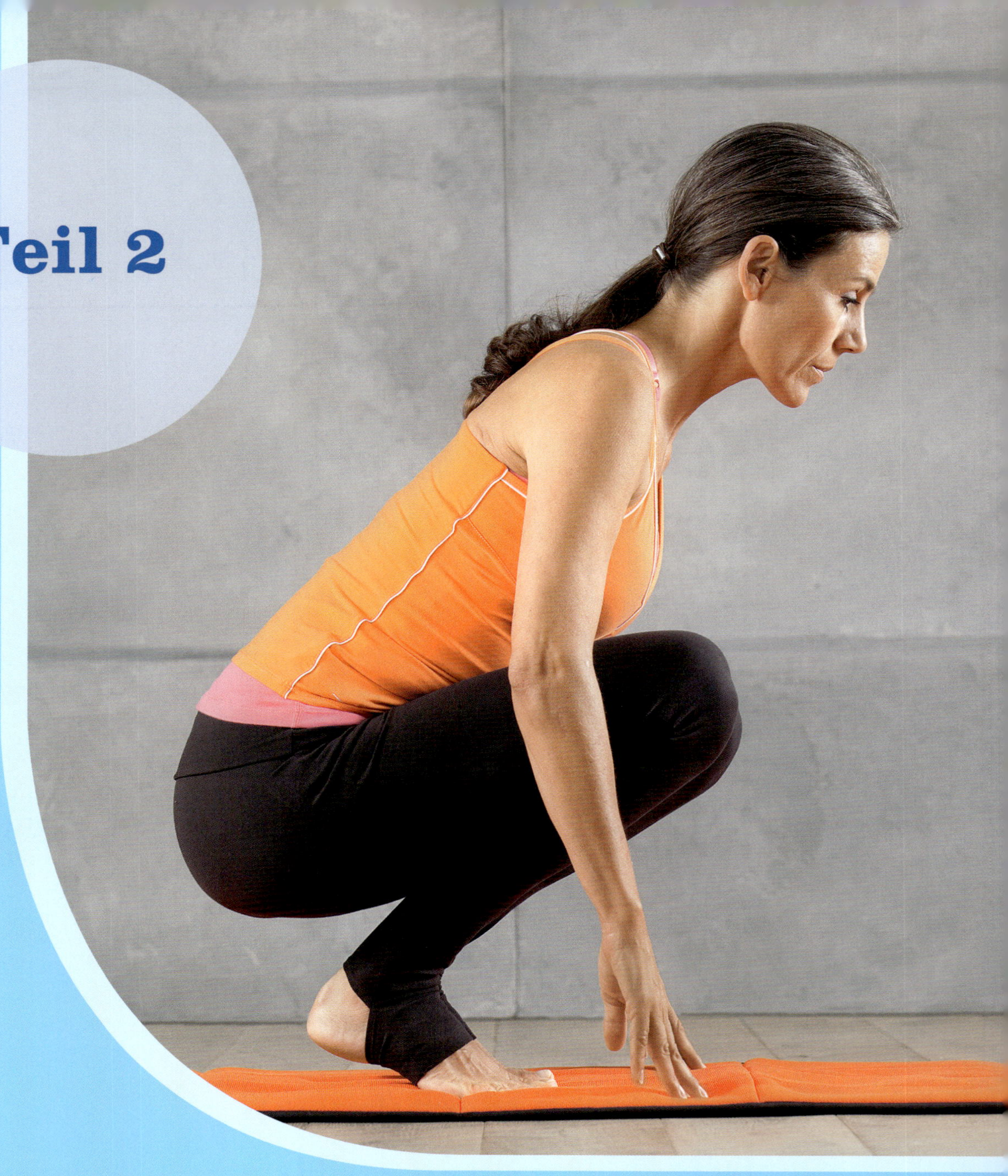

5 Trainingseinheiten für einen gesunden, schmerzfreien Rücken

# Die Übungen



Es folgen fünf Trainingsprogramme von ungefähr 30 Minuten Dauer. Die fünf Teile bauen aufeinander auf. Das erste Programm ist die Grundlage für alle fünf Workouts. Nehmen Sie sich Zeit, diese Grundpositionen und Mikrobewegungen gründlich zu verstehen und präzise umzusetzen, bevor Sie zu Set 2 wechseln.

Verweilen Sie bei Set 1, bis Sie alle Übungen verstanden haben. Sobald Sie mit allen neun Abläufen vertraut sind, wechseln Sie zu Set 2. Hier werden die Übungen aus Set 1 weiterentwickelt. Trainieren Sie dieses Set 2, bis Ihnen die Anleitungen in Fleisch und Blut übergegangen sind, bevor Sie zu Set 3 wechseln und weitere Verfeinerungen kennenlernen. Und so fahren Sie weiter fort und arbeiten sich Schritt für Schritt durch alle Sets.

Haben Sie den Übungsteil durchgearbeitet, so sind die Sets 4 und 5 Ihre Trainingsprogramme, um die erreichte Rückenfreiheit zu erhalten. Set 4 macht die Gelenke beweglich. Set 5 schenkt Ihrem Körper Kraft aus der Tiefe.

Ich empfehle einmal pro Woche eine Stunde Training am Stück, bei der Sie die Übungen nach Lust und Laune mischen, und zweimal eine halbe Stunde pro Woche, einmal Set 4 und einmal Set 5.

Sie finden bei jedem Set Tipps für die Atmung, Tipps für den Alltag und Tipps für SOS-Aktionen, wenn Sie sich in alte Haltungsmuster zurückverirren und der Rücken oder ein Gelenk schmerzt. Je häufiger Sie die Übungen in den Alltag einbauen, umso schneller wird die neue »Guthaltung« Ihre Natur.

Viel Spaß auf der Reise zum besten Körper Ihres Lebens!

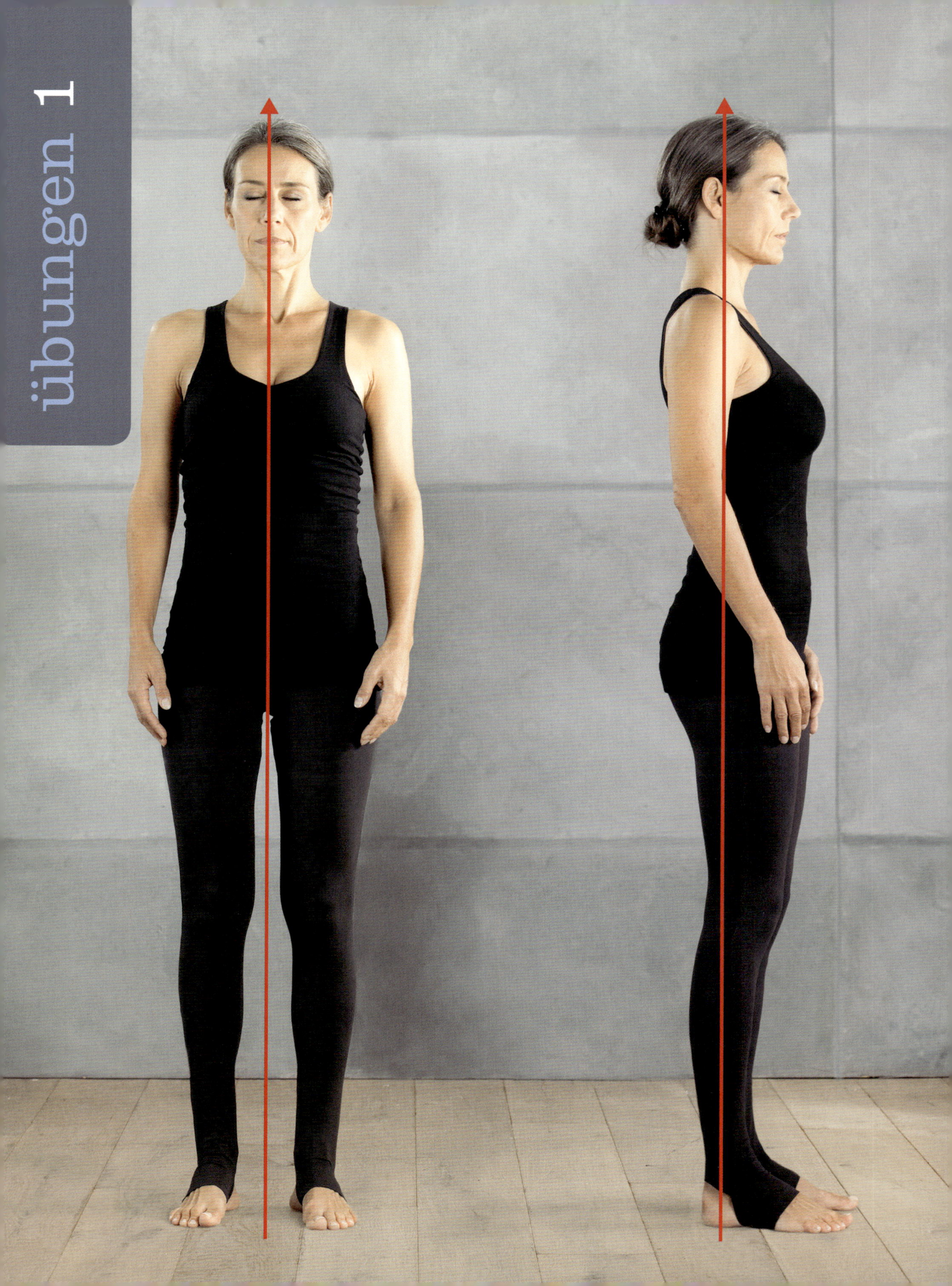

# Die Wirbelsäule aufspannen



- Ein Gespür für die Mittelachse entwickeln
- Wahrnehmen, wie sich der Körper aufrichten und auf jeder Ebene selbst tragen kann
- Die entspannte Aufspannung kennenlernen

## 1. Grundposition Rückenlage

Auf einer geeigneten Matte auf den Rücken legen. Die Beine sind angewinkelt, Fersen und Knie in hüftschmalem Abstand. Unter den Schädel einen kleinen Luftballon oder Jonglierball legen. Oder zwei schmale Taschenbücher. Achtung: Der Nacken muss frei liegen, nur den Schädel unterlegen.

Hände locker auf die Rippen legen. Nun mit den Knochen denken: Die Oberarme in der Vorstellung lang ziehen und die Oberarmmuskeln auf Achselhöhe, also ganz weit oben am Arm, ausdrehen.

Nur das, Oberarmknochen lang, Oberarmmuskeln ausdrehen. Ist das Ihr erster Versuch mit einer CANTIENICA®-Übung, so machen Sie wahrscheinlich zu viel. »Machen« Sie mal gar nichts, führen Sie die Anleitung in Gedanken aus, denken Sie sich in Ihre Knochen und Muskeln hinein und nehmen Sie wahr, was geschieht.

Das rechte Schulterblatt und das linke Becken an die Unterlage abgeben. Das linke Schulterblatt und das rechte Becken an die Unterlage abgeben. Noch 2-mal wiederholen.



Jetzt sollte Ihre Wirbelsäule so federleicht aufliegen, dass Sie die Wirbel auf Höhe des Bauchnabels gar nicht mehr spüren. Gut so. Perfekt. Genau so lassen. Sie erinnern sich, die untersten Brustwirbel haben ganz kleine Dornfortsätze, die Lendenwirbel besitzen große Fortsätze, da muss eine hauchzarte »Kurve« in der Wirbelsäule sein. Immer. Auch im Liegen.

Das ist gemeint, wenn ich fortan vom »Schmetterling hinter dem Bauchnabel« schreibe. Noch mal, weil es so wichtig ist, wenn Sie schmerzfrei werden wollen: Der Schmetterling ist klein und er kann sich auf der kleinen Luftinsel am Rücken nicht bewegen.

Sobald der Schmetterling unter ihrem Rücken quer durchlaufen kann, von einer Körperseite zur anderen, haben Sie ein Hohlkreuz fabriziert – statt ein »Wohlkreuz«. Zurück an den Anfang.

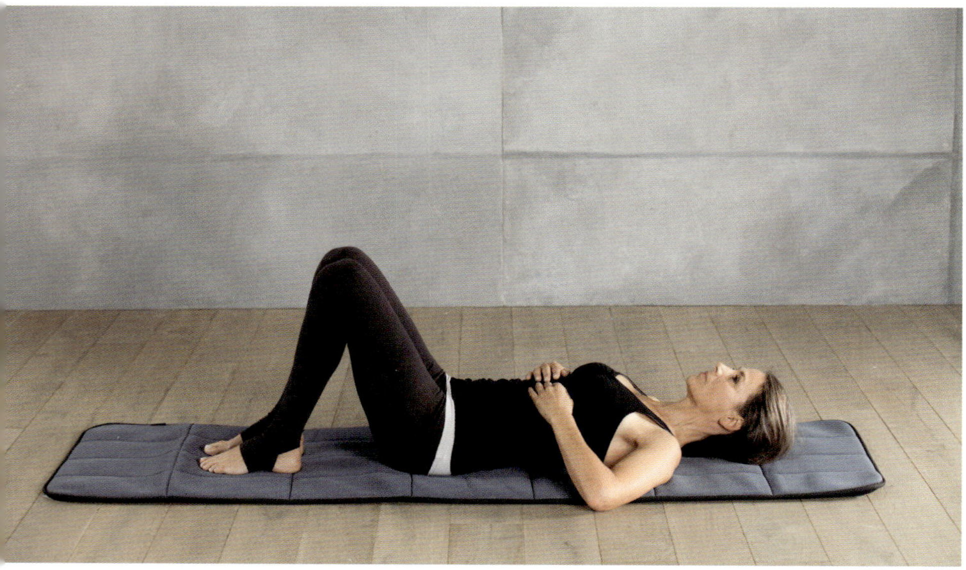

## 2. Nano-Beine in Rückenlage

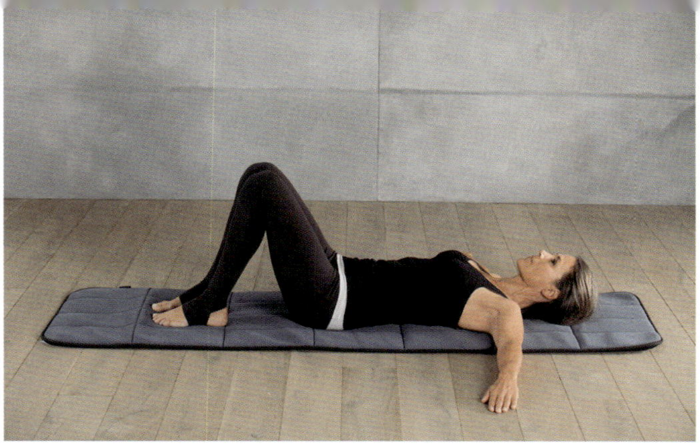

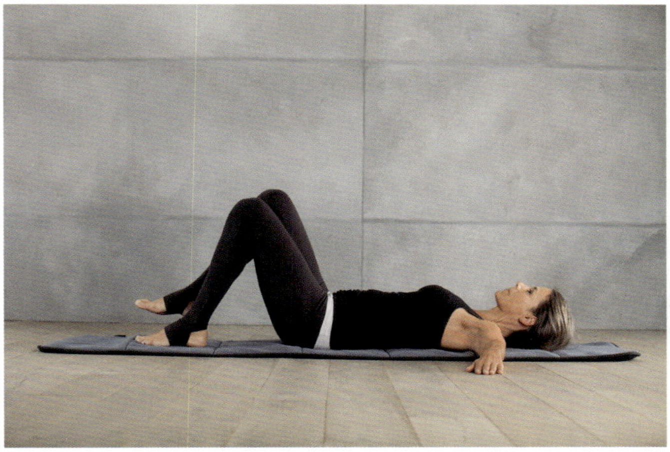

Rückenlage wie unter »1. Grundposition Rückenlage« beschrieben. Arme auf Schulterhöhe zur Seite ausstrecken. Handgelenke entspannen. Die Armbeuge zeigt gerade nach vorne, der Ellbogen gerade nach hinten. Die Finger machen sich unendlich lang, lang, lang und länger. Die Ballen der Daumen in den Boden fließen lassen und kraftvoll die Oberarmmuskeln auf Achselhöhe ausdrehen. 3-mal wiederholen. Steigerung: Gleichzeitig aus den Leisten die Oberschenkelmuskeln ausdrehen. Nur die Muskeln! Die Kniescheiben zeigen wie Scheinwerfer zur Decke. Das ist jetzt schon eine der subtilen Varianten, den Levator Ani rückenfreundlich zu aktivieren. 3-mal. Nächste Steigerung: Überkreuz arbeiten. Rechts aus der Leiste die Oberschenkelmuskulatur ausdrehen, links auf Achselhöhe die Oberarmmuskulatur. Und umgekehrt. Je 3-mal.



Jetzt den rechten Sitzbeinhöcker schwer an den Boden abgeben, die Kniescheibe federleicht nach oben ausrichten und das rechte Bein nanoleicht anheben. Wieder aufsetzen. Das linke Bein genauso anheben. Wieder aufsetzen. Das rechte Bein. 20-mal im Wechsel,

Fuß leicht anheben und wieder aufsetzen. Nur das. Ohne Gewichtsverlagerung im Becken. Ohne Druck auf das Standbein. Die zwei Becken bleiben absolut ruhig, mucksmäuschenstill liegen, es heben sich nur die Beine. Schnellt der Unterschenkel beim Anheben nach vorne, machen Sie schon zu viel.

Sind die Knochen auseinanderdividiert, werden die Beine »1 Nanogramm« leicht. Das bedeutet Freiheit für den Rücken. Denn es braucht weder das Becken noch den Rücken, schon gar nicht die Schultern, um ein Bein anzuheben.

Beide Füße leicht anheben und federleicht ein paar Zentimeter auf und ab bewegen. Wahrnehmen: Lebt der kleine Schmetterling noch hinter beziehungsweise unter dem Bauchnabel? Bravo. Weiter zu Übung 3. Nein? Flachgedrückt? Verweilen Sie bei dieser Übung, bis der Kopf verstanden hat, was der Körper machen darf.

## 3. Sitzbeinhöcker isolieren

Direkt aus Übung 2. Wenn möglich, die Arme immer noch seitlich ausgestreckt halten. Ermüden sie schnell, können Sie die Arme anwinkeln, die Hände auf die Rippen legen. Oberarmkugeln am Boden lassen, die Oberarmknochen lang denken, die Oberarmmuskeln ausdrehen.

Die Schmetterlingshöhle wahrnehmen, falls sie verloren ging, wieder einrichten. Am rechten Fuß das Großzehengrundgelenk und die Mitte der Ferse ultraleicht in den Boden stupsen, dann am linken Fuß, wieder am rechten, am linken. Machen Sie abwechselnd damit weiter, bis Sie eindeutig und unmissverständlich spüren, dass und wie sich die Sitzbeinhöcker an der Basis Ihres Gesäßes bewegen.

Steigerung: Füße wieder in ultraleichter V-Position ruhen lassen und direkt aus den Sitzbeinhöckern arbeiten. Den rechten Sitzbeinhöcker lang ziehen, Richtung Ferse. Den linken Sitzbeinhöcker lang ziehen, Richtung Ferse.

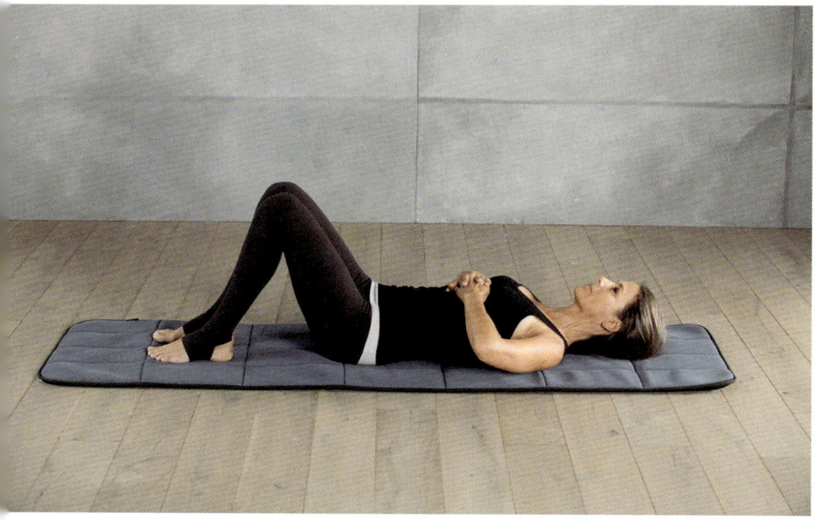

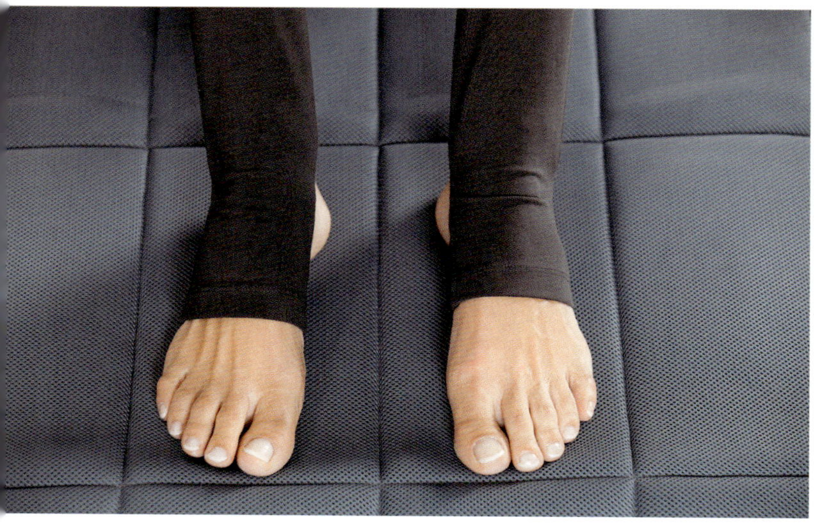

Nur das. Wenn sich der ganze Körper bewegt oder wackelt: zurück an den Anfang, mit Übung 1 Stabilität aufbauen. Funktioniert es, so spüren Sie eine Verlängerung der Muskeln, Sehnen und Bänder am Kreuzbein.

Jeden Sitzbeinhöcker 20-mal lang ziehen. Nächste Steigerung: Mit den Sitzbeinhöckern »schielen«. Den rechten Sitzbeinhöcker Richtung linke Ferse dehnen. Den linken Sitzbeinhöcker Richtung rechte Ferse dehnen. Nur das. Falls Ihr Becken – oder Ihr Kopf – gleich einen liegenden Haremstanz aufführen will, legen Sie Ihre Hände auf die Beckenschaufeln und ziehen die Beckenschaufeln zu den Seiten auseinander. Abwechselnd je 20-mal die Sitzbeinhöcker »schielen« lassen.

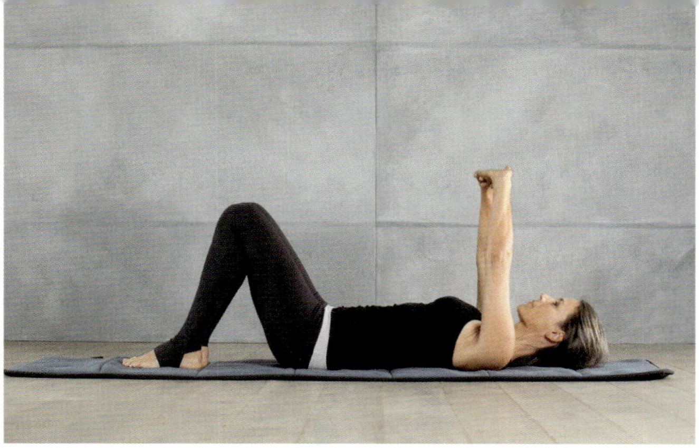
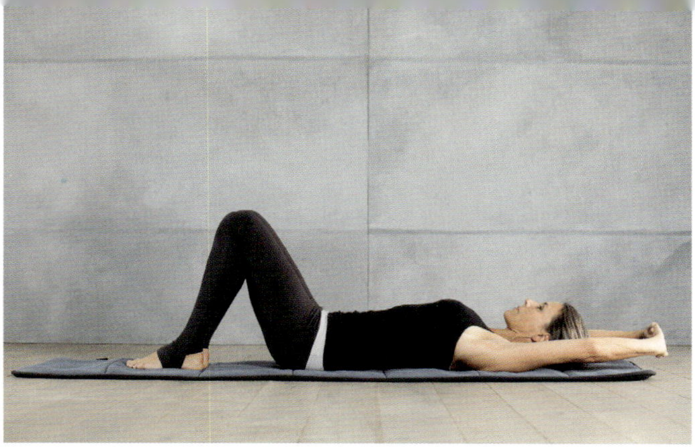

## 4. Rückenlage mit Beingleiten

Direkt aus Übung 3. Hände verschränken und zur Decke ausdrehen. Arme nach oben strecken, Richtung Decke.

Die Oberarmkugeln auf den Boden führen, die Muskeln der Oberarme auf Achselhöhe ausdrehen. Arme absenken, neben dem Kopf halten, nicht ablegen!, Spannung halten.

Die rechte Ferse am Boden aufsetzen mit dem rechten Bein in der Vorstellung aus dem Sitzbeinhöcker nach vorne gleiten, bis es gestreckt ist. Das ist wichtig, weil so der Hüftbeuger und alle Beinmuskeln vernetzt werden; Sie erkennen es daran, dass Ihre Beine viel länger und entspannter am Boden liegen, als wenn Sie einfach »die Beine ausstrecken«.



Mit dem linken Bein genauso verfahren: Ferse aufsetzen und nach vorne gleiten, gesteuert aus dem Sitzbeinhöcker und dessen Chef, dem Levator Ani. Strumpfnähte einzeichnen: Stellen Sie sich vor, dass Sie von der rechten Kniekehle zur rechten Ferse eine Strumpfnaht lang ziehen, aus der linken Kniekehle um den linken Sitzbeinhöcker. Und umgekehrt: aus der linken Kniekehle zur linken Ferse, aus der rechten Kniekehle zum rechten Sitzbeinhöcker. Die Vorstellung reicht, um die Knochen bewusst auszurichten. 1-mal wiederholen. Diese Überkreuz-Dehnungen schließen die Mittelachse ein und durchkreuzen buchstäblich Gewohnheiten in Haltung und Bewegung – und sind daher sehr effektiv.

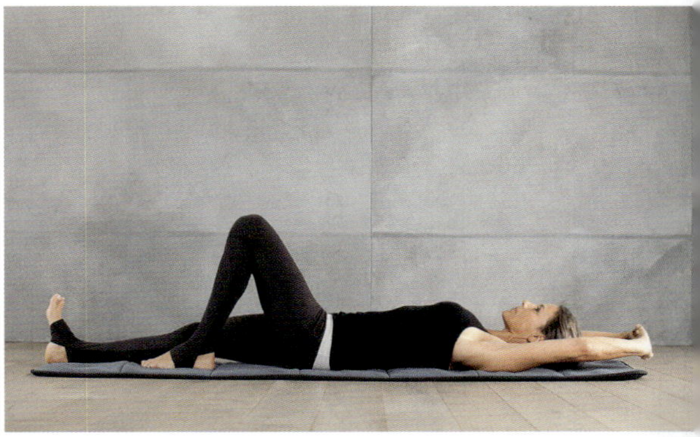
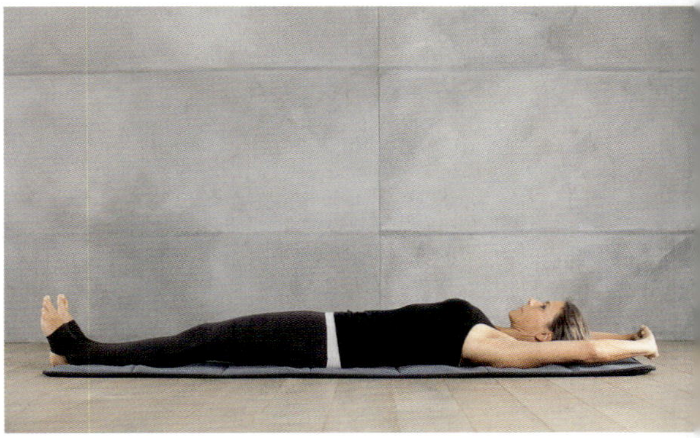

Aus den Leisten die Oberschenkelmuskeln ausdrehen. Nur die Muskeln. Die Kniescheibe bewegt sich nicht. 10-mal.
Steigerung: Aus den Leisten die Oberschenkelmuskeln und auf Achselhöhe gleichzeitig die Oberarmmuskeln ausdrehen. 10-mal.
Nächste Steigerung: Links aus der Leiste die Oberschenkelmuskeln ausdrehen und rechts die Oberarmmuskeln ausdrehen. Wechseln. Je 10-mal.

Entspannen.

## 5. Der Bauchnabel geht auf Reisen

Arme seitlich auf Schulterhöhe ausstrecken. Die Mittelfinger ziehen zu den Seiten. Die Ellbogen zeigen kopfwärts, die Ellbeugen fußwärts. Das rechte Schulterblatt und das linke Becken an den Boden abgeben. Das linke Schulterblatt und das rechte Becken. Je 3-mal und so wieder lang und leicht werden.

Kontakt aufnehmen mit dem Bauchnabel: Stellen Sie sich vor, der Bauchnabel sei eine Sonne, und dehnen Sie die Strahlen der Sonne unter der Bauchdecke aus. 5-mal. Fällt Ihnen die Vorstellung schwer, legen Sie Ihre Hände ultraleicht auf den Bauchnabel und warten, bis sich die Sonne aus den warmen Händen auf den Bauch überträgt. Arme wieder ausstrecken.

Stellen Sie sich nun vor, dass sich die Strahlen der Bauchnabelsonne gleichzeitig (gleichzeitig!) zur rechten Beckenschaufel und zum linken Rippenbogen ausdehnen. Und zur linken Beckenschaufel und zum rechten Rippenbogen. Je 5-mal.

Stellen Sie sich vor, dass Sie den Bauchnabel gleichzeitig wie ein Faden-X zu den Beckenschaufeln und zu den Rippen hin dehnen.

Steigerung: Dehnen Sie den Bauchnabel gleichzeitig zum rechten Sitzbeinhöcker und zur linken Schulter. Zum linken Sitzbeinhöcker und zur rechten Schulter. Je 5-mal, dann 5-mal gleichzeitig in alle vier Richtungen.



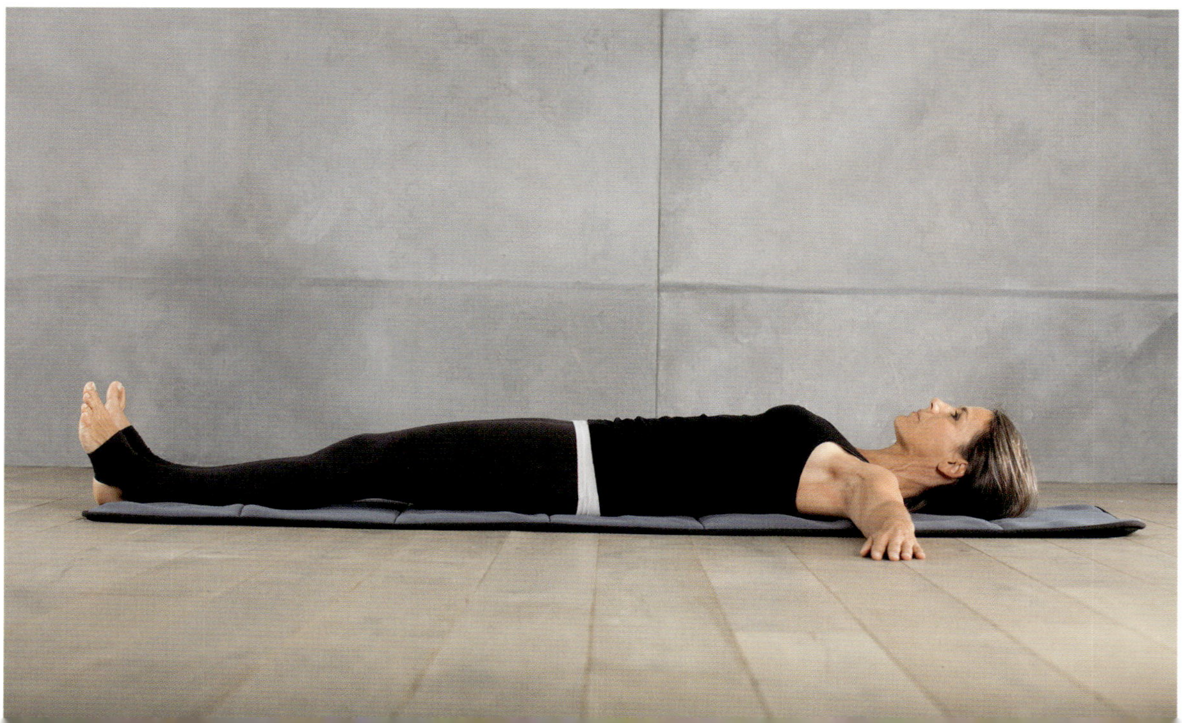

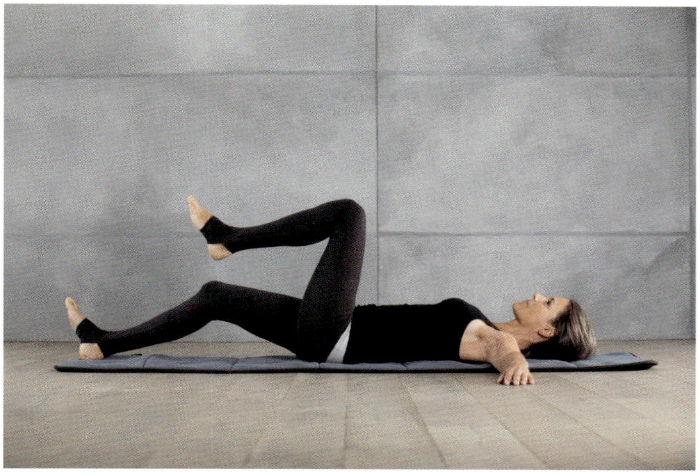

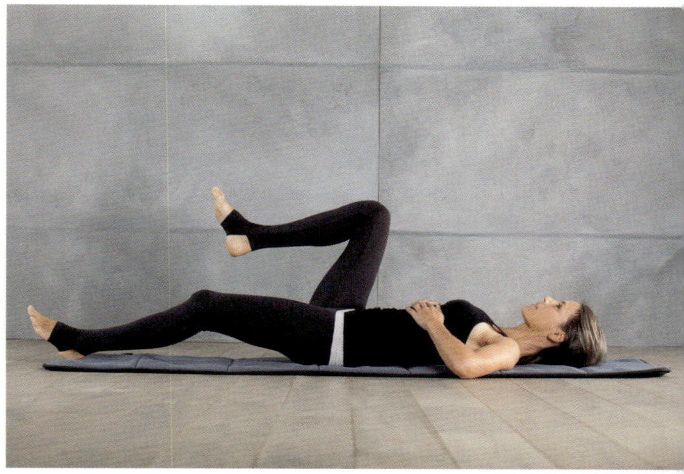

## 6. Fersenstupsen

Das linke Bein Richtung Brust ziehen. Achtung, der Sitzbeinhöcker bleibt aktiv am Boden! Nur das federleichte Bein anziehen. Rechts die Ferse aufsetzen und leicht beugen, das Bein ist zu drei Vierteln gestreckt. Zehen entspannt Richtung Decke ausrichten, die Ferse schwer machen. Die Kniescheibe zeigt wie ein Scheinwerfer nach oben.

Aus der Leiste die Oberschenkelmuskeln ausdrehen. Jetzt mit der rechten Ferse in den Boden stupsen oder tupfen. Nur das. Stups, stups, stups.

Machen Sie nichts anderes als das, leicht stupsen, so entwickelt sich eine Kettenreaktion von der Ferse zum Sitzbeinhöcker, der Levator Ani springt rechts an. 10-mal, auf 30-mal steigern.

Seite wechseln: Das rechte Knie Richtung Brust ziehen, Muskeln entspannen, Sitzbeinhöcker am Boden halten. Das linke Bein zu drei Vierteln ausstrecken, Zehen zur Decke, mit der Ferse stupsen. 10-mal, auf 30-mal steigern.

Zum Entspannen beide Beine zur Brust ziehen, Knie und Fersen hüftschmal, Füße in leichter V-Position.

**Tipps für den Alltag**

**Die Übungen dieser Serie lassen sich gut in den Alltag einbauen. Fersenstupsen können Sie im Büro, in der Bahn, im Bus, im Kino. Die Dehnungen sind prima Erinnerungen für die Aufspannung, wenn Sie vor dem Computer mal wieder in sich zusammengesunken sind. Kleben Sie sich ein Post-it zur Erinnerung vor die Nase.**

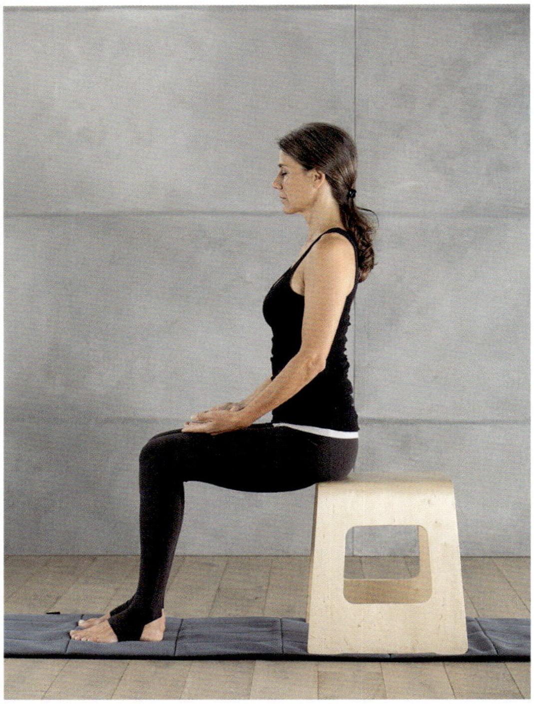



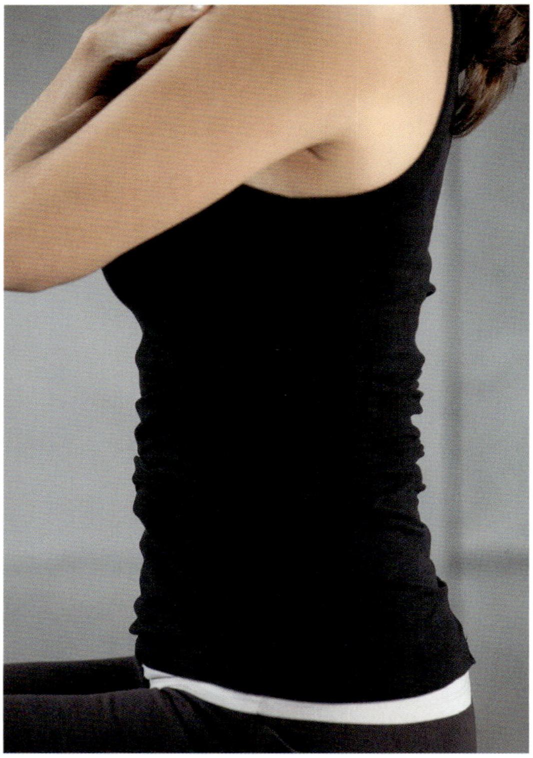

## 7. Grundposition im Sitzen

Auf einen möglichst einfachen Hocker mit gerader Sitzfläche an den vorderen Rand setzen. Sitzbeinhöcker ausrichten. Setzen Sie sich so weit nach vorne, dass Sie nur noch die Sitzbeinhöcker spüren und der ganze Oberschenkel frei steht. Füße in leichter V-Position, Fersen und Knie hüftschmal auseinander. Handrücken auf die Oberschenkel legen.

Mit der Mitte der Ferse und dem Großzehengrundgelenk den Boden wahrnehmen. Oberarmknochen lang denken: Stellen Sie sich vor, der Knochen sei aus flüssigem Gold. Lassen Sie ihn lang werden. Muskeln der Oberarme auf Achselhöhe ausdrehen. Den Kronenpunkt zur Decke ausrichten.

Nun kommen verschiedene Varianten, um die Muskeln in eine Kettenreaktion zu versetzen und die Sitzbeinhöcker samt Beckengelenken in Bewegung zu bringen.

Variante 1: Die beiden Fußpunkte Fersenmitte und Großzehengrundgelenk in den Boden stupsen. Erst mit beiden Füßen. Dann abwechselnd nur mit einem. Die Bewegung ist winzig, von außen kaum sichtbar. (Sobald das Becken auf und ab hüpft wie ein Blasebalg, machen Sie zu viel.) 20-mal.

Variante 2: Ziehen Sie in Gedanken eine Linie an der Fußsohle von der Großzehe zur Ferse. Dann ziehen Sie eine Line von der Kleinzehe zur Ferse. Nun bringen Sie diese beiden Linien näher zusammen, wie die Schenkel eines V. Erst links, dann rechts, 20-mal mit beiden Füßen gleichzeitig, dann 20-mal abwechselnd.

Haben Sie das Gefühl, eigentlich nichts zu machen und dieses Fast-Nichts dennoch in den Knien, in den Sitzbeinhöckern und im Rücken zu spüren, so machen Sie es perfekt.

Variante 3: Die Muskeln der Oberschenkel aus der Leiste heraus ausdrehen, ohne die Stellung der Beine, Knie oder Füße zu verändern. Es arbeiten nur die Muskeln, die Knochen stehen still. Sie können die Hände ultraleicht exakt auf die Leisten legen, um das Ausdrehen der Oberschenkelmuskeln zu unterstützen. Wenn Sie spüren, dass sich die Sitzbeinhöcker ohne Zutun zueinanderbewegen, machen Sie es perfekt. 20-mal mit beiden Beinen, 20-mal abwechselnd.

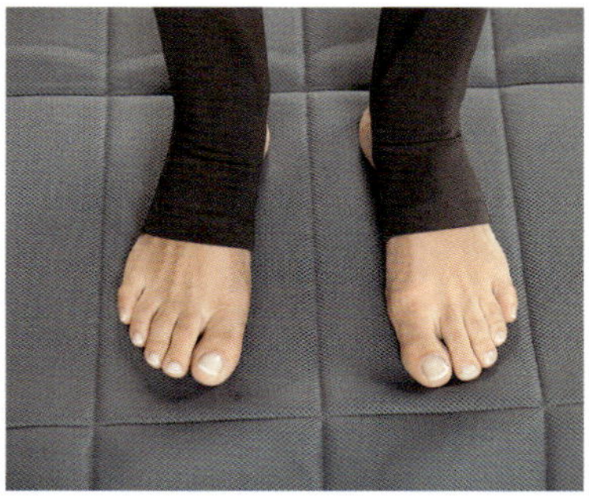

## 8. Rücken mit Wohlkreuz

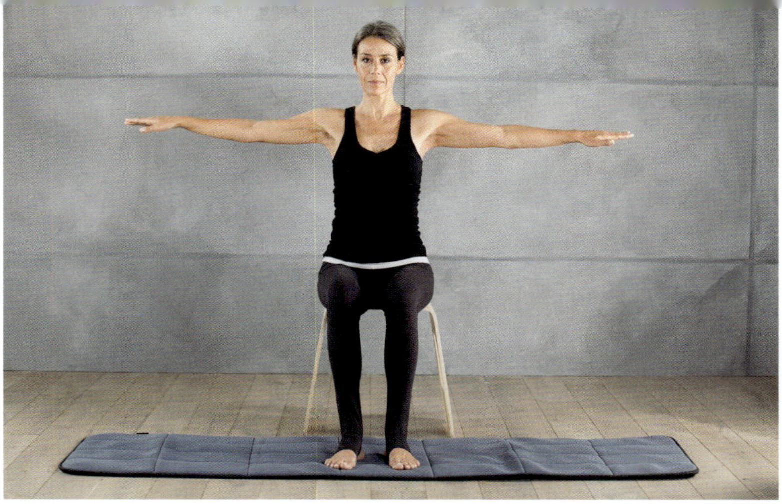

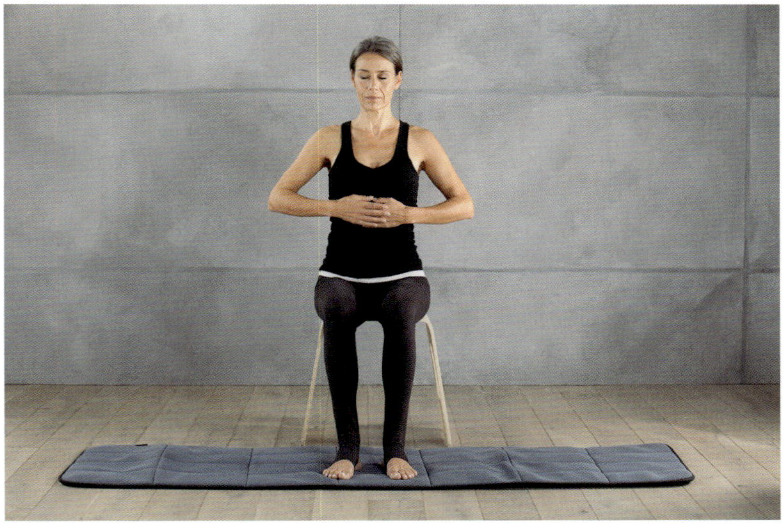

Direkt aus Übung 7. Arme auf Schulterhöhe seitlich ausstrecken und in der Luft entspannen. Zwischen den Sitzbeinhöckern genau am Damm einatmen. Den Atem an der Innenseite der Wirbelsäule hochziehen. Am Kronenpunkt ausatmen.

Am Damm einatmen. Innen an der Wirbelsäule, also ziemlich in der Körpermitte, den Atem nach oben lenken.

In der Vorstellung die Wirbel nach oben auseinanderziehen, Raum schaffen für die Bandscheiben, länger werden mit dem Atem. Am Kronenpunkt ausatmen und die gewonnene Länge beibehalten. Die Schulterblätter liegen flach und leicht am Rücken. 5-mal.

Die Länge halten. Die Hände am unteren Ende des Brustbeines übereinanderlegen, Ellbogen schwer nach unten tropfen lassen, die Armmuskeln entspannen. In der Vorstellung hinter den Händen einatmen und auf jede Seite einen Halbbogen weit über den Körper hinaus »zeichnen«.

Spüren Sie, wie sich hinter den Händen Ihr Zwerchfell beim Einatmen nach oben anhebt, so machen Sie es optimal. Steigerung: Hände immer noch übereinandergelegt: Beim linken Handgelenk (Rippenbogen seitlich) einatmen, den Atembogen mitten durch den Brustkorb zum hinteren Rippenbogen rechts lenken. Je 3-mal. Damit sind Sie schon mitten drin in den filigransten Muskelvernetzungen für die Kernmuskulatur. Umkehren: Den Atembogen von hinten links durch den Brustkorb nach vorne rechts lenken. Von hinten rechts nach vorne links. Je 3-mal.

So vom Zwischenstockwerk Zwerchfell gestützt, trägt der Brustkorb sich selbst, der Rücken ist befreit von jeglichem Druck von oben.

**Unterstützende Atmung**

**Bei all diesen ersten Übungen steht das Kinn im rechten Winkel zum Hals. Den Mund ganz leicht öffnen und durch die Nase einatmen, durch den Mund ausatmen. Egal, wo Sie die Atemreise hinführt.**

## 9. Fersenstupsen

Falls Sie verloren ging: Grundposition wieder richten, die Füße in leichter V-Position, die Knie über den Fersen. Das Becken auf den Sitzbeinhöckern aus- und aufgerichtet. Den Brustkorb vom Becken weg dehnen, vorne und hinten gleich lang werden.

Hände verschränken, über den Kopf zur Decke strecken und die Arme so ausdrehen, dass die Handflächen nach oben schauen. Schultern loslassen. Je mehr Sie loslassen, umso leichter werden die Arme, umso leichter lassen sie sich strecken. Die Schulterblätter am Rücken nach unten dehnen, die Schlüsselbeine nach oben anheben.

Jetzt rechts die Fersenmitte und das Großzehengrundgelenk in den Boden stupsen – Sie wissen schon, stupsen ist etwas mehr als denken und weniger als pressen oder drücken. Links, rechts, links, rechts, links. Sobald Sie die Verbindung vom Fuß zum Sitzbeinhöcker eindeutig spüren, heben Sie das Bein, mit dem Sie stupsen, einen Moment federleicht an und setzen es wieder ab.



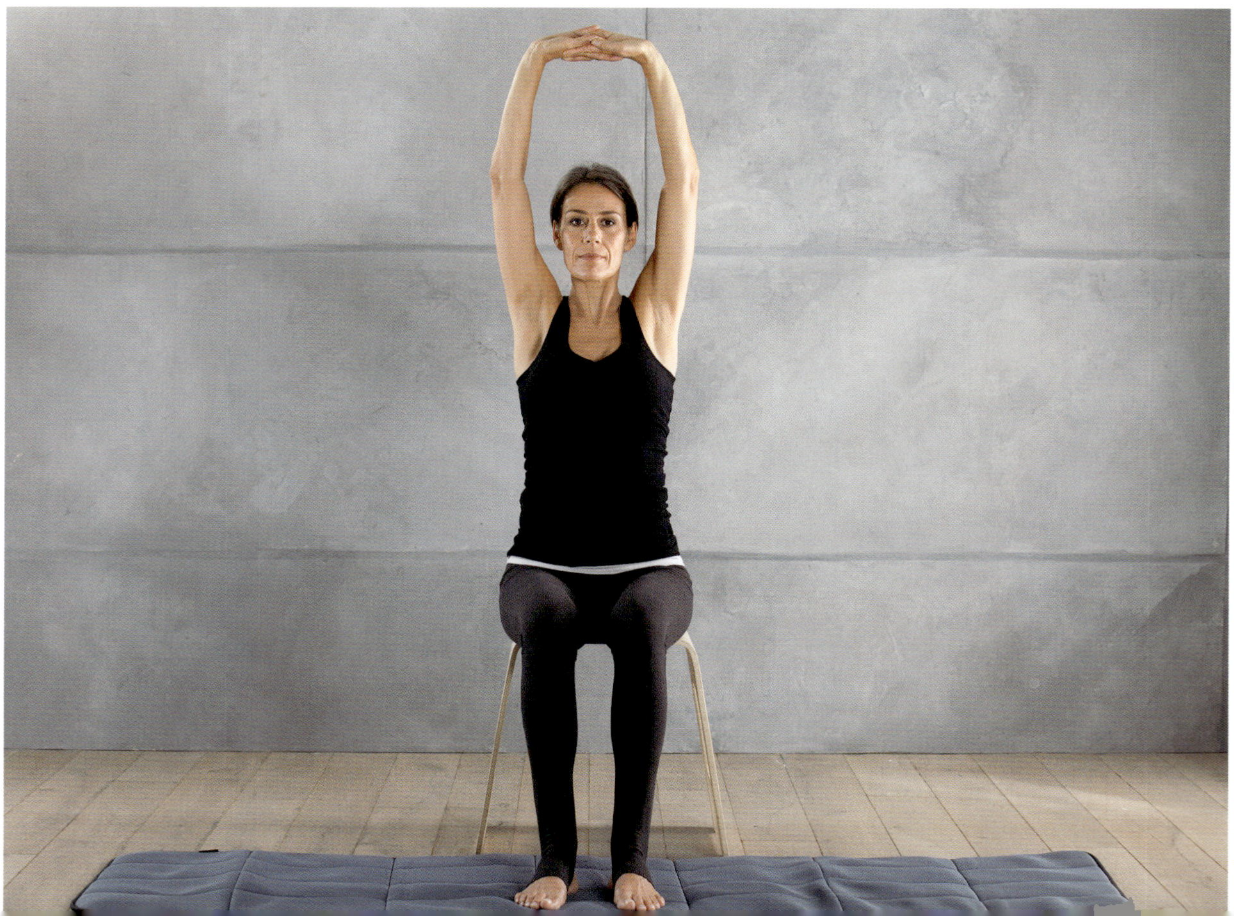

Je mehr die Hände zur Decke ziehen, umso leichter kann der Torso aufgespannt und in der Mitte bleiben.

Die federleichten Beine heben sich aus der Tiefenmuskulatur. Die Mittelachse bleibt. Der Rücken bleibt aufgespannt, hinter dem Bauchnabel hat der Schmetterling im Sitzen seinen kleinen Balkon.

(Diesen Zusatz schreibe ich nun in Klammern, in der Hoffnung, dass Ihr Gehirn die vielen »NICHT« wahrnimmt: Der Rücken arbeitet NICHT mit. Es gibt KEINE Gewichtsverlagerung zu den Seiten. Der Oberkörper schwankt NICHT. So ein kleines, ökonomisches Beinheben machen die genialen Beckengelenke vertikal unter sich aus. Falls Sie keine Ahnung haben, was ich meine: Lesen Sie die Einleitung.)

**SOS-Übungen**

**Merken Sie sich die Übungen, die Ihnen besonders guttun. Wenn sich der Rücken wieder mal meldet, machen Sie sofort eine oder zwei der Aufspannübungen, im Bett die liegenden, im Büro die sitzenden.**



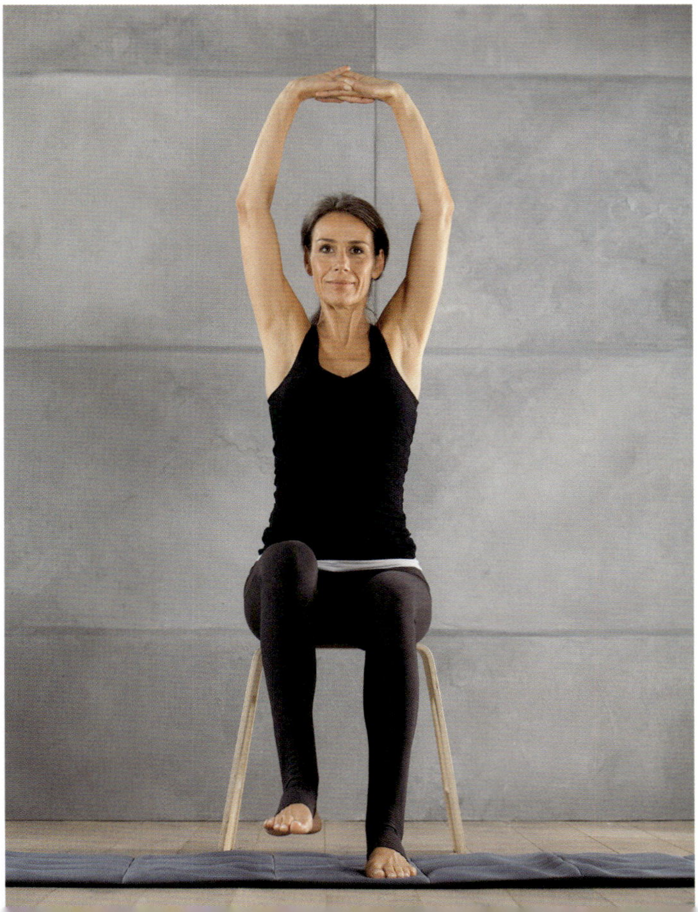

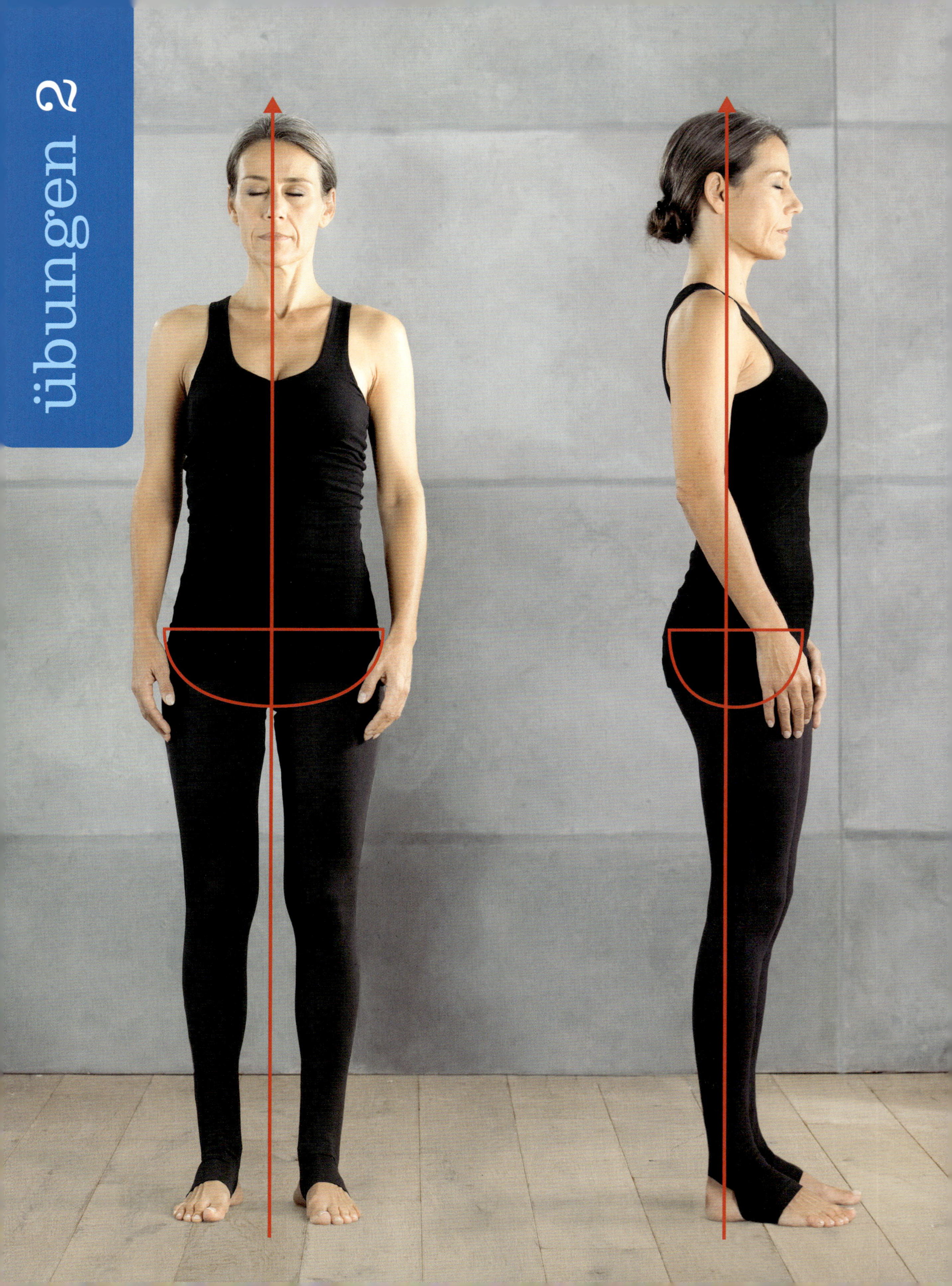

# Das Becken mobilisieren



- Die Beckenseiten als zwei eigenständige Körperteile verstehen lernen
- Alle Beckengelenke befreien
- Die Beckenseiten als Fundament für den aufrechten Gang verstehen
- Die vertikalen Beckenrotationen erleben
- Die Beinachse begradigen
- Kreuzschmerzen aller Art loswerden – sofort. Für immer

## 1. Aufspannen

An den Rand des Hockers setzen. Die Füße in angedeuteter V-Stellung. Die Knie über den Fersen, die Beine hüftschmal und parallel ausgerichtet. Exakt auf den Sitzbeinhöckern einrichten. Das Becken in der Vorstellung schweben lassen. Handrücken liegen auf den Oberschenkeln.

Einige Male die kleine V-Bewegung in den Füßen machen, um die Beinachse zu stabilisieren: die Linie Großzeh–Ferse der Linie Kleinzeh–Ferse annähern.

Den Brustkorb vom Becken wegziehen. Die Oberarmknochen lang werden lassen, die Muskeln der Oberarme ausdrehen. Das Kinn im rechten Winkel zum Hals ausrichten, den Kronenpunkt zur Decke dehnen. Die Oberschenkelmuskeln aus der Leiste ausdrehen, bis die Muskeln des vorderen Oberschenkels vollkommen entspannt sind.

Wecken Sie die Kernmuskulatur mit Ihrem Atem: Am Damm einatmen, den Atem gleichmäßig zum linken und zum rechten Beckenkamm leiten, ausatmen, die Beckenknochen weit werden lassen. 3-mal.

In den Bauchnabel einatmen, den Atem gleichzeitig nach rechts und links zu den Flanken leiten, die unteren Rippen zu den Seiten ausdehnen, ausatmen. 3-mal.

In die Mitte des Brustbeines einatmen, den Atem gleichmäßig zu den Schultern lenken, die Schlüsselbeine unendlich weit ausdehnen, ausatmen. 3-mal.

Den rechten Sitzbeinhöcker nach unten verlängern, dann den linken, wieder den rechten. Das mobilisiert die Beckenseiten. Jede Seite 10-mal.

In der Vorstellung die linke Kniescheibe nach vorne dehnen und gleichzeitig den rechten Sitzbeinhöcker nach hinten dehnen. Achtung, es ist keine Bewegung, die Sie »machen«, sondern eine Ausdehnung der beteiligten Gelenke.

Die rechte Kniescheibe vom Bein weg dehnen, den linken Sitzbeinhöcker nach hinten mehr denken als ziehen. Jede Seite 10-mal.

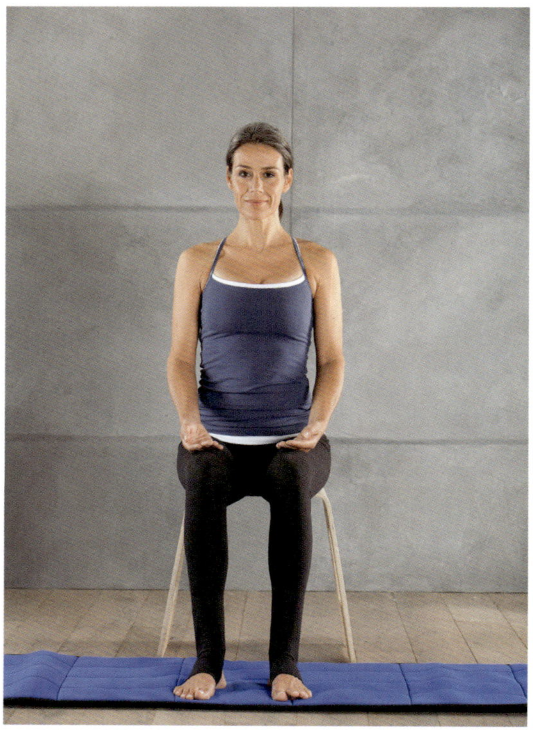

## 2. Nanoleichte Beine im Sitzen

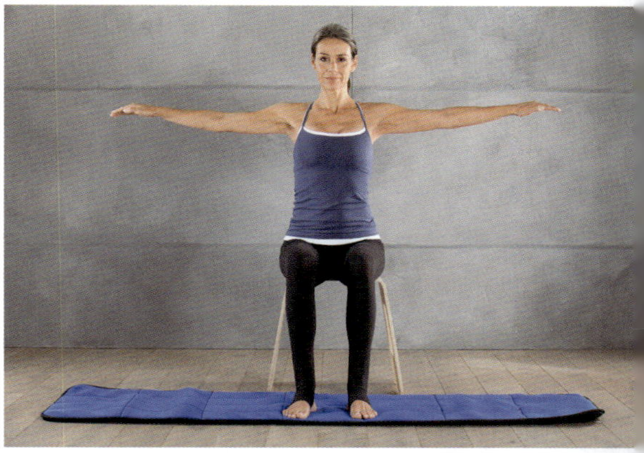

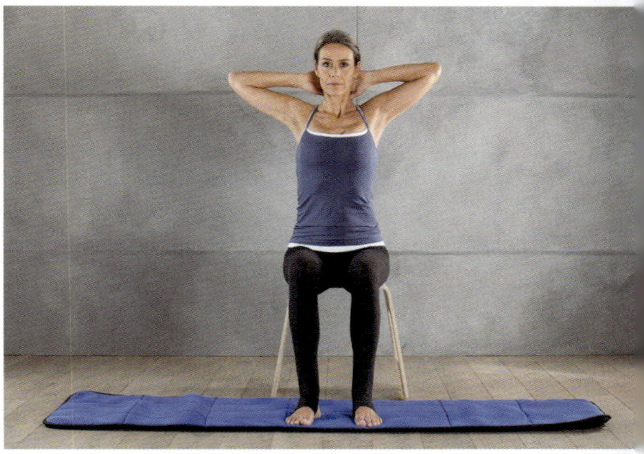

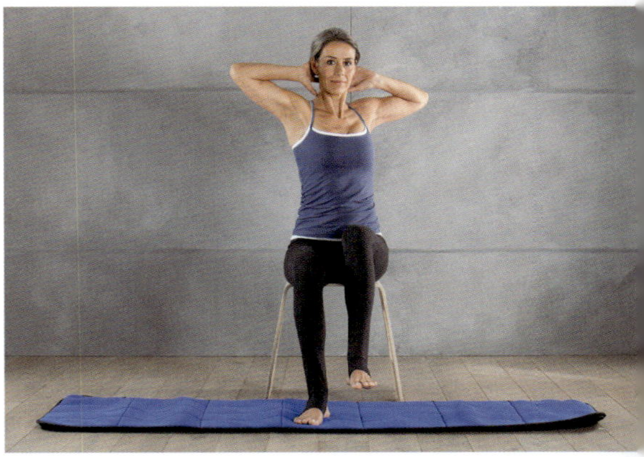

Grundposition im Sitzen schön aufbauen. Becken aufrichten, Wirbelsäule aufspannen, wie Sie das nun gelernt haben.

Den rechten Arm in Schulterhöhe zur Seite ausstrecken. Den linken Arm ebenso zur Seite ziehen. Mittelfinger auseinanderdehnen, so weit es geht. Nun ist die Vorstellungskraft gefragt: den Bauchnabel gleichzeitig zum linken Sitzbeinhöcker und zur rechten Schulter ziehen. Und umgekehrt: zum rechten Sitzbeinhöcker und zur linken Schulter. Je 3-mal, wenn es gleichzeitig geht, also ein X am Bauchnabel entsteht, umso besser.

Die Hände hinter dem Kopf verschränken, die Ellbogen auseinanderziehen, die Schultern entspannen und absenken.

Aus der Brustwirbelsäule auf der Höhe des BH-Verschlusses nach links drehen, dann nach rechts, wieder nach links, jede Seite 10-mal. Die Arme verändern ihre Position nicht. Anhalten. Nun die Wahrnehmung in die Knochen des rechten Beines lenken und das rechte Bein »mit leeren Knochen« anheben, absetzen. Das linke Bein »leer« anheben. Wenn es nicht gleich klappt, einfach dranbleiben, die Federleichtigkeit wird sich mit der Zeit einstellen.

Links, rechts, links, rechts. Bis es klappt. Bis Sie nur noch das Bein heben. Nichts anderes. Sobald sich die Beine federleicht anfühlen, werden Sie merken, dass Ihre Brustwirbelsäule in Resonanz geht, sich mitbewegt. Sie heben das rechte Bein, und die Brustwirbelsäule dreht sich ebenfalls nach rechts, die linke Schulter kommt nach vorne. Lassen Sie die Gegenbewegung zu, freuen Sie sich über Ihre Körperintelligenz: Das ist Kreuzgang pur.

**Bei dieser Übung geht es darum, Gewohnheiten aufzulösen. Die meisten Menschen heben das Bein mit den vorderen Oberschenkelmuskeln, mit dem Effekt, dass der Rücken zur Seite kippt, womöglich auch noch rund wird, das Gewicht verlagert sich auf das Standbein – und ein kleines Beinheben wird zur großen Anstrengung für den Rücken. Daher nenne ich es »leere Knochen anheben«.**

## 3. Den Levator Ani bewusst wahrnehmen

Grundposition im Sitzen. Die Arme vor den Schultern locker kreuzen. Das Großzehengrundgelenk und die Fersenmitte in den Boden stupsen. 5-mal mit beiden Füßen gleichzeitig. 5-mal abwechselnd links, rechts.

Direkt mit den Sitzbeinhöckern arbeiten: Stellen Sie sich die Sitzbeinhöcker vor wie kleine Stelzen, lang und schmal. Diese Stelzen zusammenziehen, zur Mitte. 5-mal.

Die Sitzbeinhöcker zusammenziehen und den Muskelzug innerlich nach hinten oben verlängern, bis zum Kreuzbein oder bis zu den Lendenwirbeln. 5-mal: Sitzbeinhöckerstelzen anziehen, den Muskelzug mit dem Kreuzbein verbinden, lösen, wieder anziehen. Die Sitzbeinhöcker zusammenziehen, nach hinten oben verbinden und in einer Linie nach vorne oben ziehen.

Wenn Sie schön aufgespannt sind, müssen Sie sich nur vorstellen, dass Sie den Bauchnabel zum Brustbein »holen«, und die Verbindung stellt sich von selbst her.

Achtung, Sie bewegen keine Knochen, Sie lassen die wahrhaften Kernmuskeln für sich arbeiten.

Sitzbeinstelzen zusammenziehen und eine Muskelverbindung nach oben zu den Seiten vorstellen. 5-mal. Sitzbeinstelzen zusammenziehen und alle Verbindungen gleichzeitig herstellen: nach hinten oben, nach vorne oben, nach links und rechts zu den Beckenkämmen.

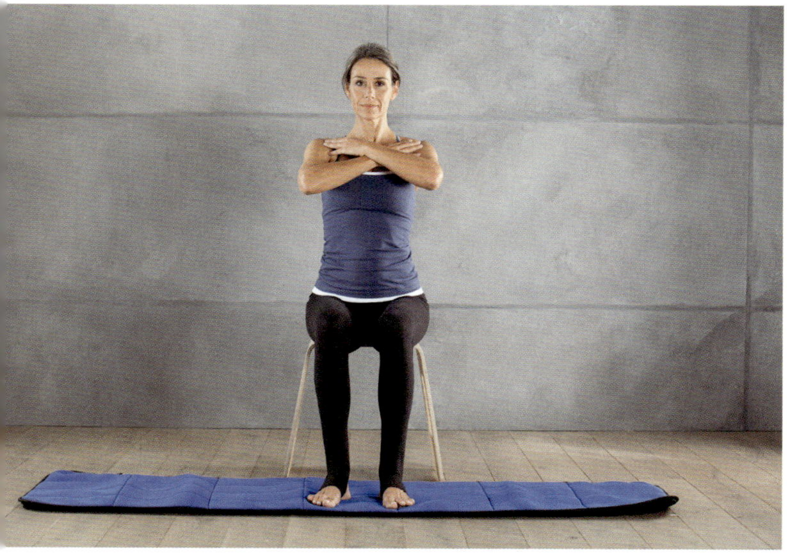

Stellen Sie sich diese Muskelkonstruktion als Sprungtuch vor, als inneres Trampolin, als straff gespannte Matte, damit kommen Sie dem, was der Levator Ani ist, sehr nahe.

Arme entspannen, zurück in die Ausgangsposition.

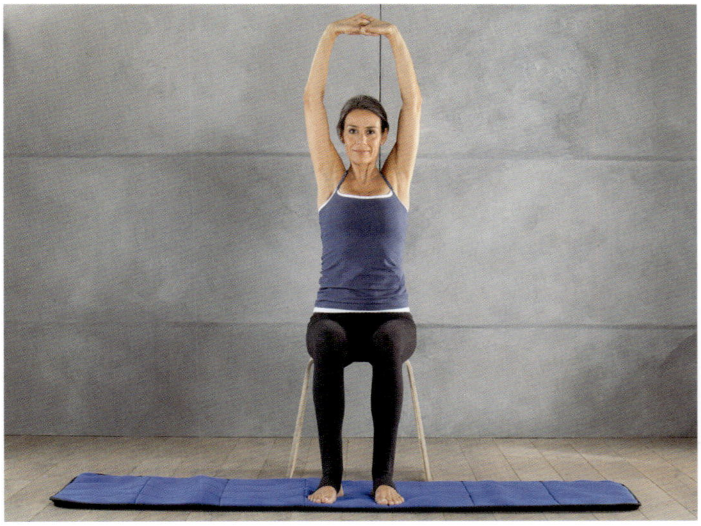
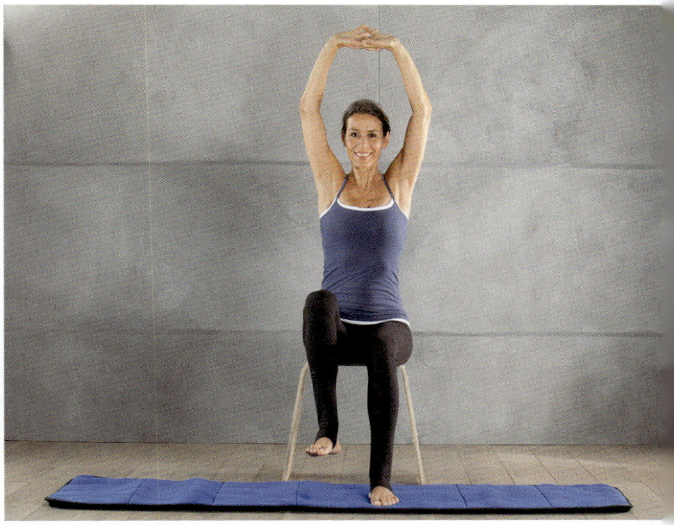

## 4. Megastretch für die Beckenmuskulatur

Grundposition auf dem Hocker einnehmen. Die Hände verschränken. Die Arme über den Kopf heben, neben den Ohren ausstrecken. Die Schultern entspannen.

Jetzt das rechte Bein zum Stabilisierbein machen: Zehen nach vorne verlängern, nur gedacht, nicht gemacht, Fersen nach hinten verlängern, den Unterschenkel vom Sprunggelenk wegdehnen, etwas mehr als nur gedacht, die Kniescheibe nach vorne dehnen, den Sitzbeinhöcker nach hinten dehnen, den Oberschenkelknochen lang werden lassen. Diese Stabilität im Bein halten, wenn Sie jetzt das linke Bein nanoleicht anheben, in der Luft die Muskeln entspannen, weiter anheben, kurz anhalten, alles entspannen, was sich am Bein entspannen lässt, weiter anheben, der Rücken bleibt aufgespannt, nicht ausweichen, Sie schaffen das, anheben, bis es nicht mehr weitergeht, dann den linken Oberschenkelkopf butterweich in der Hüftpfanne drehen, drehen, drehen, aus der Leiste die Oberschenkelmuskeln mitdrehen, bis der linke Fuß über dem rechten Knie auf dem Oberschenkel landet.

**Ich weiß: Wer sich zum ersten Mal mit Übungen aus meinem Programm beschäftigt, würde mich spätestens hier am liebsten mitsamt den Übungen auf den Mond schießen. Abgesehen davon, dass ich sehr gerne dorthin reisen würde: Bleiben Sie dran. Es lohnt sich. Der Körper folgt Ihren Vorstellungen, ich bin immer wieder überrascht, wie schnell das geht. »Gesäß anspannen und Rücken in den Boden drücken« hat Ihren Rücken nicht gesund gemacht. Meine Anleitungen werden Sie ins Körperparadies führen.**

Das Bein wieder auf den Boden stellen und das Ganze mit dem anderen Bein wiederholen: Das linke Bein zum Stabilisierbein machen, Zehen nach vorne, Ferse nach hinten dehnen, Unterschenkel lang, Oberschenkel lang, Kniescheibe nach vorne, Sitzbeinhöcker nach hinten dehnen, das rechte Bein 1 Gramm leicht vom Boden heben, »leere Knochen« denken, die Muskeln im absoluten Sparmodus, das Bein anheben, anheben, anheben, butterweich ausdrehen, bis der Fuß auf dem linken Oberschenkel landet.

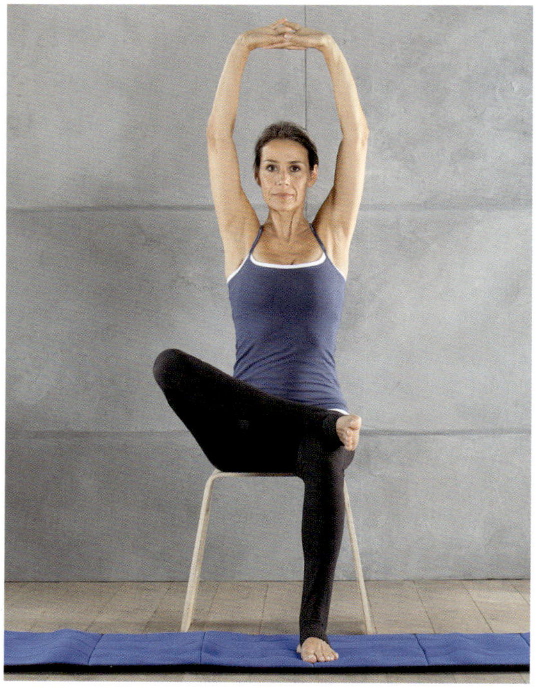

Das Bein wieder absetzen, noch mal mit der anderen Seite ausführen und den linken Fuß auf den rechten Oberschenkel bringen.

Hände lösen. Mit der rechten Hand den linken Unterschenkel vom Fuß weg Richtung Knie dehnen, die Unterschenkelknochen möglichst nahe am Fußgelenk eindrehen, zum Körper hin. Der Vorfuß dehnt sich gleichzeitig Richtung Boden. Aus der linken Leiste die Oberschenkelmuskeln beherzt ausdrehen. Die linke Hand liegt entspannt in der Leiste, auf dem Oberschenkel oder auf dem Rücken.

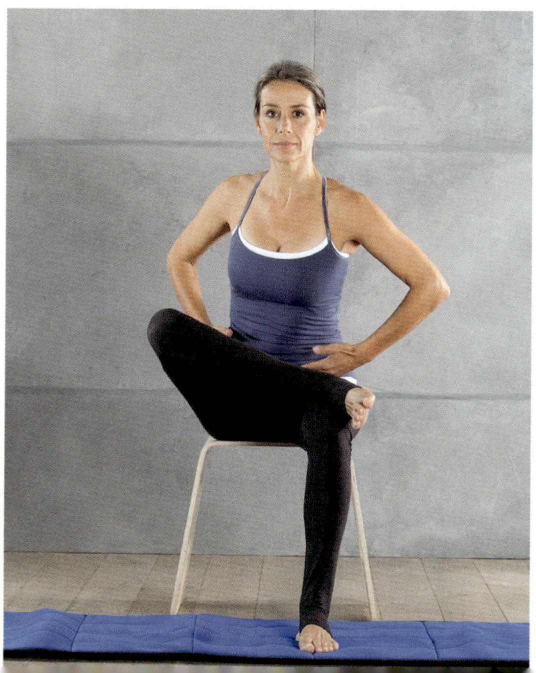

Den Oberkörper gerade vorbeugen, aus den Hüftgelenken, bis Sie eine satte Dehnung über die linke Hüfte durch den unteren Rücken spüren. Das Brustbein zum linken Knie drehen und die Dehnung genießen. Auf mindestens 30 zählen. Position auflösen, Seite wechseln: Die Hände verschränken und ausdrehen, die Arme über den Kopf strecken. Das linke Bein stabilisieren, das rechte Bein 1 Gramm leicht anheben, sozusagen im Muskelsparmodus. Wenn es nicht mehr höher geht, das Bein aus dem Hüftgelenk ausdrehen, bis der rechte Fuß auf dem linken Oberschenkel liegt und das Knie zur Seite zeigt. Den rechten Unterschenkel vom Fuß wegdehnen, die Unterschenkelknochen behutsam eindrehen, den Vorfuß zum Fuß am Boden ausrichten, den Oberkörper gerade nach vorne dehnen, das Brustbein zum rechten Knie drehen und die Dehnung genießen.

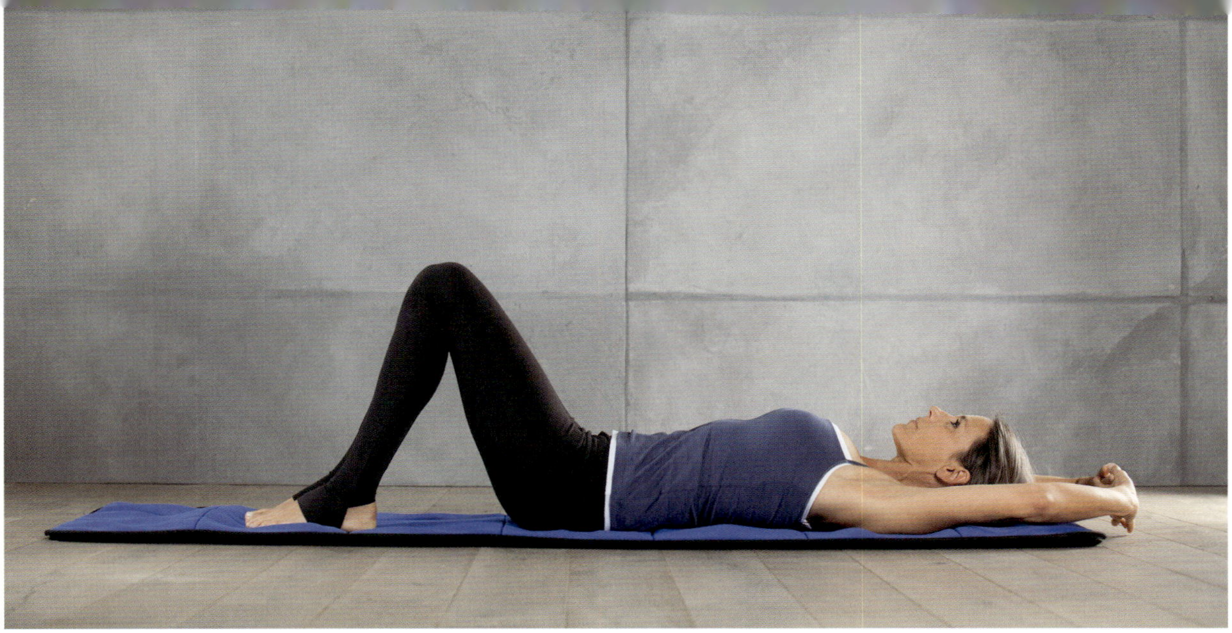

## 5. Streckbein mit Beckenisolation

Rückenlage, Beine angewinkelt, Füße hauchzart in V-Position. Achtung, dieses V ist im Liegen manchmal gar nicht so leicht zu finden, oft machen es die Trainierenden zu groß und drehen die Füße wie Charlie Chaplin aus. Eine gute Methode, den richtigen Winkel zu finden: Füße aneinandersetzen, einen winzigen »Schritt« mit den Zehen, den Fersen, den Zehen machen, und das V stimmt.

Arme seitlich ausstrecken, mit den Mittelfingern auseinanderwandern, bis die Oberarmkugeln auf der Unterlage aufliegen. Die Armbeugen zeigen nach vorne, die Ellbogen nach hinten ausrichten. Auf beiden Seiten die Oberarmmuskeln auf Achselhöhe ausdrehen. 3-mal.

Aus der Leistenmitte die Oberschenkelmuskeln ausdrehen. 3-mal.

Überkreuz: Links die Muskeln der Leiste, rechts die Muskeln des Oberarmes ausdrehen. Dann umgekehrt. Jede Seite 3-mal.

Schulterblatt und Becken überkreuz an die Unterlage abgeben, wie Sie es in der ersten Serie kennengelernt haben. Je 3-mal.

Die linke Ferse federleicht aufstellen und nach vorne gleiten, bis das Bein ganz gestreckt ist. Oberschenkel an die Unterlage abgeben, Unterschenkel an die Unterlage abgeben. Nur unter der Kniekehle könnte der Schmetterling durchwandern, alles andere liegt auf. Das ist wichtig, denn wenn der Oberschenkel noch gebeugt ist, verkürzen Sie Ihre Hüftbeugermuskeln, und die wiederum halten den Rücken kurz.

**Unterstützende Atmung**

**Die Dreiecksatmung aus Übung 1 können Sie in jede Übung als Aufrichtehilfe einbauen. Auch die Vertikalatmung innen an der Wirbelsäule entlang in Richtung Kronenpunkt verhilft vielen Menschen zu noch mehr Länge und Leichtigkeit.**

Das rechte Bein gebeugt anheben. Den rechten Sitzbeinhöcker am Boden verankern, die rechte Kniescheibe zur Decke schweben lassen. Den rechten Fuß in der Luft in V-Position bringen. Das klingt nach nichts, entpuppt sich oft aber als kleine Herausforderung.

Jetzt dehnen Sie das rechte Bein angewinkelt über das linke Bein und halten gleichzeitig den rechten Sitzbeinhöcker unter allen Umständen am Boden. Noch etwas weiter nach links mit dem rechten Bein, der Sitzbeinhöcker hält dagegen und sorgt für Entlastung in den Kreuzbeingelenken.

Es hilft, wenn der rechte Mittelfinger nach links zieht. Lassen Sie nicht nach.

Die rechte Ferse aufsetzen, das Bein in die Streckung gleiten lassen. Das linke Bein anwinkeln und die Knochendehnung auf dieser Seite wiederholen: Der linke Sitzbeinhöcker bleibt dabei unter allen Umständen am Boden. Das linke, gebeugte Bein dehnt sich nach rechts, so weit es geht.

Jede Seite 3-mal.

Diese Übung ist eine SOS-Übung gegen Hexenschuss, Ischias-Syndrom und Kreuzschmerzen aller Art.



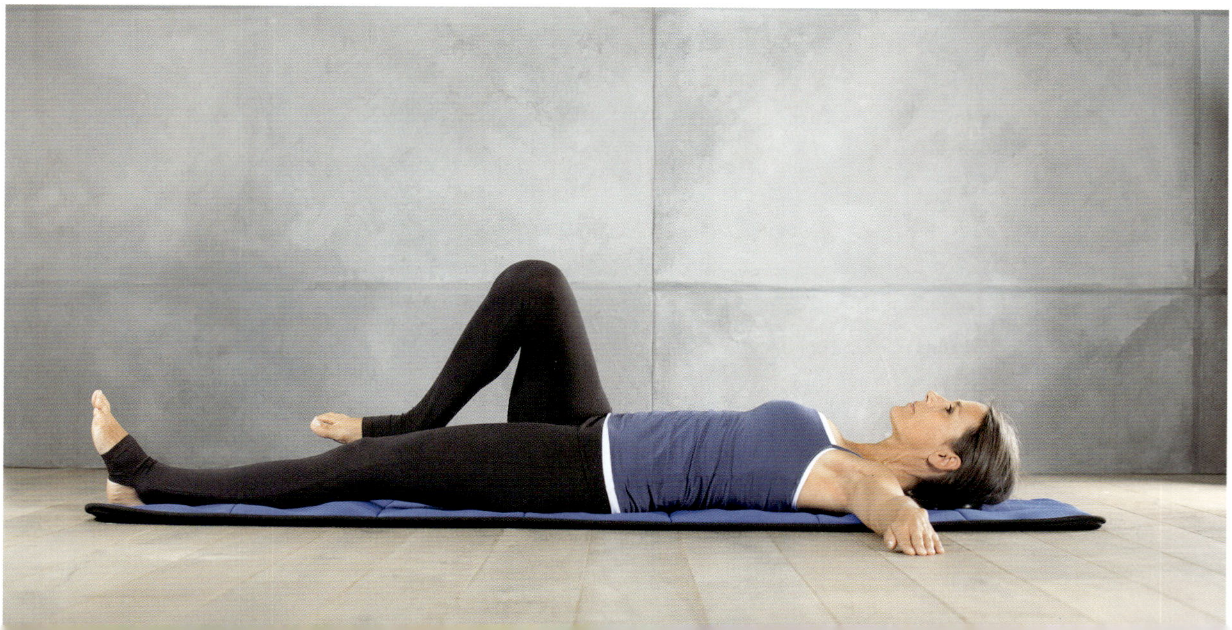

## 6. Kleine Turbobrücke

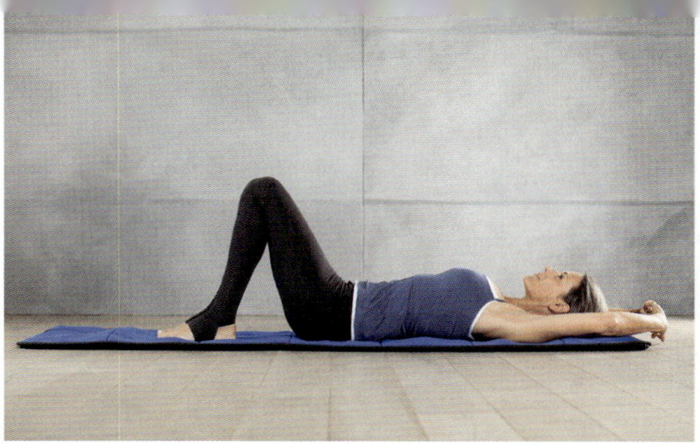

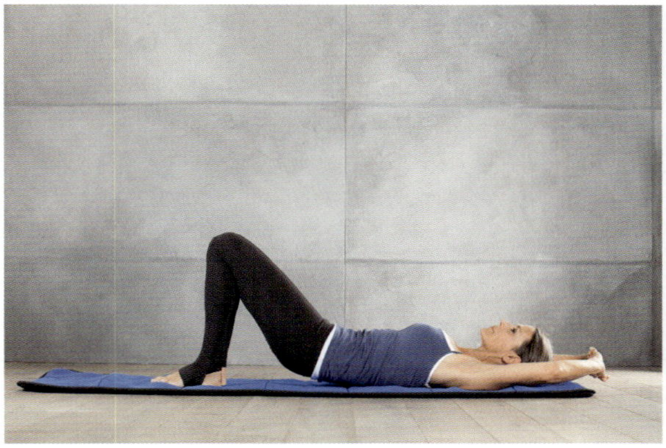

Grundposition: Rückenlage mit angewinkelten Beinen. Der kleine Schmetterling lebt in seiner Höhle hinter (unter) dem Bauchnabel. Brustkorb und Becken auseinanderdehnen: den Bauchnabel gleichzeitig zum rechten Sitzbeinhöcker und zum linken Rippenbogen dehnen, dann zum linken Sitzbeinhöcker und zum rechten Rippenbogen. Je 3-mal.

Gleichzeitig den Bauchnabel x-förmig ausdehnen. 3-mal.

Hände verschränken, zur Decke ausdrehen und die Arme nach oben strecken. Die Oberarmkugeln auf die Unterlage abgeben und so breit machen, wie es nur geht. Die Arme Richtung Boden absenken, die Muskeln der Oberarme ausdrehen.

Mit den Sitzbeinhöckern schielen: Der rechte zieht Richtung linke Ferse, der linke Richtung rechte Ferse. Je 10-mal.

Aus den Leisten die Oberschenkelmuskeln ausdrehen und das Gesäß vom Boden abheben, bei jedem Ausdrehen etwas mehr. Oberschenkelmuskeln ausdrehen, das Becken kommt höher, ausdrehen, höher, wichtig ist, dass Brustkorb und Becken im größtmöglichen Abstand zueinander sind. Das Kreuzbein löst sich vom Boden, Muskeln ausdrehen, ein bis zwei Lendenwirbel lösen sich vom Boden.

Die Oberschenkel aus dem Becken ziehen, die Knie über die Füße dehnen. Die Vorderseite und die Rückseite sind gleich lang, der Bauch ist vollkommen entspannt. Die Leisten sind offen und spürbar gedehnt. Der untere Rücken und der Bauch sind entspannt wie eine Hängematte.

An dem Punkt, an dem die Position an den Sitzbeinhöckern richtig gut spürbar ist, anhalten und 10-mal aus den Leisten beidseitig die Oberschenkelmuskeln noch einmal aktiv ausdrehen.

Erst links, dann rechts, jede Seite 10-mal. Das Becken zieht unentwegt Richtung Kniekehlen, der Brustkorb zieht in die Gegenrichtung.

Anhalten, Sitzbeinhöcker voran absenken und entspannen. Falls Sie beim ersten Versuch das ganze Becken samt unterem Rücken anheben: Das ist nicht gemeint, gehen Sie zurück an den Anfang und bauen Sie die Übung behutsam noch einmal auf. Das Becken besser nur ganz wenig vom Boden heben und nach und nach behutsam steigern. Es geht darum, in den Gelenken des Beckens und der Lendenwirbel Raum zu schaffen.

## 7. Bewegter Tiger-Stretch

Grundposition: Vierfüßlerstand. Matte so falten, dass Sie bequem darauf knien können. Je größer die Herausforderungen sind, die Sie mit Ihrem Rücken in Angriff nehmen, umso dicker und damit höher kann diese Matte zum Knien sein, es hilft, wenn die Hände auf dem Boden tiefer zu liegen kommen als die Knie.

Auf die Matte knien, das Gesäß nach hinten zu den Fersen dehnen, das entlastet die Knie vom Gewicht des Oberkörpers. Wieder aufrichten.

Falls Sie die Knie immer noch spüren, können Sie leicht nach vorne rutschen, bis die Kniescheiben vor der zusammengelegten Matte schweben. Die Hüftgelenke stehen exakt über den Knien.

Hände am Boden absetzen, unter den Schultern, die Finger zeigen zueinander, von oben gesehen bilden die Hände ein offenes A. Die Ellbogen zeigen zur Seite. Auf Achselhöhe die Muskeln der Oberarme beherzt ausdrehen, 3-mal, das dehnt gleichmäßig die Muskeln vorne am Brustkorb.

Für die Stabilität den Bauchnabel ausdehnen, wie Sie es ja schon kennen: zum rechten Sitzbeinhöcker und zur linken



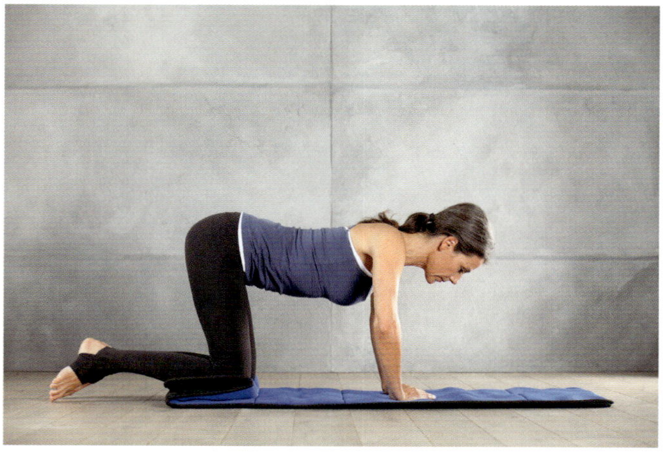

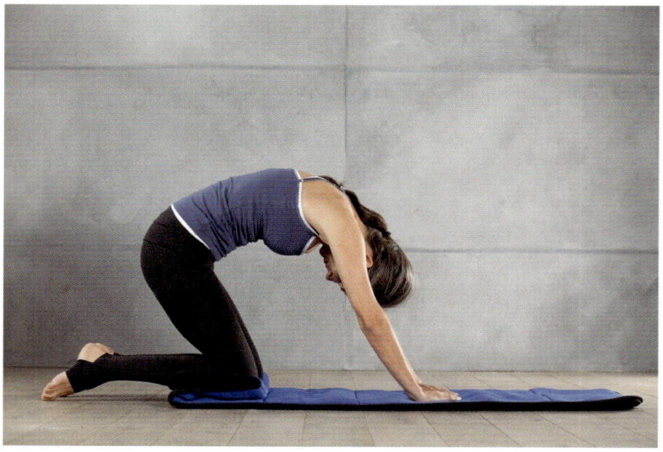

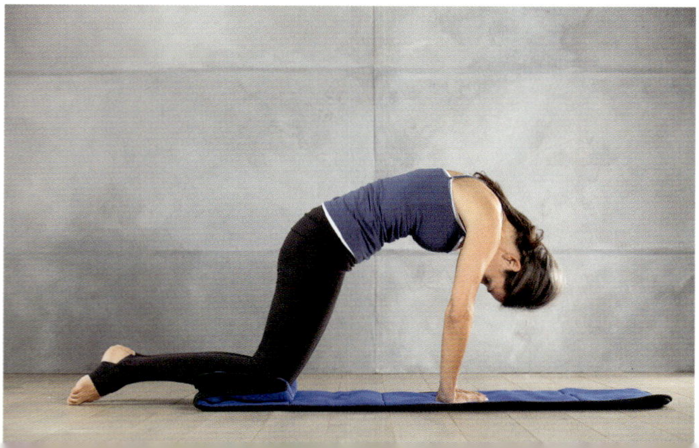

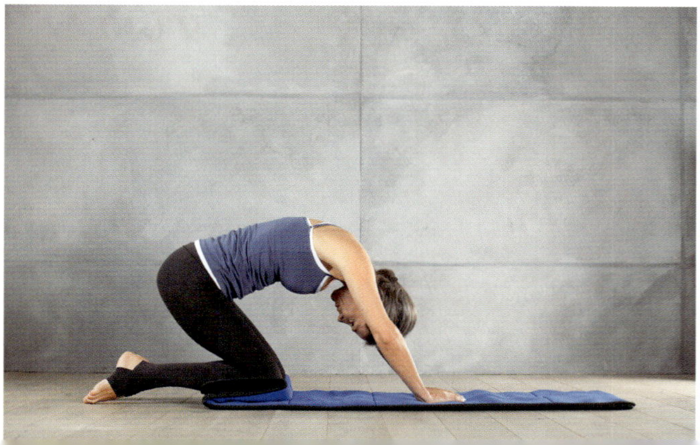

Schulter, zum linken Sitzbeinhöcker und zur rechten Schulter. Je 3-mal.

Den Bauchnabel zum rechten Beckenkamm und zum linken Rippenbogen dehnen, zum linken Beckenkamm und zum rechten Rippenbogen, je 3-mal. Den Brustkorb und das Becken bewusst möglichst weit auseinander halten und das Brustbein zur Decke einrunden, sofort wieder lang machen und in die Ausgangsposition zurück, das Brustbein dehnt sich zur Decke hoch, dabei rundet sich die Wirbelsäule lang und gedehnt, vorne und hinten gleich lang, wieder gerade werden, indem Sie den Kronenpunkt nach vorne, das Scham- und das Steißbein nach hinten dehnen.

Bewusst einrunden, ohne irgendwo kurz zu werden, wieder in die Gerade kommen. 5- bis 10-mal, bis Sie sich an die Bewegung gewöhnt haben.

### SOS-Übungen

**Jede dieser Übungen ist eine SOS-Übung. Merken Sie sich, was Ihnen wann besonders guttut, haben Sie den Mut, die Übung sofort auszuführen, wenn Sie bei einer Bewegung oder Tätigkeit in ein altes Muster zurückfallen und sich die alten Schmerzen melden.**

Diese Übung will die Wirbelsäule geschmeidig, beweglich und reaktionsschnell machen, deshalb ist es wichtig, dass Sie auf »ein-und-zwan-zig« zählen, wenn Sie einrunden, und auf »ein-und-zwan-zig« wieder gerade werden. Die Ellbogen sind immer leicht gebeugt, auch beim Einrunden. Sobald Sie die Arme durchstrecken, arbeiten Sie zu intensiv im großen Brustmuskel und verkürzen den kleinen, der für den gesunden Rücken so wertvolle Dienste leistet, wenn Sie ihn denn lassen.

Runden, gerade werden. Den Oberkörper vor die Hände schieben, runden, gerade werden. Noch ein bisschen weiter vor, runden, gerade werden. Weiter vor, runden, gerade werden, genießen Sie die intensiven Dehnungen in den vielen Muskeln des oberen Rückens. Wenn Sie nicht mehr weiter vor können, die Rückreise antreten, Torso nach hinten bewegen, runden, gerade werden, weiter nach hinten, runden, gerade werden, weiter zurück, runden, gerade werden – bis die Sitzbeinhöcker bei den Fersen ankommen.

Diese Rückenrundreise 3-mal wiederholen. Sie ist, richtig verstanden und umgesetzt, eine perfekte SOS-Dehnung.

## 8. Kettenreaktionsdehnung

Direkt aus Übung 7: die Hände gerade nach vorne ausrichten, die Handwurzeln in den Boden schieben, den Kronenpunkt so ausrichten, dass er zwischen die Handwurzeln zielt, mit langem, offenem Hals das Becken nach hinten oben schieben, so weit, wie es geht, das Becken entfernt sich damit vom Brustkorb. Dehnen Sie zur Verstärkung Ihren Bauchnabel: gleichzeitig zum rechten Beckenkamm und zum linken Rippenbogen und zum linken Beckenkamm und zum rechten Rippenbogen ziehen.

Schambeinunterrand in der Vorstellung nach hinten verlängern. Jetzt beide Handwurzeln leicht in den Boden schieben und zulassen, dass diese »Nicht-Bewegung« eine Kettenreaktion zu den Sitzbeinhöckern auslöst: Sie bewegen sich nach hinten oben. Die Handwurzeln am Boden leicht zurückziehen, die Sitzbeinhöcker bewegen sich leicht nach hinten unten. Wiederholen Sie das, bis Sie sich an das effektvolle Fast-nichts-Tun gewöhnt haben, dann links mit der Handwurzel ziehen und gleichzeitig rechts schieben, links schieben und gleichzeitig rechts ziehen und so eine Kettenreaktion durch die autochthonen Rückenmuskeln bis in die Sitzbeinhöcker auslösen. Die Beckenhälften bewegen sich unabhängig voneinander in einer perfekten Vertikal»rotation«.
Variante: Die Knie weiter auseinander und das Becken höher in der Luft halten.

Diese Übung ist eine perfekte SOS-Dehnung bei blockierten Wirbeln oder blockierten Kreuzbeingelenken. Außerdem können Organe, die sich gesenkt haben, an ihren angestammten Platz zurückrutschen.

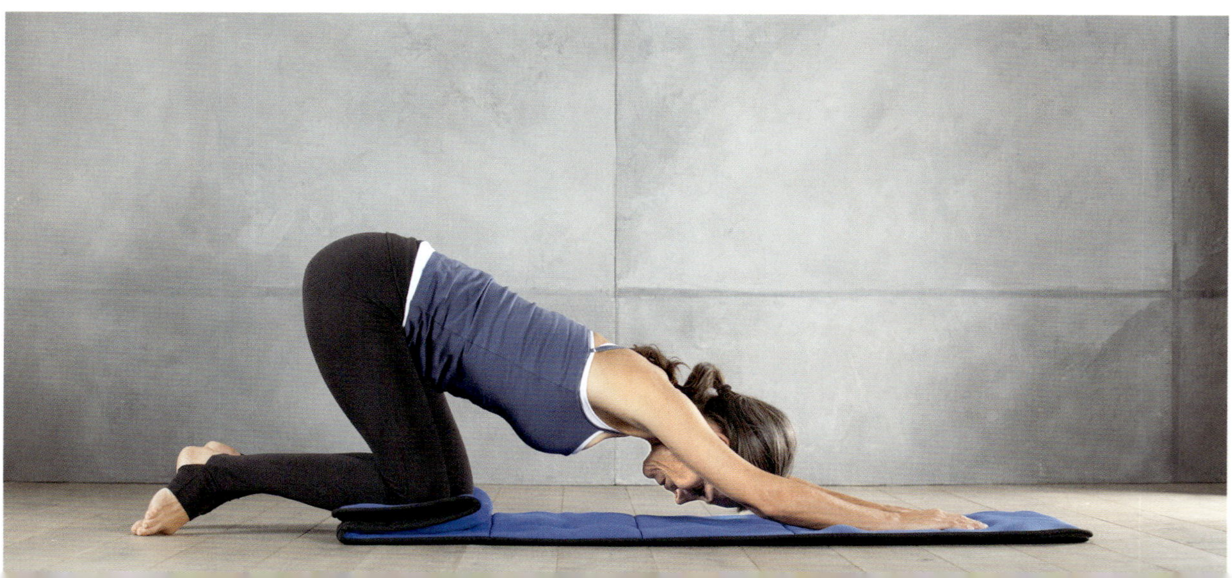

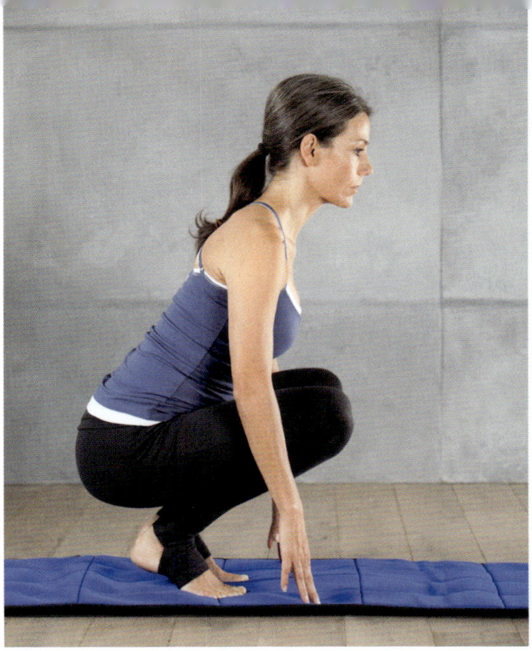

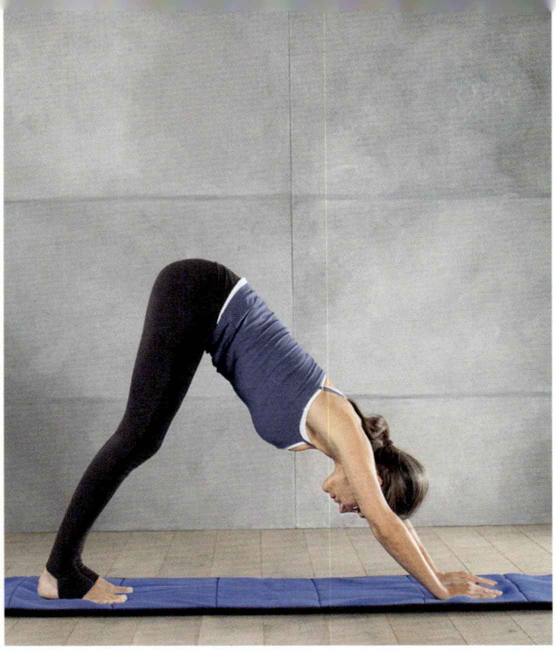

## 9. Pyramide mit Bauchnabel-Stretch

In die Hocke kommen, Füße in V-Stellung. Hände seitlich neben dem Körper auf dem Boden. Die Fersen nach hinten lang dehnen, die Kniescheiben gleichzeitig nach vorne dehnen.

Abwechselnd die rechte Kniescheibe nach vorne und den linken Sitzbeinhöcker nach hinten verlängern, anschließend die linke Kniescheibe vor, den rechten Sitzbeinhöcker nach hinten. Je 3-mal.

Die Oberschenkel aus der Kniekehle heraus Richtung Sitzbeinhöcker verlängern, rechts, links, rechts, links. Nun fühlen sich die Oberschenkel unendlich lang an, Sie können das Becken wie auf einer Rutschbahn nach hinten unten gleiten lassen, mehr, mehr, es geht immer noch ein bisschen mehr.

Den Brustkorb vom Becken weg dehnen, Richtung Kronenpunkt, den Kronenpunkt in der Vorstellung auch immer weiter wegziehen.

Fersen auf den Boden absetzen, mit den Händen nach vorne wandern, so weit, wie es mit den geerdeten Fersen geht, Sitzbeinhöcker nach hinten oben dehnen; die Hände leicht in A-Position ausrichten, der Kronenpunkt zielt genau zwischen die Handwurzeln, der Hals ist aktiv und entspannt zugleich. Die Ellbogen sind entspannt und zeigen zur Seite.

Die Handwurzeln in den Boden schieben und die Sitzbeinhöcker zur Decke dehnen. Je mehr Sie die Sitzbeinhöcker nach oben dehnen, umso mehr können sich alle Wirbel Richtung Kronenpunkt entspannen. Den Brustkorb und das Becken so weit auseinanderdehnen, wie es nur geht.

Die Füße im V ausrichten, wie Sie es schon kennen: die Linie Großzeh–Ferse näher zur Linie Kleinzeh–Ferse bringen. Sie werden augenblicklich spüren, wie diese Mikrobewegung die Beinachse gerade richtet, O-Beine und X-Beine werden wie von Zauberhand begradigt. 5-mal zu jeder Seite. Falls die Hände mitmachen und eine V-Bewegung in der A-Stellung von selbst geschieht: Sie sind ein Naturtalent.

Die Oberschenkelmuskeln aus der Leiste und die Oberarmmuskeln auf Achselhöhe ausdrehen. 5-mal gleichzeitig. 5-mal überkreuz, Leiste links, Oberarm rechts und umgekehrt.

Mit den Händen zurückwandern, kurz in der Hocke verweilen, damit das Blut aus dem Kopf zurück in den Körper fließen kann.

Die Arme gerade nach hinten ausstrecken, den Oberkörper leicht aufrichten, die Knie über die Fersen bringen. Ja, doch, das meine ich so: die Knie über die Fersen, bitte wörtlich nehmen. Verweilen Sie kurz in dieser Position und freunden Sie sich mit ihr an, Sie werden Ihr später wiederbegegnen.

Ziehen Sie an den Mittelfingern und gleichzeitig am Kronenpunkt und richten Sie sich so zügig auf – bis Sie in der vertikalen Aufspannung stehen.

Variante: Wer arg verkürzte Muskeln oder Angst vor der Pyramide hat, kann einen Hocker zu Hilfe nehmen: in der Hocke die Hände in A-Position auf den Hocker legen, Rest wie beschrieben.



### Tipps für den Alltag

**Die Übungen in Rückenlage sind tolle Starter in den Tag, wenn Sie sich über Nacht zusammengezogen haben. Die filigranen Spielereien mit den Sitzbeinhöckern im Sitzen können Sie unbemerkt überall und jederzeit anwenden. Auch die Bauchnabelreisen sieht von außen keiner. Je öfter Sie im Alltag trainieren, umso schneller werden die neuen Haltungs- und Bewegungsmuster zur Gewohnheit, zu den neuen Automatismen.**

## Aufgerichtet, authentisch und zentriert mitten im Leben – eine CANTIENICA®-Instruktorin berichtet

Ich wurde in eine Welt sozialisiert, die mich nicht ermutigte, auf die eigenen Gefühle zu achten, mich selber zu spüren, Vertrauen aufzubauen in meine eigene Wahrnehmung. Im Gegenteil. Ich lernte zu bewerten, mich im Außen zu orientieren und mit anderen zu vergleichen. Ideale Voraussetzungen, um in Gesellschaft, Universität und im internationalen Managementkontext erfolgreich zu funktionieren. So bewegte ich mich viele Jahre in einem Umfeld, in dem es heute noch als normal gilt, stundenlang in schlechter Haltung zu verharren. Die einseitige Ausrichtung auf den Intellekt unterstützte, dass ich es als Kopfmensch schwierig fand, den Zugang zu meinen Körperressourcen zu finden. Nach der Geburt meiner Kinder konnte ich meinen Körper nur noch über Schmerzen wahrnehmen.

Mir war sehr schnell bewusst, dass mir die Arbeit mit der CANTIENICA®-Methode ein großes Stück Freiheit und Unabhängigkeit wiedergeben würde. Sie zeigte mir, wie ich mich aus eigener Kraft von innen aufrichten konnte, und gab mir das Gefühl für einen leichten und schmerzfreien Körper zurück. Die starken

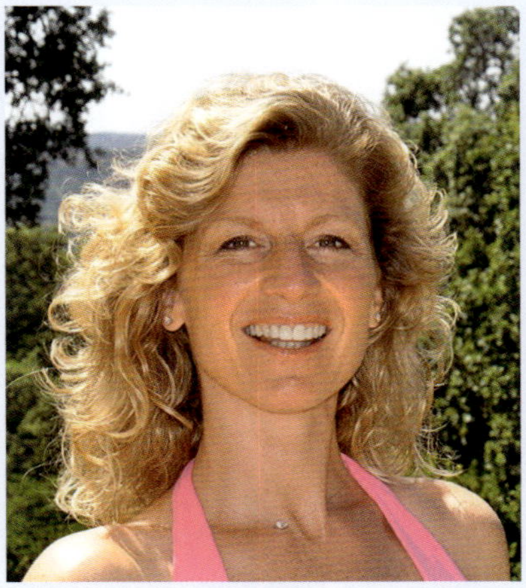

Rückenschmerzen – hervorgerufen durch Skoliose, Gleitwirbel und Abnutzung zahlreicher Wirbel (Spondylose) – sind heute weg. Zudem verändert sich mein Selbstwertgefühl und meine Ausstrahlung. Täglich erlebe ich, wie sehr ich durch bewusste Körperhaltung Einfluss auf mein Fühlen und Denken nehmen kann. Erfahre, wie die Stimmung die Haltung und die Haltung die Stimmung beeinflusst. »Haltung ist die Heimat der Ausstrahlung«, liebt Benita zu sagen. Ich stimme aus ganzem Herzen zu.

Die CANTIENICA®-Methode ist ein geniales Instrument zur Selbstwahrnehmung. Sie hat mir viele Tore zu mir selbst geöffnet und es mir ermöglicht, die Autonomie über meinen eigenen Körper wiederzuerlangen. Heute bin ich wieder Herrin in meinem Körperhaus, und das gibt mir eine große innere Freiheit und auch die Möglichkeit, für meine Gefühle selbst die Verantwortung zu übernehmen. Ich kann meine Haltungs- und Verhaltensmuster im Alltag bewusst wahrnehmen und nach Wunsch verändern.

Fasziniert von der anatomischen Logik der Methode, unterrichte ich heute mit Begeisterung Gruppen wie auch Privatlektionen. Die präzisen, sehr differenzierten und sofort umsetzbaren Anleitungen, machen die CANTIENICA®-Methode zu einer ebenso subtilen wie genialen Anleitung zur Selbstheilung.

Monika Hammer, 44<br>lic. oec. HSG<br>CANTIENICA®-Teacher<br>ZRM®-Trainerin<br>www.hammerstudio.ch

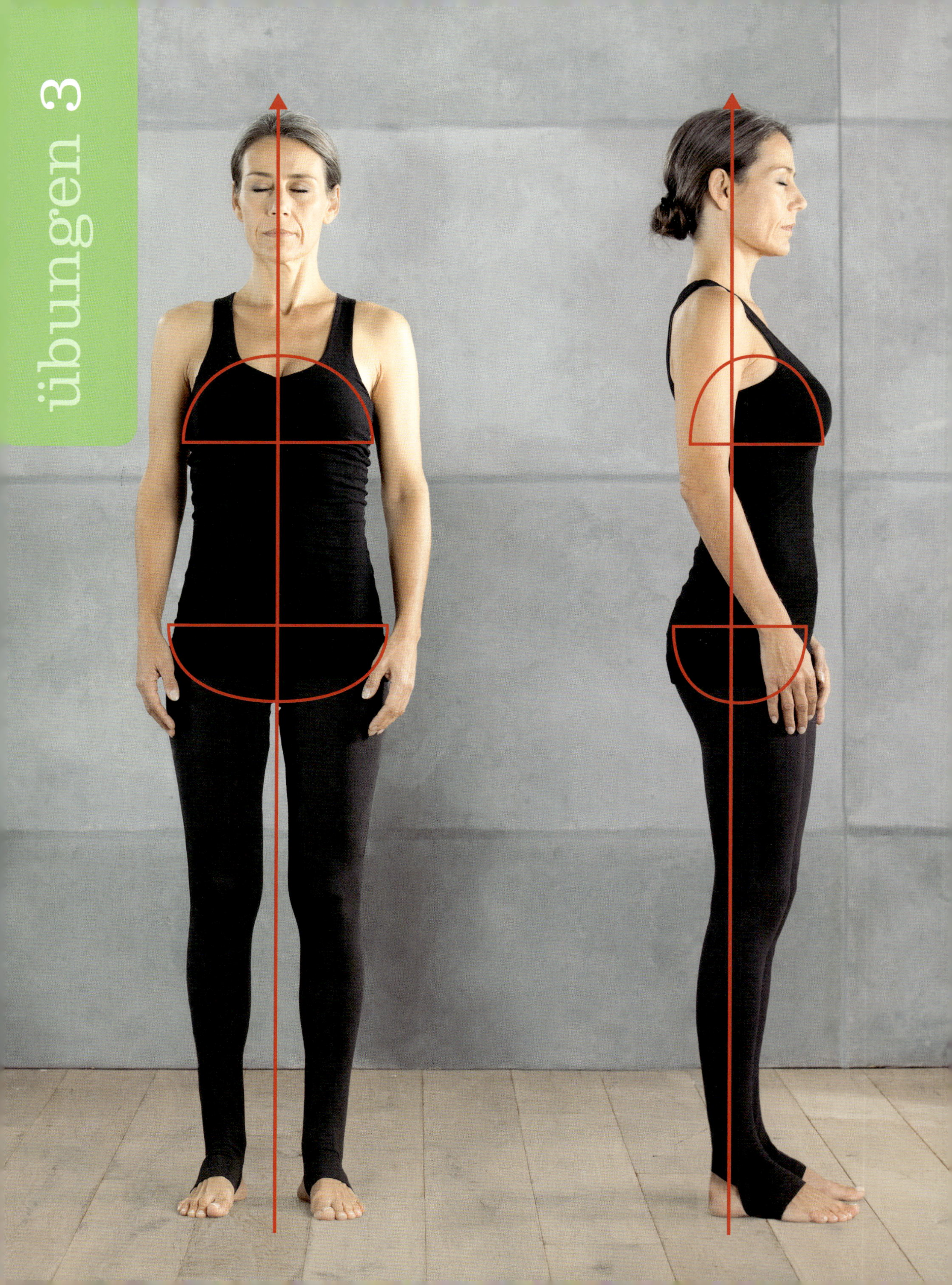

# Den Brustkorb ausrichten



- Die Mittelachse ausrichten und alle Körperteile an ihr aufrichten
- Die Beweglichkeit der Brustwirbelsäule entdecken und für den Kreuzgang einsetzen
- Die Rumpfmuskeln als Rückenstütze aufbauen
- Den Kopf ausrichten und die Schultern derart entspannen, dass die Arme gerade mal 1 Gramm leicht werden

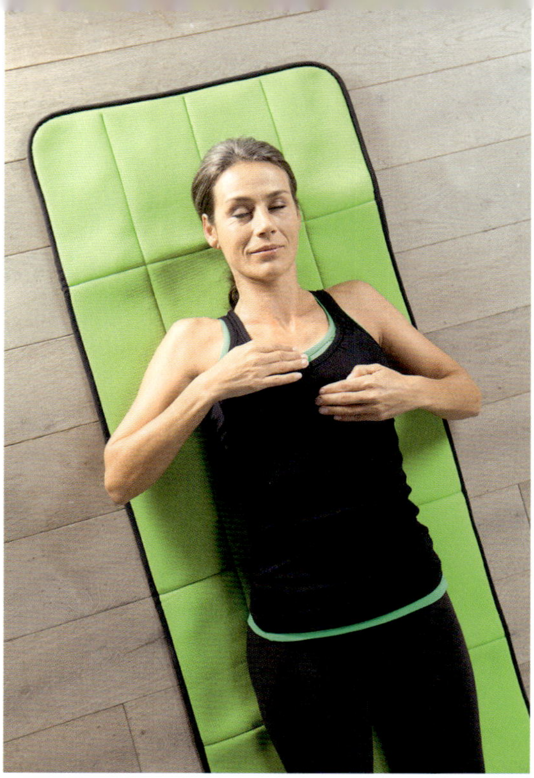

## 1. Schlüsselbeine und Brustbein dehnen

Grundposition in Rückenlage aufbauen: Beine hüftschmal angewinkelt aufstellen, Füße in V-Position. Becken und Brustkorb in den größtmöglichen Abstand bringen. Die kleine Insel unter dem Bauchnabel für den schlafenden Schmetterling beibehalten. Die Arme seitlich ausstrecken, die Mittelfinger weit nach außen dehnen. Das rechte Schulterblatt und die linke Beckenhälfte auf die Unterlage abgeben. Genauso das linke Schulterblatt und die rechte Beckenhälfte. Je 3-mal.

Die Muskeln der Oberarme auf Achselhöhe ausdrehen und ausgedreht halten. Die Finger beider Hände federleicht auf das Brustbein legen und die Finger auseinanderstreichen, als wollten Sie das Brustbein mit Feenhänden verlängern. Die Fingerstellung dabei immer wieder wechseln, mal ist die linke Hand oben, die rechte unten und umgekehrt. 20-mal.

Die Hände auf die Rippenbögen legen und die untersten Rippen Richtung Becken dehnen, während sich gleichzeitig – Betonung auf gleichzeitig – die Schlüsselbeine nach oben Richtung Kopf und weit zu den Seiten ziehen. 10-mal.

Diagonalzug für die Zwischenrippenmuskeln: Die rechte Hand zieht die untersten Rippen auseinander, das linke Schlüsselbein zieht nach oben Richtung Kopf. Dann umgekehrt: Die linke Hand dehnt die Rippen, das rechte Schlüsselbein zieht nach oben Richtung Kopf. Je 10-mal.



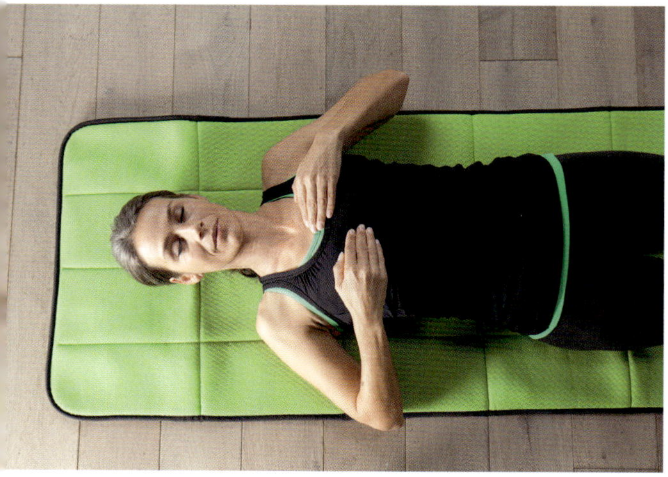

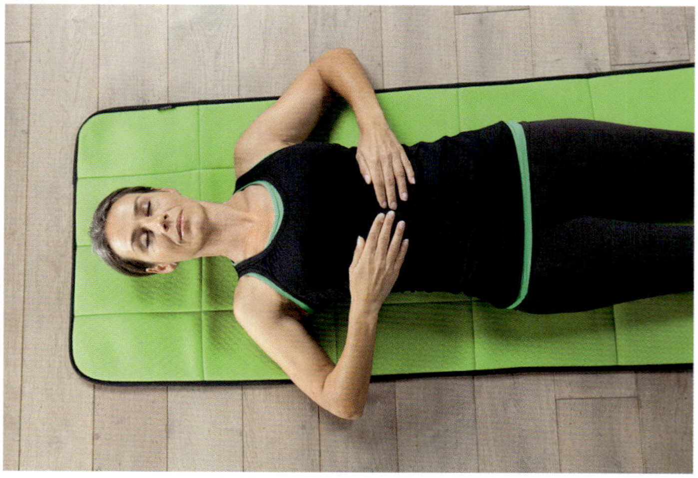

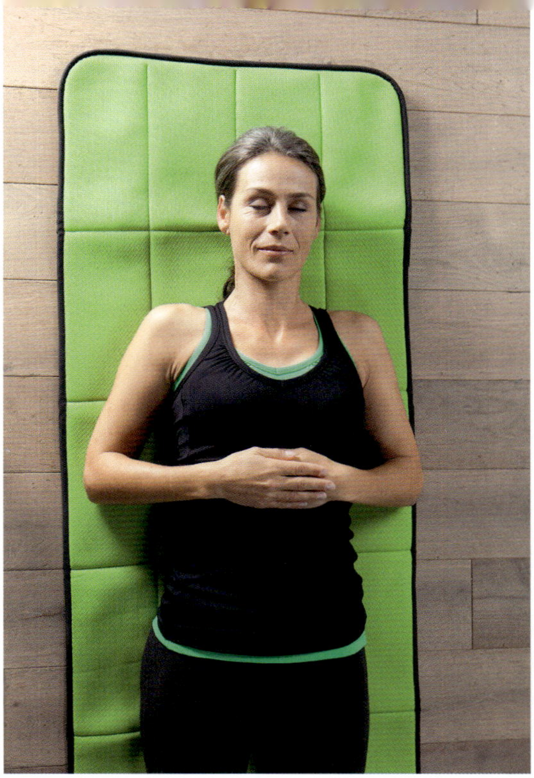

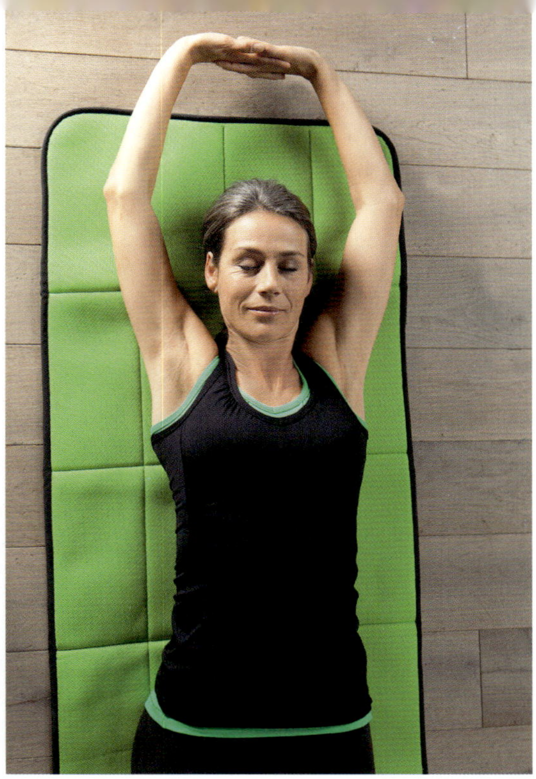

## 2. Das Zwerchfell auf Weltreise

Die rechte Ferse aufsetzen, das Bein aus dem Sitzbeinhöcker nach vorne »gleiten«. Die linke Ferse aufsetzen, Bein in die Streckung ziehen. Strumpfnähte straff ziehen: rechts aus der Kniekehle zum Sitzbeinhöcker dehnen, links aus der Kniekehle zur Ferse. Umgekehrt, am linken Bein von der Kniekehle zum Sitzbeinhöcker, am rechten Bein aus der Kniekehle zur Ferse. Je 3-mal. Sie wissen, dass Sie es gut machen, wenn jetzt die ganzen Oberschenkel und die Unterschenkel entspannt und irgendwie »weitläufig« am Boden liegen und unter den Kniekehlen ein kleiner Schmetterling ruhen könnte.

Die Hände unter der Brust übereinanderlegen. Am Rippenbogen vorne rechts einatmen, am Rippenbogen hinten links ausatmen. Am Rippenbogen vorne links ein- und hinten rechts ausatmen. Je 3-mal.

Die Hände verschränken und zur Decke ausdrehen, die Arme zur Decke strecken. Die Oberarmkugeln so weit wie möglich seitlich auseinanderziehen und an die Unterlage abgeben.

Die Arme Richtung Boden senken, neben den Ohren gestreckt halten. Den Bauchnabel auf Körperweltreise schicken: Dehnen Sie ihn in der Vorstellung gleichzeitig zur linken Ferse und zum rechten Handgelenk, dann zur rechten Ferse und zum linken Handgelenk. Je 3-mal. Sobald Sie den Dreh raushaben, können Sie das Muskel-X gleichzeitig machen und den Nabel in alle vier Richtungen gleichzeitig dehnen.

## Unterstützende Atmung

Die Atmung, die Sie in der Übung »Brustwirbeldreh« kennenlernen werden, heißt bei uns Sanduhr-Atmung, weil sie eben auch noch die Taille schön formt und den Bauch lang und flach macht. Vor allem vernetzt sie die Rumpfmuskulatur zu einer wertvollen Stütze für den Rücken. Es gibt zwei Versionen – finden Sie heraus, welche Variante Ihnen mehr Länge, Aufspannung und Leichtigkeit bringt.



**Variante 1:** Einatmen am Damm, innen an der Wirbelsäule hochlenken bis zum Kronenpunkt und gleichzeitig, beim Einatmen, alle Muskeln an den Stamm ziehen, zur Wirbelsäule. Anziehen. (NICHT einziehen!). Beim Ausatmen die Länge behalten.

**Variante 2:** Einatmen am Damm, den Atem innen an der Wirbelsäule hochlenken zum Kronenpunkt und beim Ausatmen alle Muskeln an den Stamm ziehen.

Jetzt zieht der Bauchnabel um: Denken Sie ihn sich auf dem Rücken, gleich hinter dem vorderen. Den »Rückennabel« gleichzeitig zur rechten Ferse und zum linken Handgelenk dehnen, dann zur linken Ferse und zum rechten Handgelenk. Je 3-mal abwechselnd oder 3-mal beide Seiten – also in alle vier Richtungen – gleichzeitig.

Richten Sie sich einen dritten Bauchnabel ein, genau zwischen dem vorderen und dem hinteren, also mitten im Körper. Dehnen Sie ihn zur rechten Ferse und zum linken Handgelenk, dann zur linken Ferse und zum rechten Handgelenk. Falls die Beine dabei ermüden, wieder sanft auf den Boden setzen, hüftschmal, Füße leicht in V-Stellung. Ermüden die Arme, können sie wieder zur Seite ausgestreckt werden.

Den »mittleren Bauchnabel« mitten im Körper gleichzeitig zum rechten Sitzbeinhöcker und zur linken Schulter dehnen, dann zum linken Sitzbeinhöcker und zur rechten Schulter, je 3-mal im Wechsel oder 3-mal in beide beziehungsweise alle vier Richtungen gleichzeitig. Den Bauchnabel zum rechten Beckenkamm und zum linken Rippenbogen dehnen, zum linken Beckenkamm und zum rechten Rippenbogen. 3-mal im Wechsel oder gleichzeitig.

Jetzt müssten nach allen Regeln der cantienischen Trainingskunst Brustkorbunterrand und Beckenoberrand exakt übereinanderliegen.

Wer die Beine bis jetzt gestreckt hatte: Das linke Bein anwinkeln und zum Körper ziehen. Das rechte Bein anwinkeln und zum Körper ziehen. Die Sitzbeinhöcker dehnen sich gleichzeitig Richtung Boden. Die Hände liegen entspannt auf dem Becken, die Oberarmmuskeln sind ausgedreht.

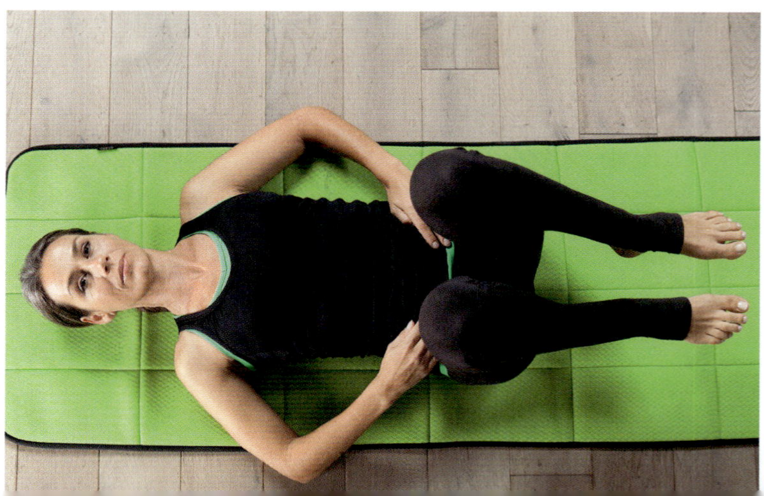

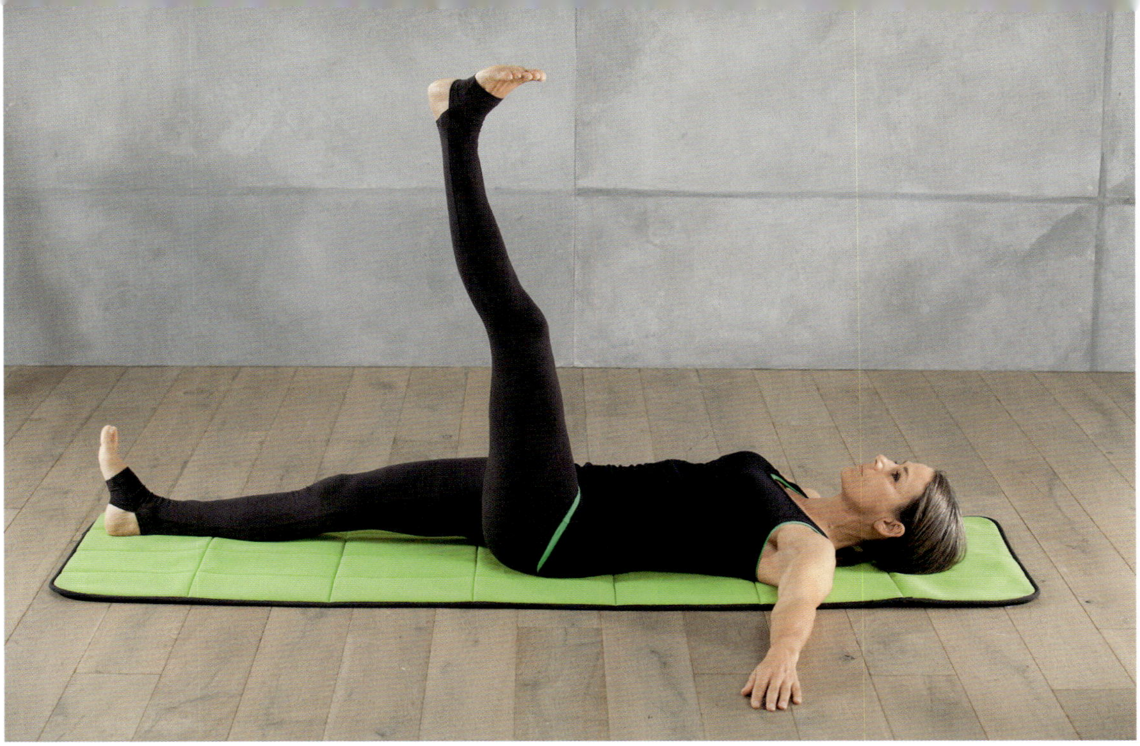

## 3. Streckbein mit Streckarm

Direkt aus Übung 2. Die Arme wieder auf Schulterhöhe seitlich ausstrecken. Das linke Bein zur Decke strecken, der Sitzbeinhöcker bleibt dabei aktiv auf dem Boden, das rechte Bein am Boden nach vorne gleiten.

Die Oberarmmuskeln auf Achselhöhe ausdrehen. Das Becken schwer an den Boden abgeben, genauso die Sitzbeinhöcker.

Die linke Ferse zur Decke ziehen und gleichzeitig den Sitzbeinhöcker Richtung Boden dehnen. Geben Sie sich und den Knochen einen Moment Zeit, um dieses Fast-nichts-Tun mit dem großen Effekt umzusetzen. Einfach nur Ferse hoch, Sitzbeinhöcker runter. 20-mal.

Den rechten Arm senkrecht in die Luft dehnen, die Fingerspitzen ziehen zur Decke, die Oberarmkugel zieht nach unten und liegt spürbar auf der Matte auf.

Steigerung 1: in der Luft am linken Fuß ein V im V machen, also die beiden Linien Großzeh–Ferse und Kleinzeh–Ferse in der Vorstellung näher zur Fußmitte ziehen. Das sieht aus Ihrem Blickwinkel aus, als winke die Ferseninnenseite nach rechts. Spüren Sie eine Vernetzung von der Ferse durch die ganze Hinterseite des Beines bis mindestens zum Sitzbeinhöcker hinauf, noch besser bis zum Kreuzbein. So können Sie sicher sein, dass Sie es gut machen. 20-mal.

Steigerung 2: das linke Bein mit jedem V-im-V-Puls mehr nach rechts dehnen, über das rechte Becken. Zug an der Ferse, Zug am Sitzbeinhöcker, dieser muss unter allen Umständen am Boden bleiben. Behalten Sie den V-Puls bei. Gleichzeitig rechts die Muskeln des Oberarmes pulsierend ausdrehen, immer wieder ausdrehen, sanft und bewusst. Was Sie jetzt spüren, sind die vernetzten Rumpfmuskeln. Auch etwa 20-mal.

Das linke Bein zurück in die Ausgangslage bringen, die Ferse aufsetzen, mit dem Bein auf dem Boden aktiv nach vorne gleiten, dann das rechte Bein anwinkeln und auf dieser Seite die drei Schritte wiederholen: Ferse hoch, Sitzbeinhöcker nach unten. 20-mal.

Den linken Arm zur Decke strecken. Mit dem rechten Fuß ein V im V zeichnen, 20-mal pulsieren. Das rechte Bein über das linke Bein dehnen, die Ferse zieht in die Luft, der Sitzbeinhöcker zieht stark Richtung Boden. 20-mal.

**Die Übung vermittelt Ihnen ein Gefühl dafür, wie Sie die Gelenke auseinanderziehen können. Sie ist die perfekte SOS-Übung bei Coxarthrose – also Hüftgelenksarthrose, Beckenschiefstand, ISG- und Ischias-Syndrom.**



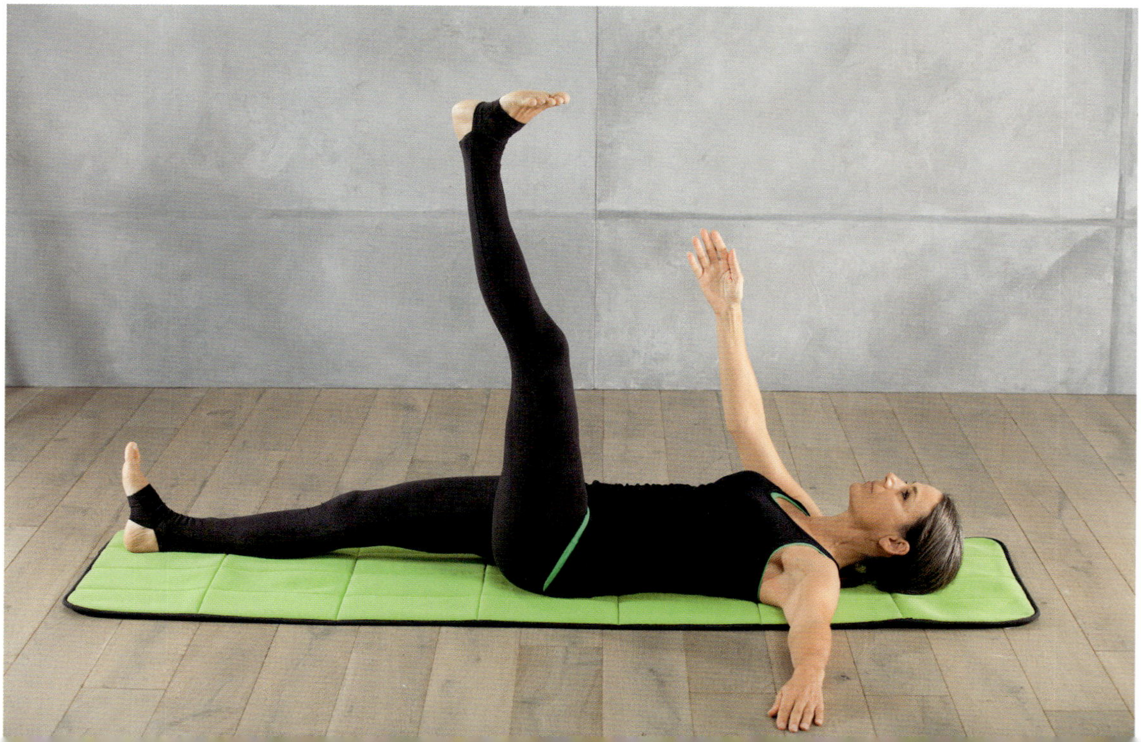

## 4. Drehsitz mit Brustwirbeltanz

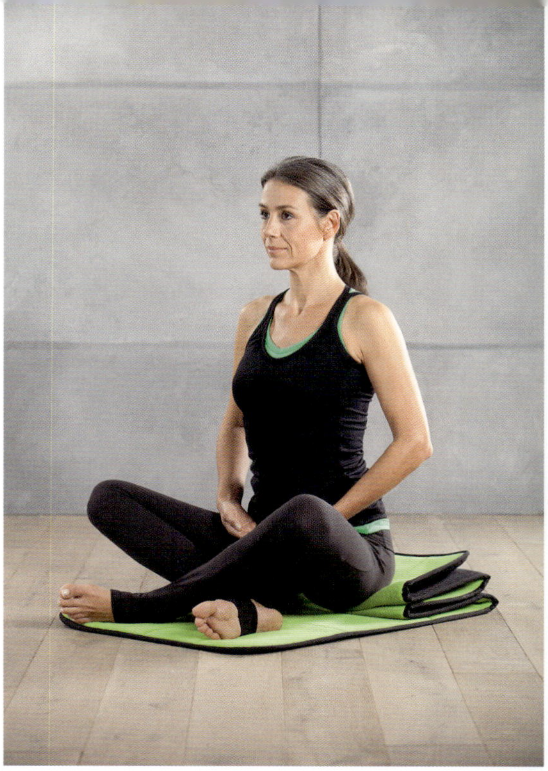

Setzen Sie sich im Schneidersitz hin. Falten Sie hierfür die Matte und setzen Sie sich darauf, damit Sie leicht erhöht sitzen. Die Unterschenkel ungefähr auf Kniehöhe anwinkeln (die Füße NICHT an den Körper ziehen). Die Unterschenkel knapp über den Knöcheln anfassen und eindrehen, also zum Oberkörper hin. Gleichzeitig den Unterschenkel auch noch Richtung Knie dehnen. Das öffnet die Sprunggelenke und erleichtert dem unteren Rücken die Aufrichtung.

Hände lösen und an die Innenseiten der Oberschenkel legen, ganz knapp über den Knien. Eine Mulde in den Muskeln zieht die Finger magisch an. Dehnen Sie diese Stelle kniewärts, während die Sitzbeinhöcker gleichzeitig in die Gegenrichtung ziehen.

Eine Straffung der Innenschenkel ist ein gutes Indiz dafür, dass Sie es richtig machen. Legen Sie die Handrücken entspannt auf die Oberschenkel, lassen Sie die Oberarmknochen nach unten fließen, drehen Sie die die Oberschenkelmuskeln aus den Leisten aus, genauso auf Achselhöhe die Oberarmmuskeln. 7-mal beide Seiten gleichzeitig, dann überkreuz: links die Oberschenkelmuskeln und rechts die Oberarmmuskeln. Beide Seiten im Wechsel je 7-mal.

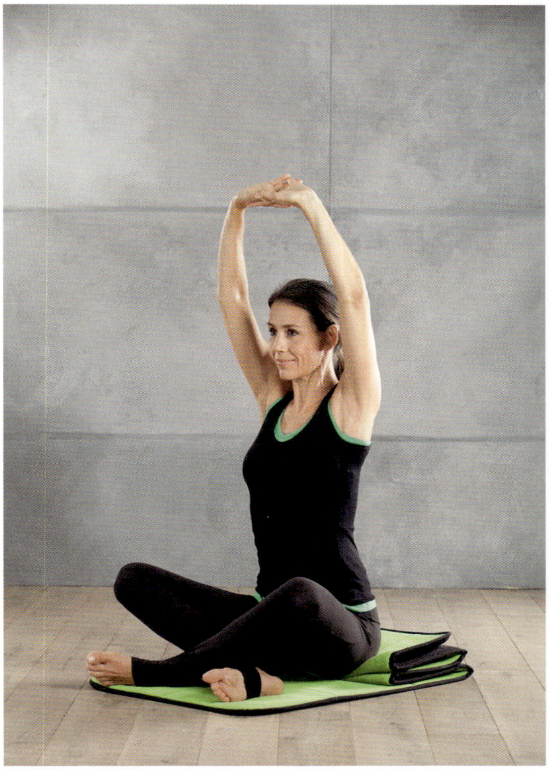

Stellen Sie sich vor, eine goldene Vorhangstange (für Männer: die Lenkstange eines Rennrades) ginge durch Ihre Schultern und Sie könnten die Schultern an dieser Stange weit machen, ausdehnen. Den rechten Arm zur Decke heben, den linken Arm zur Decke, die Hände verschränken und die Handinnenflächen zur Decke drehen. Die Oberarme neben den Ohren ausstrecken, indem Sie die Schultern einfach loslassen, die Schulterblätter den Rücken »runterfließen« lassen. Die Schlüsselbeine am Brustkorb hoch- und gerade ziehen. Der Brustkorb dehnt sich vom Becken weg. Achtung, nicht die Schultern hochziehen, sondern wirklich den Brustkorb.

Hände lösen, Arme zur Seite ausstrecken, Aufspannung beibehalten. Die Mittelfinger ziehen weit auseinander, so weit, wie es nur geht. Rechts die Oberarmmuskeln ausdrehen, die rechte Hand butterweich in den Rücken legen. Links die Oberarmmuskeln ausdrehen und den Oberkörper aus der Brustwirbelsäule zum rechten Bein drehen.

Mit der linken Hand rechts die Oberschenkelmuskeln aus der Leiste ausdrehen, die linke Schulter mit dem Vorhangstangengefühl noch mehr nach rechts drehen. Der Kopf schaut geradeaus oder über die linke Schulter. Die Bewegung auflösen, die Arme wieder seitlich ausstrecken, links die Oberarmmuskeln ausdrehen, die linke Hand butterweich auf den Rücken legen. Aus der Brustwirbelsäule zum linken Knie drehen, mit der rechten Hand die linke Leiste ausdrehen. Der Kopf schaut geradeaus oder über die rechte Schulter. Dehnung kurz halten, auflösen, Beinstellung wechseln, wiederholen.

Wiederholen Sie die Übung so oft, wie Sie mögen: Die bewegliche Brustwirbelsäule verhindert, dass Sie wieder einsinken. Die Drehstelle an der Mitte der Brustwirbelsäule vorne und auf BH-Verschluss-Höhe hinten ist die Bewegungszentrale für den Oberkörper, die Schaltzentrale für den Kreuzgang.



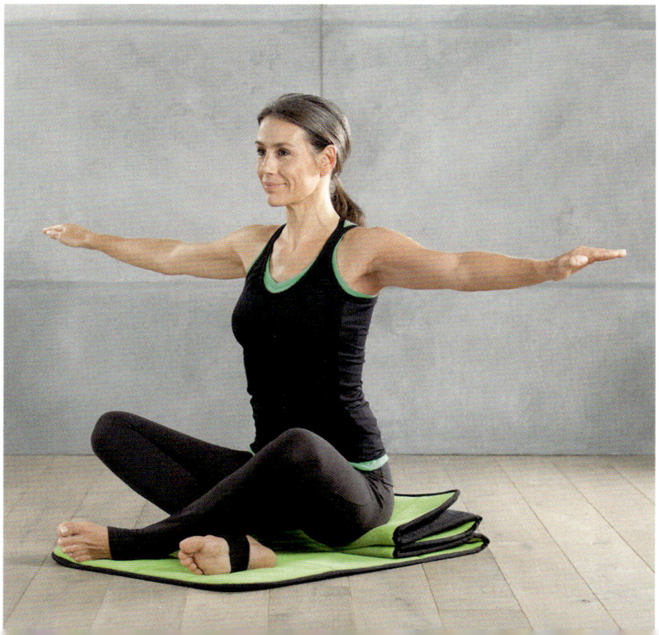

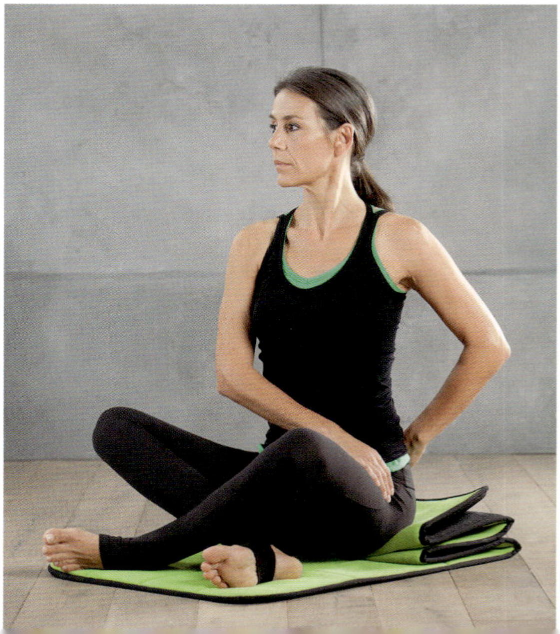

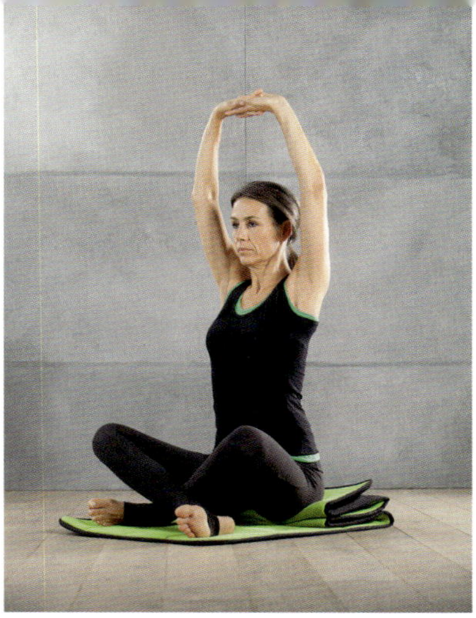

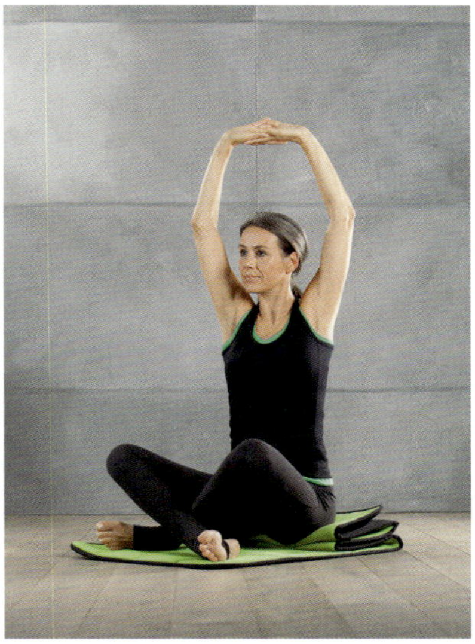

## 5. Drehsitz mit Hochturm

Schneidersitz beibehalten. Fällt Ihnen das noch sehr schwer, können Sie die Knie mit Luftballons oder Kissen unterlegen oder sich auf einen Hocker setzen.

Hände verschränken und hinter den Kopf führen. Das »Schädelrund« in die Hände betten, die Ellbogen auseinanderziehen und die Muskeln der Oberarme kraftvoll ausdrehen.

Den Brustkorbunterrand und den Beckenoberrand deckungsgleich ausrichten. Den Brustkorb vom Becken weg dehnen. Die Oberschenkelmuskeln aus den Leisten ausdrehen. 7-mal.

Mit den Augen einen Punkt fixieren, den Kopf ganz still halten und den Torso aus der Brustwirbelsäule nach links und nach rechts drehen. Achtung, die Ellbogen und Schultern bewegen sich NICHT, wirklich nur die Brustwirbelsäule.

Wer schnell ermüdet, kann den Oberkörper gerade vorbeugen.

Steigerung: Arme über den Kopf heben, Finger verschränken und die Handinnenseiten nach oben drehen, Arme strecken, indem Sie die Schlüsselbeine hochziehen und die Schulterblätter den Buckel »runterrutschen« lassen.

Aus der Brustwirbelsäule nach links drehen – so weit, wie es nur geht. Die Oberarmkugeln schweben immer noch auf der goldenen Vorhangstange und die Arme stehen entspannt neben den Ohren in der Luft, sie fühlen sich 1 Gramm leicht an. Den Kopf nach rechts drehen. Dehnung kurz auskosten, dann die Seite wechseln: Brustwirbelsäule nach rechts, Kopf nach links, Arme neben den Ohren.

Es hilft, wenn Sie die Oberarmmuskeln unentwegt aktiv ausdrehen.

Mindestens 5-mal auf jede Seite drehen, nach und nach auf 20 »Drehungen« steigern. Der Kronenpunkt kann sich wie ein Korkenzieher immer höher schrauben.

Entspannen.

## 6. Kleiner Albatros mit Superdehnung

Beine vor dem Körper anwinkeln, Fersen möglichst nah an den Körper ziehen. Die Oberschenkel umarmen und noch näher heranziehen, die Oberarme lang machen, die Ellbogen zu den Seiten dehnen und die Oberarmmuskeln ausdrehen. Richten Sie sich in dieser Schenkelumarmung auf, machen Sie den Rücken lang.

Hände lösen, Länge beibehalten. Die linke Ferse aufsetzen und zur Seite gleiten lassen und das Bein sanft in die Grätsche führen.

Das rechte Bein so anwinkeln, dass der Fuß an die linke Oberschenkelinnenseite zu liegen kommt. Den Fuß auf der Außenseite ausrichten, das Großzehengrundgelenk muss über dem Kleinzehengrundgelenk stehen. Das ergibt eine Kettenreaktion der Muskeln bis zum Sitzbeinhöcker.

In der Vorstellung die Innenseite des rechten Knies nach vorne verlängern und den rechten Sitzbeinhöcker gleichzeitig in die Gegenrichtung dehnen. Das linke Bein von der Kniekehle aus dehnen, bis es sich »flach« macht und möglichst vollständig und entspannt am Boden aufliegt: aus der Kniekehle Richtung Ferse, aus der Kniekehle Richtung Sitzbeinhöcker dehnen. 3-mal.

Der linke Fuß ist in V-Stellung, nicht nach innen abkippen (lassen). Die Hände über den Kopf heben und die Finger verschränken, die Handinnenseiten nach oben ausdrehen, die Schulterblätter bleiben tief, die Schlüsselbeine hoch. Aus der Brustwirbelsäule zum linken Bein drehen. Die Arme sind gestreckt und befinden sich neben den Ohren.

Mit der rechten Schulter zur linken Ferse dehnen, ohne die Schulter isoliert zu bewegen. Der ganze Torso dreht sich in die Diagonale. 5-mal.

Seite wechseln, am besten geht es mit den Armen über Kopf: die rechte Ferse aufsetzen, das Bein zur Seite gleiten lassen, den linken Fuß an der rechten Oberschenkelinnenseite anlegen, auf der Außenseite aktiv aufrichten. Die Knie-Innenseite nach vorne verlängern, den Sitzbeinhöcker rechts nach hinten ziehen.

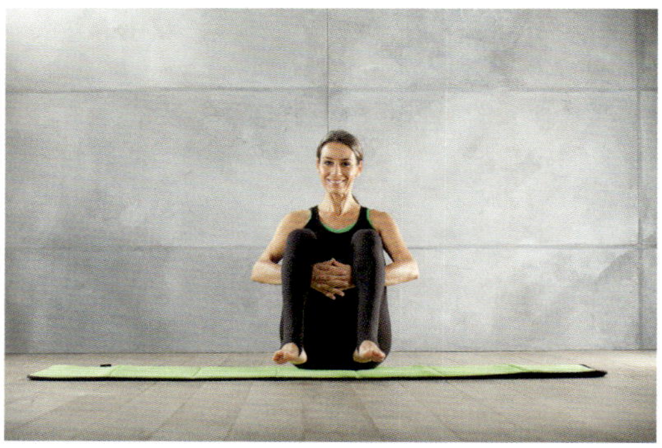

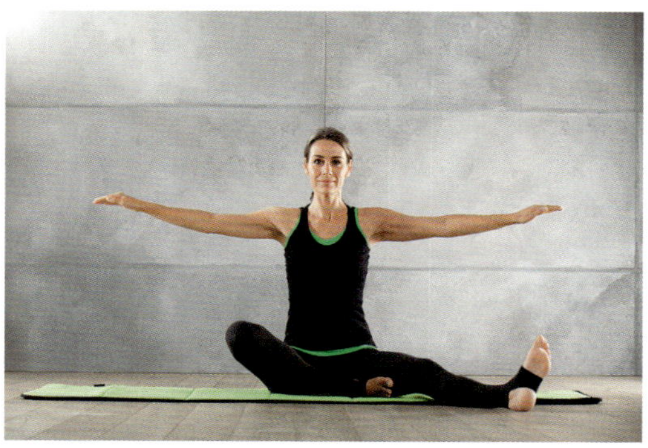

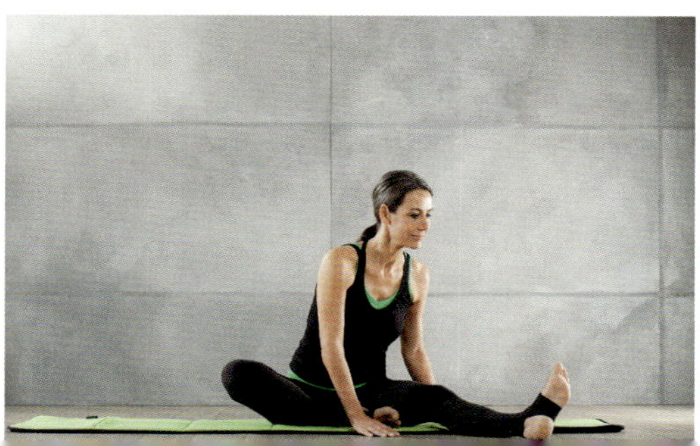

Aus der Brustwirbelsäule zum rechten Bein drehen, die Oberarmkugeln auf der goldenen Vorhangstange weit und offen halten und mit der linken Schulter Richtung rechte Ferse dehnen. 5-mal.

Steigerung: Beinstellung wieder wechseln: das linke Bein strecken, das rechte anwinkeln. Hände links und rechts des linken Beines aufsetzen, die Sitzbeinhöcker und den Schambeinunterrand nach hinten dehnen, so weit, wie es nur geht. Die Ellbogen zeigen nach hinten, die Finger nach vorne. Die rechte Schulter winkt von ihrem Hochsitz hoheitsvoll zur linken Ferse.

**SOS-Übungen**

**Jede dieser Übungen hat das Zeug zur Soforthilfe. Merken Sie sich, welche Ihnen besondere Entlastung bringt. Und wenn sich der Warnschmerz meldet, weil Sie wieder einmal in die alte Gewohnheit zurückgefallen sind, führen Sie einfach die Übung Ihrer Wahl durch, statt den Ausweg aus den Schmerzen durch kontraproduktives Krümmen und Winden zu suchen.**

Rechts das Knie vom Körper weg denken, links den Sitzbeinhöcker nach hinten rechts dehnen. Bauchnabel in der Vorstellung zum Schambein und zum Kinn dehnen und diese lange, gerade Mittellinie auf das linke gestreckte Bein absenken. Sobald sich der Rücken rund machen will, ist Schluss für heute, es geht um die Dehnung des Unterbauchs und des unteren Rückens.

Mit den Händen zurückwandern, die Finger verschränken und die Handinnenflächen zur Decke drehen, die Arme sind gestreckt neben den Ohren, Beinstellung wechseln: das rechte Bein strecken, das linke anwinkeln. Zum rechten Bein drehen, Hände links und rechts davon auf dem Boden aufsetzen. Die Sitzbeinhöcker und den Schambeinunterrand nach hinten links dehnen, so weit es nur geht.

Die linke Schulter »winkt« zur rechten Ferse. Den Bauchnabel zum Schambein und zum Kinn verlängern und die so geschaffene Mittellinie möglichst lang und gerade über das rechte Bein bringen; aufhören, bevor der Rücken rund wird. Entspannen, Beine strecken und schütteln und in die Hocke kommen. Das ist die Ausgangsposition für die nächste Übung.

Diese Dehnung ist die perfekte SOS-Übung für alle Beschwerden mit den Kreuzbeingelenken und den Lendenwirbeln.

## 7. Steilhang mit V im V

In die Hocke gehen. Die Hände berühren den Boden leicht, die Ellbogen zeigen zu den Seiten. Die Fersenbeine lang ziehen. Die Unterschenkel lang ziehen, die Kniescheiben ziehen nach vorne, die Sitzbeinhöcker dehnen sich nach hinten. Das Becken wie auf einer Rutschbahn nach hinten unten hin entspannen. Den Brustkorb vom Becken weg dehnen.

Die Fersen auf den Boden absenken – dadurch hebt sich das Becken automatisch und zieht nach hinten –, die Arme nach hinten ausstrecken, die Knie exakt über den Fersen ausrichten. Das ist entscheidend für die Übung: Knie über Fersen. (Wenn das nicht funktioniert, machen Sie die Übung an einem Bettgestell oder an einem Hocker. Die Knie MÜSSEN über den Fersen stehen, die Füße von jedem Druck von oben befreit sein.)

Den Oberkörper aufspannen, indem Sie Brustkorb und Becken auseinanderziehen. Den Schambeinunterrand und die Sitzbeinhöcker nach hinten dehnen, den Kronenpunkt nach vorne.

Bauchnabelreisen helfen beim Stabilisieren: den Bauchnabel im X gleichzeitig zu den Beckenkämmen und den Rippenbögen dehnen. 3-mal. Bauchnabel gleichzeitig im X zu den Sitzbeinhöckern und den Schultern dehnen. 3-mal. Rechts die Oberarmmuskeln intensiv auf Achselhöhe ausdrehen und die Hand butterweich auf den Rücken legen. Links die Oberarmmuskeln ausdrehen, die Hand butterweich auf den Rücken legen.



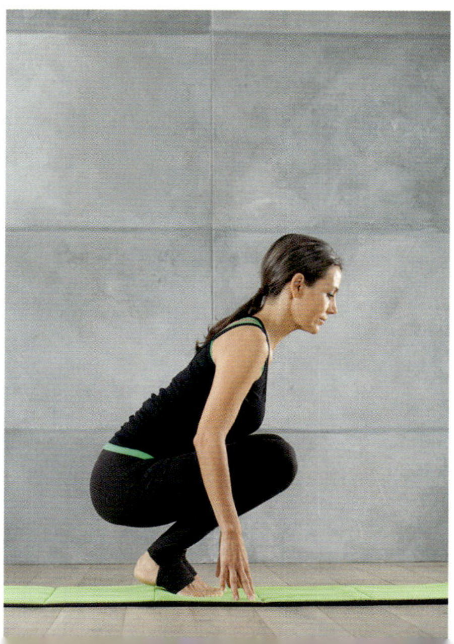
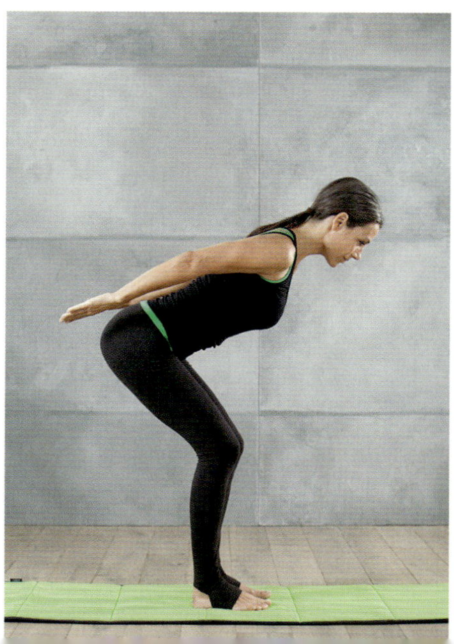
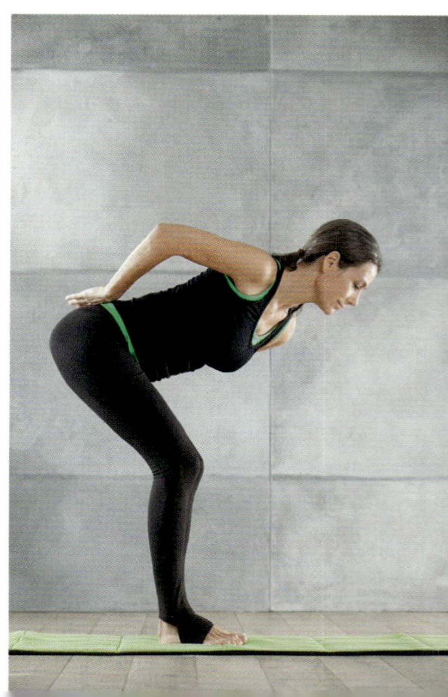

Die Ellbogen zu den Seiten dehnen, die Muskeln der Oberarme noch weiter ausdrehen. Die Schulterblätter sind oben weit, unten schmal. Die Oberschenkelmuskeln aus den Leisten heraus ausdrehen. 5-mal. Die Oberschenkelmuskeln aus den Leisten heraus und gleichzeitig die Oberarmmuskeln auf Achselhöhe ausdrehen. 5-mal.
Überkreuz: Links die Oberschenkelmuskeln, rechts die Oberarmmuskeln ausdrehen. Dann umgekehrt. Je 5-mal.
Steigerung 1: Das Großzehengrundgelenk und die Fersenmitte küssen den Boden. Beide Füße gleichzeitig. 5-mal. Abwechselnd links, rechts. Je 5-mal.
Steigerung 2: Die Füße machen die »V-im-V-Bewegung« und der Oberkörper hebt sich aus den Hüftgelenken leicht an, senkt sich wieder ab, wie ein Klappdeckel.
Steigerung 3: Die Schultern sind auf der imaginären goldenen Vorhangstange aufgereiht. Die linke Schulter »winkt« aus dieser Aufspannung zum rechten Fuß, die rechte Schulter »winkt« zum linken Fuß. Je 10-mal.

Zum Auflösen der Position die Fingerspitzen nach hinten und den Kronenpunkt gleichzeitig nach oben dehnen, der Körper richtet sich von selbst auf und über den Fersen aus. In diese Länge hinein entspannen.

**Tipp**

**Die Übungen im Steilhang sind herausfordernd. Sie vernetzen die gesamte Rumpfmuskulatur an Rücken und Bauch und außerdem im Körperinneren die Psoasmuskeln, die Zwerchfellschleife und die Thoraxmuskeln. Die Anstrengung lohnt sich also.**



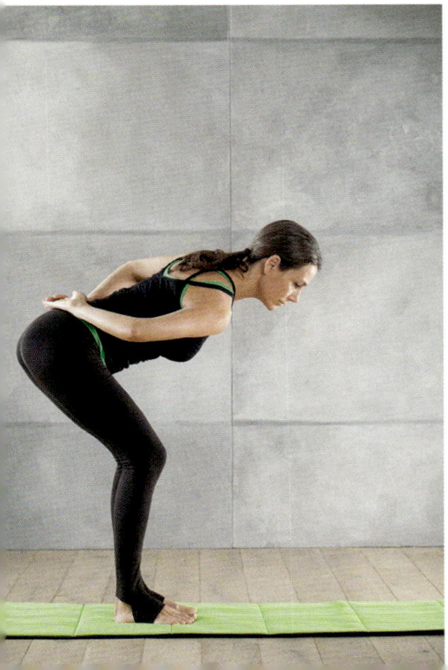

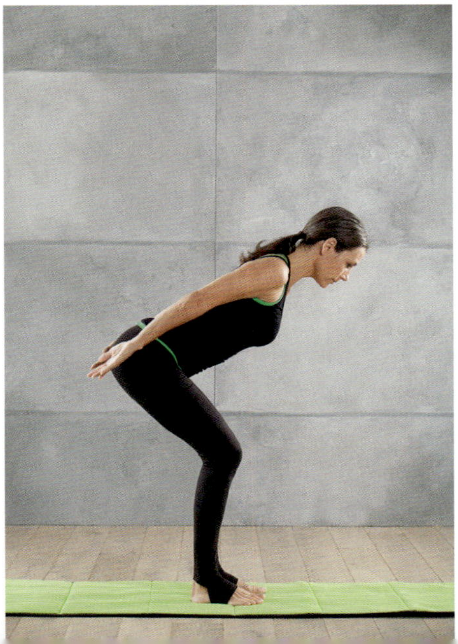

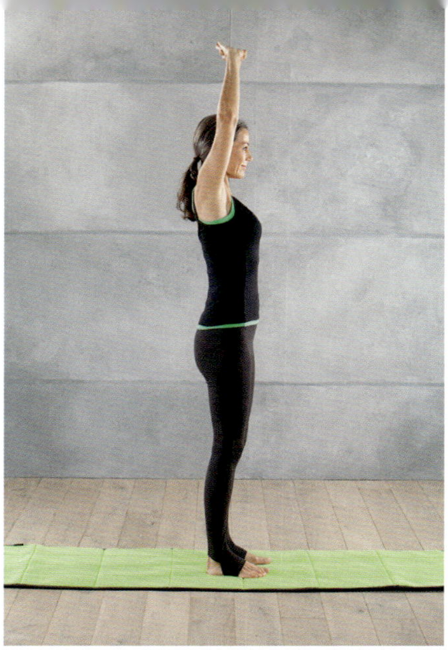

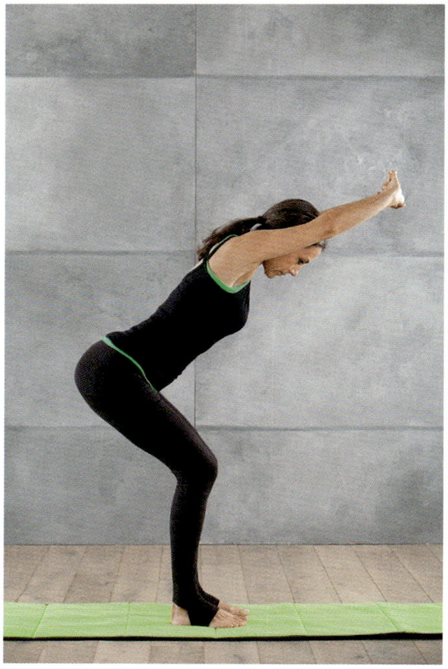

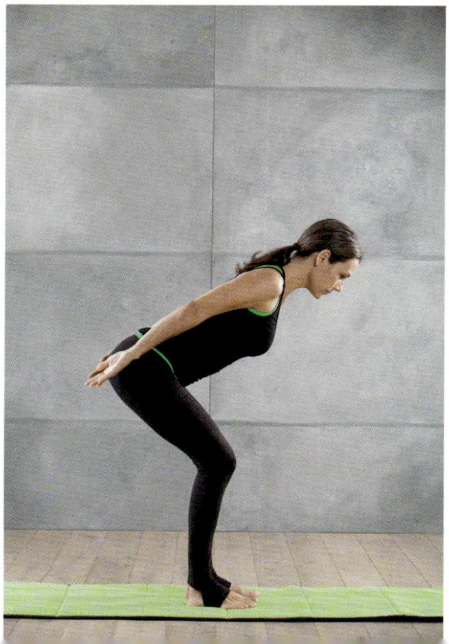



## 8. Teamwork der Zwischenstockwerke

Die Position im Steilhang aus dem Stand einnehmen: die Hände verschränken, ausdrehen, die Arme über den Kopf ziehen. Den Oberkörper absenken und die Sitzbeinhöcker nach hinten dehnen, bis die Knie über den Fersen stehen.

Die Füße bleiben am Boden, falls sich die Zehen anheben, weil sie diese Freiheit noch nicht kennen: wie Saugnäpfe auf den Boden kleben. Oder ein schweres Kissen auf die Zehen legen. Das Becken nach hinten loslassen, den Brustkorb zum Kronenpunkt hin ausrichten. Die Sitzbeinhöcker und den Schambeinunterrand nach hinten ziehen, bis sich das Kreuz federleicht und schwerelos anfühlt. Achtung: Dieses Wohlkreuz fühlt sich für Menschen, die jahrelang das Becken gekippt hatten, wie ein Hohlkreuz an. Keine Bange, das ist kein Hohlkreuz. Einfach furchtlos die Position suchen, in der Sie den unteren Rücken nicht mehr spüren.

Die Arme neben den Ohren gestreckt halten. Die Oberschenkelmuskeln aus den Leisten heraus ausdrehen, genauso die Oberarmmuskeln auf Achselhöhe. 5-mal.
Überkreuz: rechts die Oberschenkelmuskeln, links die Oberarmmuskeln. Je 5-mal. Arme zur Seite strecken, Handflächen nach unten. Rechts am Daumen ziehen, links am kleinen Finger. Und umgekehrt, links am Daumen, rechts am kleinen Finger. Je 5-mal.

Den Bauchnabel auf große Reise schicken: im X gleichzeitig zu den Fersen und zu den Mittelfingern dehnen. 3-mal. Die Hände butterweich auf den Rücken legen. In der Vorstellung am Damm einatmen und an den Beckenschaufeln ausatmen.

Am Bauchnabel einatmen, an den Flanken ausatmen.

In der Mitte des Brustbeins einatmen, an den Schultern ausatmen.

Gerne 2-mal wiederholen, wenn Sie mögen.

Die Arme und die Finger nach hinten ausstrecken, an den Fingern und am Kronenpunkt ziehen und zügig aufrichten.

## 9. Brustwirbeldreh

Die Unterschenkel gerade über den Fersen ausrichten und nach oben lang ziehen. Die Oberschenkel exakt über den Unterschenkeln ausrichten und nach oben lang ziehen. Die Knie bleiben bewegungsbereit, weder gestreckt noch gebeugt, einfach nur bewegungsbereit.

Falls sich die Zehen schon wieder anheben wollen: wie Saugnäpfe an den Boden kleben oder ein schweres Kissen auf die Zehen legen. Sie müssen sich ganz schnell daran gewöhnen, dass sie nicht mehr vom Körper nach unten gedrückt und beschwert werden! Das Becken von den Oberschenkeln wegziehen. Wegziehen und aufrichten.

Den Brustkorb vom Becken wegziehen. Den Kopf weg vom Brustkorb. Nur die Arme, die hängen schwer nach unten. Die Arme haben Zugspannung, wenn sie nichts tun, wenn sie einfach nur nach unten hängen.

In der Vorstellung zwischen den Fersen einatmen, den Atem innen an der Wirbelsäule nach oben bis zum Kronenpunkt fließen lassen. Beim nächsten Mal zwischen den Fersen einatmen, Atem nach oben, durch alle Muskeln des Bauches an die Wirbelsäule fließen lassen, ausatmen und die Stützmuskeln des Rumpfes noch mehr in die Länge ziehen. 3-mal.

Die Arme rechts und links ausstrecken, die Finger auf beiden Seiten lang ziehen, bis die Schultern entspannt und die Schlüsselbeine weit oben stehen. Die Arme vor der Brust anwinkeln, die Ellbogen auseinanderziehen. Den Kopf still halten, am besten fixieren Sie einen Punkt genau vor den Augen. Aus der Brustwirbelsäule nach links, rechts, links, rechts drehen. Achtung, die Arme arbeiten nicht mit, die stehen still in der Luft. Auch die Hüften sind ruhig und stabil.

Wer es schwierig findet, ruhig zu stehen, kann überkreuz die Beine leicht anheben: Wenn die rechte Schulter nach vorne kommt, hebt sich das linke Bein, und umgekehrt. Die Beine fühlen sich dabei an, als würden sie nur 1 Gramm wiegen. Jede Seite 10-mal.

Hände nach vorne ausdrehen und die ganze Übung so 10-mal wiederholen, jetzt alles überkreuz.

Die Arme senken und die Aufspannung beibehalten. Sie muss zur 24-Stunden-Gewohnheit werden.

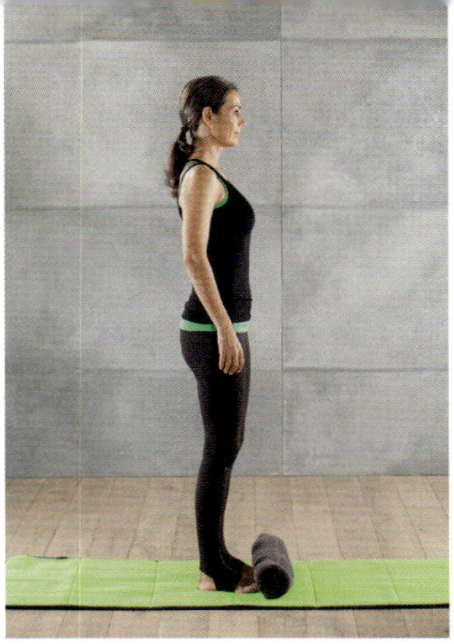

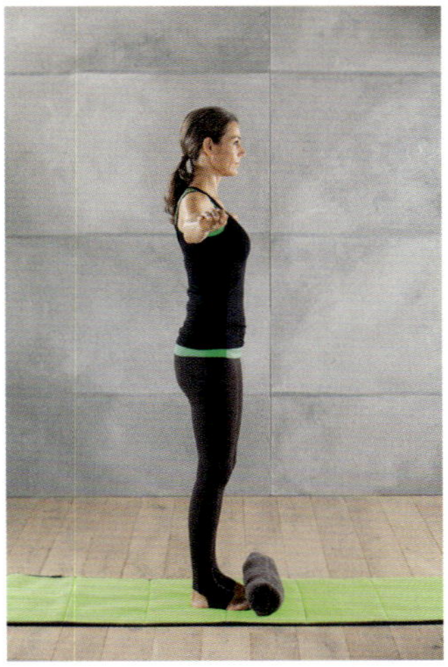

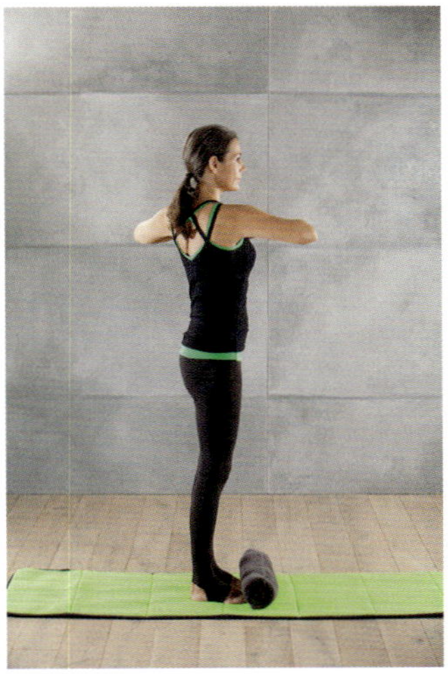

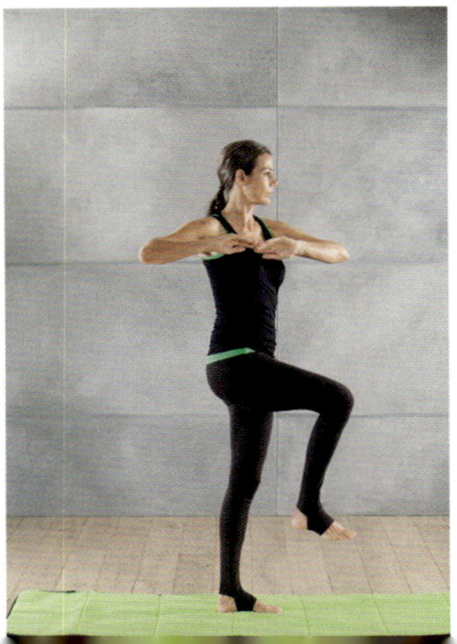

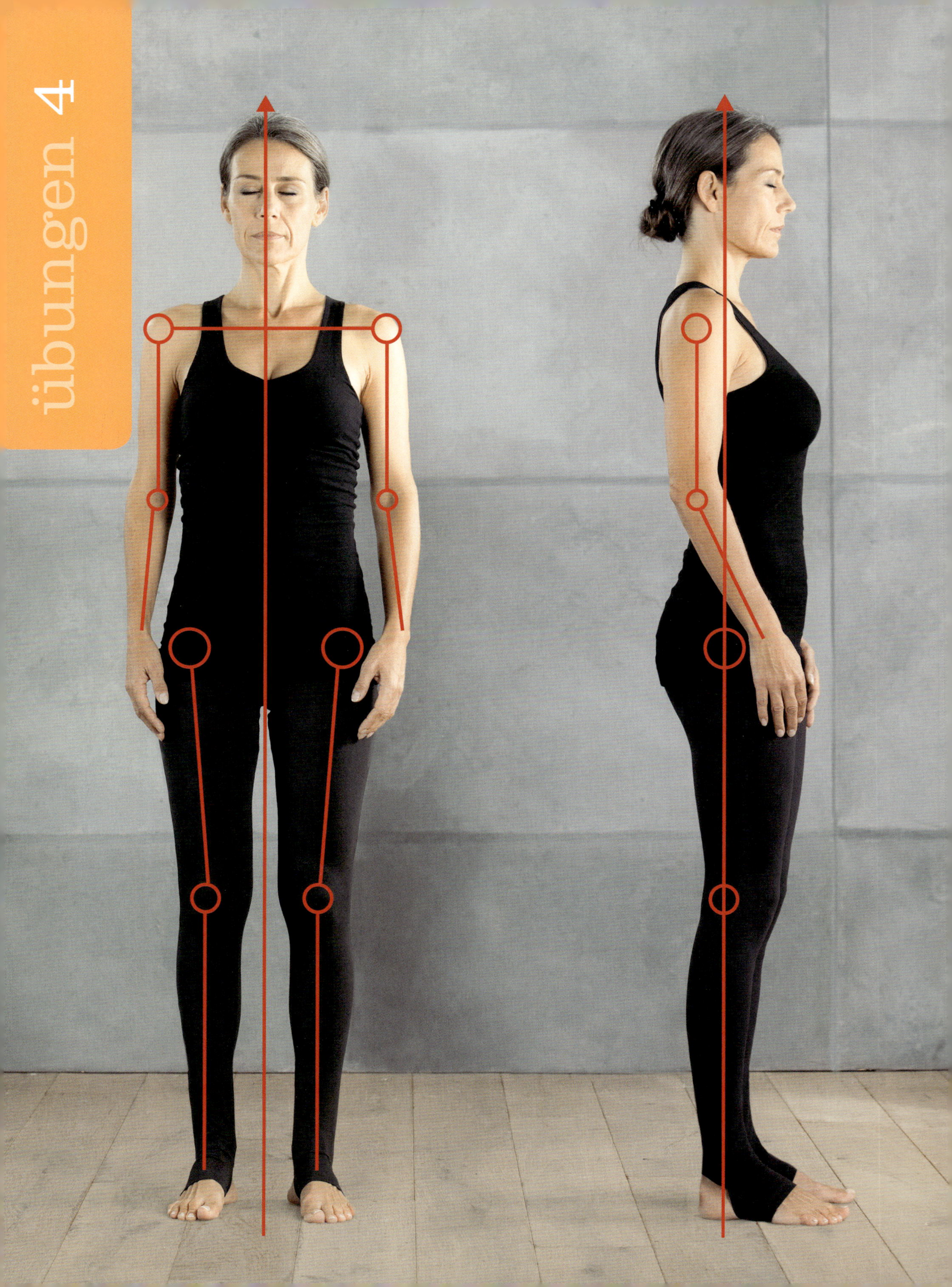

# Die Gelenke öffnen



- Bewegung als das erkennen, was sie ist: Therapie für alle Gelenke und die Wirbelsäule
- Die wunderbaren Kettenreaktionen erspüren, die durch die Aufspannung möglich werden
- Mit den Knochen denken lernen, neue Bewegungsmuster für den Alltag einstudieren

## 1. Vertikale Halbrotationen

An den vorderen Rand eines Hockers setzen, auf den Sitzbeinhöckern aus- und aufrichten, die Sitzbeinhöcker zu Stelzen verlängern.

Füße in zarter V-Stellung, Knie exakt über den Fersen, Beine hüftschmal. Die Handrücken liegen auf den Oberschenkeln. Die Oberarmknochen lang ziehen, den Kronenpunkt gleichzeitig zur Decke dehnen. Die Muskeln der Oberschenkel aus der Leiste und die Muskeln der Oberarme auf Achselhöhe ausdrehen. 3-mal beide Seiten gleichzeitig, 3-mal überkreuz.

Die Zehen des rechten Fußes in Gedanken nach vorne verlängern, gleichzeitig die Ferse nach hinten. Am linken Fuß ebenso. Die rechte Kniescheibe nach vorne schweben lassen, den Sitzbeinhöcker des rechten Beins nach hinten. Das Gleiche auf der linken Seite. Jede Seite 3-mal.
Überkreuz: Die Kniescheibe des rechten Beins schwebt nach vorne, der Sitzbeinhöcker des linken Beins nach hinten. Und umgekehrt. Je 5-mal.

Jetzt stellen Sie sich vor, die Sitzbeinhöcker würden sich auf ihren Stelzen bewegen. Die linke Sitzbeinhöckerstelze geht nach hinten unten, anschließend geht die rechte Stelze nach hinten unten. Wieder die linke. Je 10-mal. Achtung: Der Kronenpunkt bewegt sich nicht. Er thront in der Mitte und sichert die Aufspannung der Wirbelsäule.



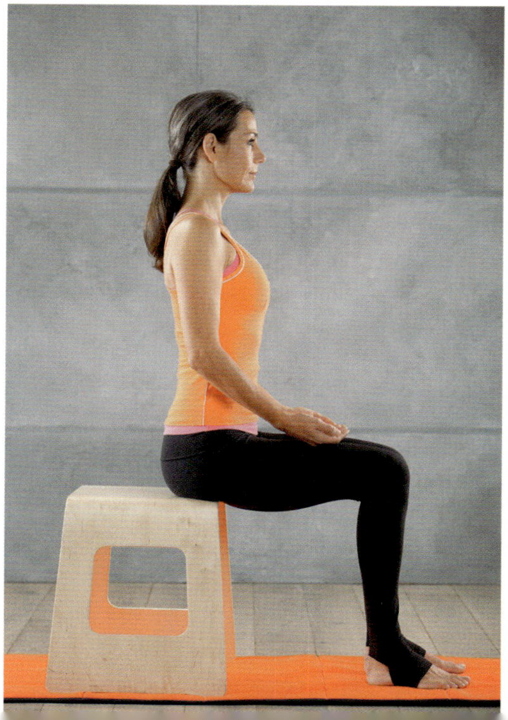

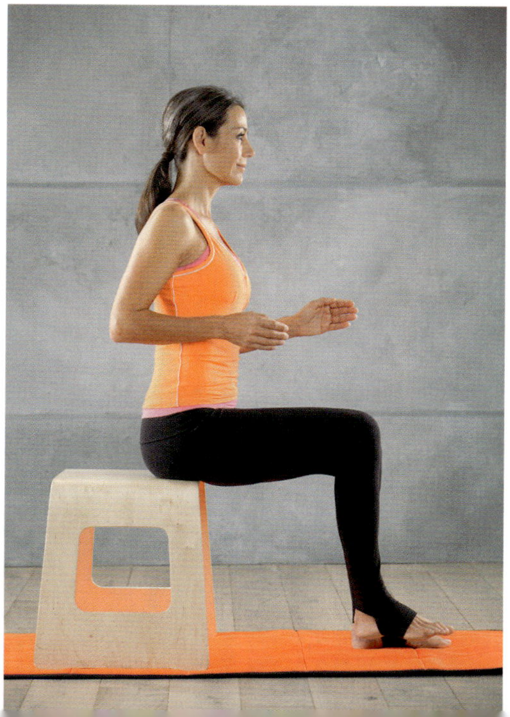

**Unterstützende Atmung**

**Sie können alle Übungen mit der Diagonalatmung anreichern. Der Atem ist Ihr Taxi, um Informationen im Körperinneren weiterzutragen: zu den Knochen, Muskeln, Sehnen, Bändern. Am Anfang brauchen Sie Ihre Vorstellungskraft, später folgt der Atem bereitwillig den wildesten Ideen. Einfach immer vorstellen, wie der Atem von unten nach oben durch den Körper fließt, dann kann Sie der Atem groß und leicht machen.**

**Die diagonale »Grundatmung«: An einem Sitzbeinhöcker einatmen und an der gegenüberliegenden Schulter ausatmen.**



Jetzt die Arme anwinkeln, die Oberarme bleiben nah am Körper, die Unterarme seitlich anwinkeln wie beim Gehen, die Hände sind leicht geballt und schauen zueinander. Den Brustkorb vom Becken weit weg dehnen.
Stelzengang: Die Sitzbeinhöcker rechts nach hinten unten, dann links, wieder rechts, die Brustwirbelsäule setzt sich von selbst in Gegenbewegung, einfach nur zulassen, was passiert. Je aufgespannter Sie sind, je leichter die Füße über dem Boden schweben, umso intensiver wird die Kettenreaktion im Körper.

Der Kopf schaut dabei geradeaus, das ist seine Arbeit im perfekten Gang: die Mitte halten und die Richtung vorgeben.

Den Oberkörper nach vorne beugen und weiter mit den Beckenhälften beziehungsweise den Sitzbeinhöckerstelzen nach hinten unten rotieren. Die Beinmuskeln entspannt halten, damit sich die Gelenke öffnen können. Den Oberkörper wieder anheben und nach hinten bewegen und weiter mit den Beckenhälften rotieren.

Achtung, das Becken aufgerichtet halten, der Brustkorb ist weit weg vom Becken. Wenn es anstrengend wird, gehen Sie mit dem Oberkörper einfach wieder nach vorne. Der Schmetterling hat immer seine kleine Insel am Rücken!

3-mal vor und zurück. Nehmen Sie wahr, wie Sie bei der Bewegung nach vorne die Rückenmuskeln stützen und bei der Bewegung nach hinten die Bauchmuskeln in Aktion treten? Prima.

Entspannen. Die Position für die nächste Übung beibehalten.

## 2. Tanga-Zipper mit Dreh

Grundposition im Sitzen. Arme seitlich hängen lassen. Stellen Sie sich vor, die Knochen würden sich zu Gold verflüssigen und immer länger und länger und länger werden. Auch die Finger werden lang. Die Oberarmmuskeln auf Achselhöhe ausdrehen. 3-mal.

Den rechten Arm butterweich zur Decke anheben, die rechte Hand hinter dem Kopf auf den oberen Rücken legen, die Handinnenseite zeigt zum Körper. Den linken Arm butterweich anheben, als könnten Sie die »leeren Knochen« bewegen, die linke Hand über die rechte legen. Mit den Fingern am Rücken nach unten wandern, so weit, wie es geht. Tun Sie so, als müssten Sie an Ihrer Unterhose (Tanga) einen Reißverschluss hochziehen.

Die Ellbogen an den Kopf ziehen, richtig spürbar. Die Muskeln ausdrehen und unmittelbar über dem Ellbogen leicht eindrehen. Sie erinnern sich an die Eigendrehung, die allen Knochen innewohnt. Jetzt den Bauchnabel auf Reise schicken: zum rechten Sitzbeinhöcker und gleichzeitig zum linken Ellbogen. Dann zum linken Sitzbeinhöcker und zum rechten Ellbogen. Je 3-mal. Spüren Sie »automatisch« eine kleine Rotation in der Brustwirbelsäule? Perfekt.

Nehmen Sie die Spur auf: mit den Augen einen Punkt fixieren, damit der Kopf still stehen bleibt, und aus der Brustwirbelsäule nach rechts drehen. Die linke Schulter dabei noch ein bisschen mehr drehen. Die ganze Drehbewegung nach links, jetzt macht die rechte Schulter den Extradreh. Wieder nach rechts. Und noch mal nach links. Zu jeder Seite 5-mal.

Achtung: Die Ellbogen kleben an den Schläfen, die Oberarme stehen senkrecht in der Luft.
Sobald die Ellbogen nach vorne schnellen, arbeitet der große Brustmuskel – und macht damit den Effekt kaputt: die Muskeln darunter werden verkürzt statt gedehnt.

Handstellung wechseln und 5-mal wiederholen. Hände lösen, Arme absenken und die neue Länge genießen.



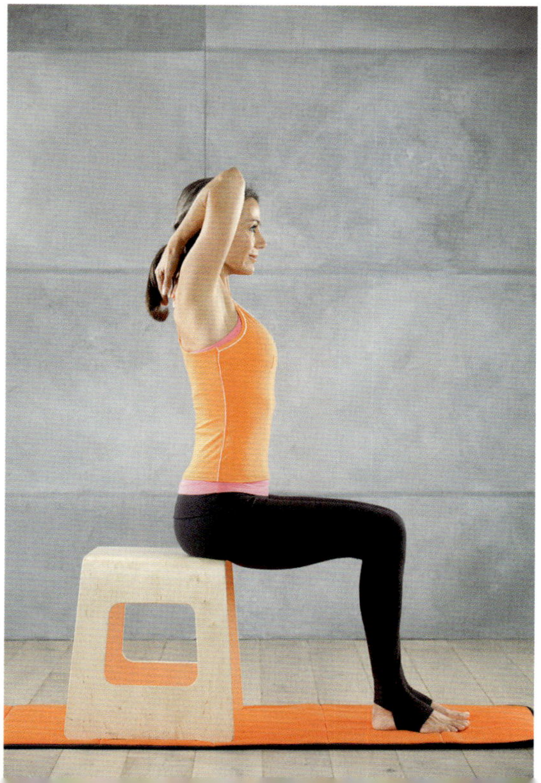

## 3. Vorder- und Rückseite verbinden

Grundposition im Sitzen. Arme seitlich hängen lassen. Stellen Sie sich wieder vor, die Armknochen würden sich in flüssiges Gold verwandeln. Hände verschränken. Arme schulterhoch nach vorne ausstrecken. Erst die rechte Oberarmkugel nach außen unten setzen, dann die linke.

In Gedanken die goldene Vorhangstange durch die Schultern ziehen und vorne und hinten gleich lang werden. Die Arme über den Kopf strecken, die Hände verschränken und die Handinnenflächen zur Decke ausdrehen. Den Bauchnabel in der Vorstellung gleichzeitig zum Schambeinunterrand und zur Stirn dehnen.

Diese Linie vorne am Bauch mit der Mittellinie am Rücken verbinden, indem Sie von ganz unten nach oben imaginäre goldene Druckknöpfe schließen.

Verweilen Sie am Brustbein, bauen Sie eine bewusste Verbindung des Brustbeines zur Brustwirbelsäule auf. Setzen Sie Ihre beiden Mittelfinger links und rechts neben die vordere Mittellinie auf Ihr Brustbein. Nun denken Sie sich von diesen beiden Punkten aus zwei Linien durch den Körper. Diese Linien kreuzen sich in der Körpermitte und treten auf gleicher Höhe am Rücken neben der Mittellinie aus.

Die Mittelfinger 1 bis 2 Zentimeter höher setzen, denken Sie sich auch hier wieder zwei Linien. Wandern Sie so immer weiter nach oben, bis Sie zu den Schlüsselbeinen gelangen. Das Auflegen der Finger ist meistens nur beim ersten Mal notwendig. Später können Sie die Übung jederzeit und überall ausführen, ohne dass jemand das mitbekommt.

Wer mag, kann die Linien mit dem Atem verbinden. Vorne einatmen, Atem in der Körpermitte kreuzen, hinten ausatmen.

Und umgekehrt. Die Linien von der Rückenseite aus nach vorne durch den Körper ziehen und auch den Atem andersherum lenken.

Nehmen Sie wahr, was geschieht. Beschreiben Sie mit klaren Worten, was Sie fühlen, was diese subtile Übung mit Ihnen macht. Und vertrauen Sie darauf, dass Ihre Wahrnehmung gut ist.

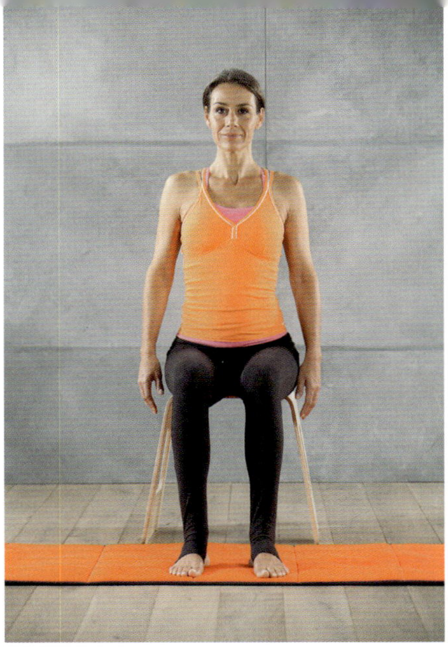

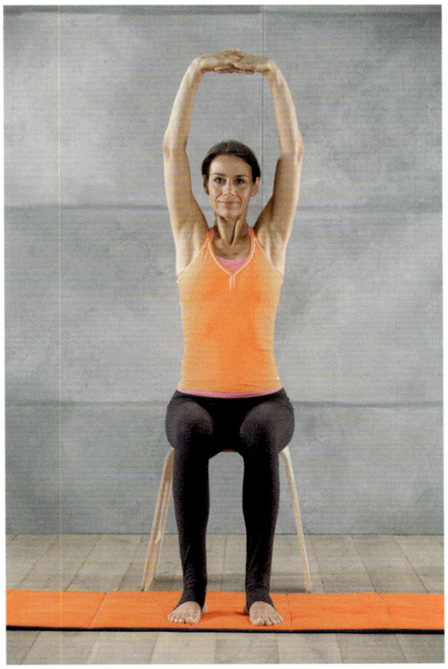

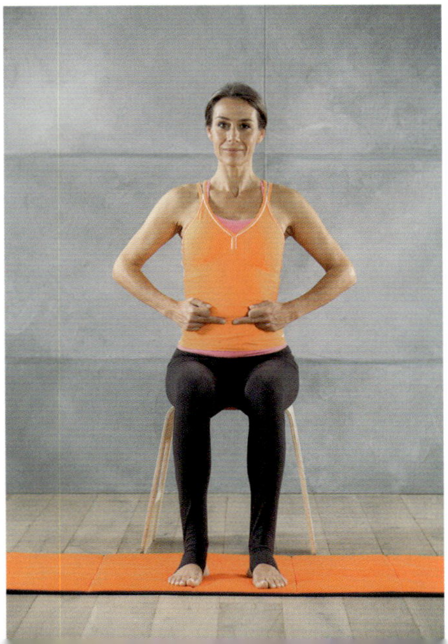

## 4. Mittellinien verbinden

Rückenlage. Beine angewinkelt, Füße in zarter V-Stellung und hüftschmal aufgestellt. Die Beine stehen parallel, die Knie in einer Linie mit Fersen und Hüftgelenk. Das rechte Schulterblatt und die linke Beckenhälfte an die Unterlage abgeben. Das linke Schulterblatt und die rechte Beckenhälfte. Je 3-mal.

Nun hat der Schmetterling seine perfekte kleine Insel am Übergang der Brustwirbel- zur Lendenwirbelsäule. Mit den Sitzbeinhöckern schielen: Der rechte Sitzbeinhöcker dehnt sich in Richtung linke Ferse, der linke Sitzbeinhöcker bewegt sich Richtung rechte Ferse. Je 10-mal. Sie wissen inzwischen: Es ist keine absichtlich gemachte Bewegung, sondern ein subtiles Geschehen-Lassen aus den Gelenken.

Schambein und Steißbein Richtung Füße dehnen, den Kronenpunkt in die Gegenrichtung. Den Bauchnabel gleichzeitig zum Schambeinunterrand und zum Stirnmittelpunkt dehnen. Den imaginären zweiten Bauchnabel auf dem Rücken wecken und gleichzeitig zum Steißbein und zum Kronenpunkt dehnen. Die beiden Linien wahrnehmen, in der Vorstellung nachzeichnen und verbinden, wie Sie das in der vorigen Übung im Sitzen gemacht haben.

Die Linien mit einem Goldfaden überkreuz verbinden. Oder die goldenen Druckknöpfe schließen.

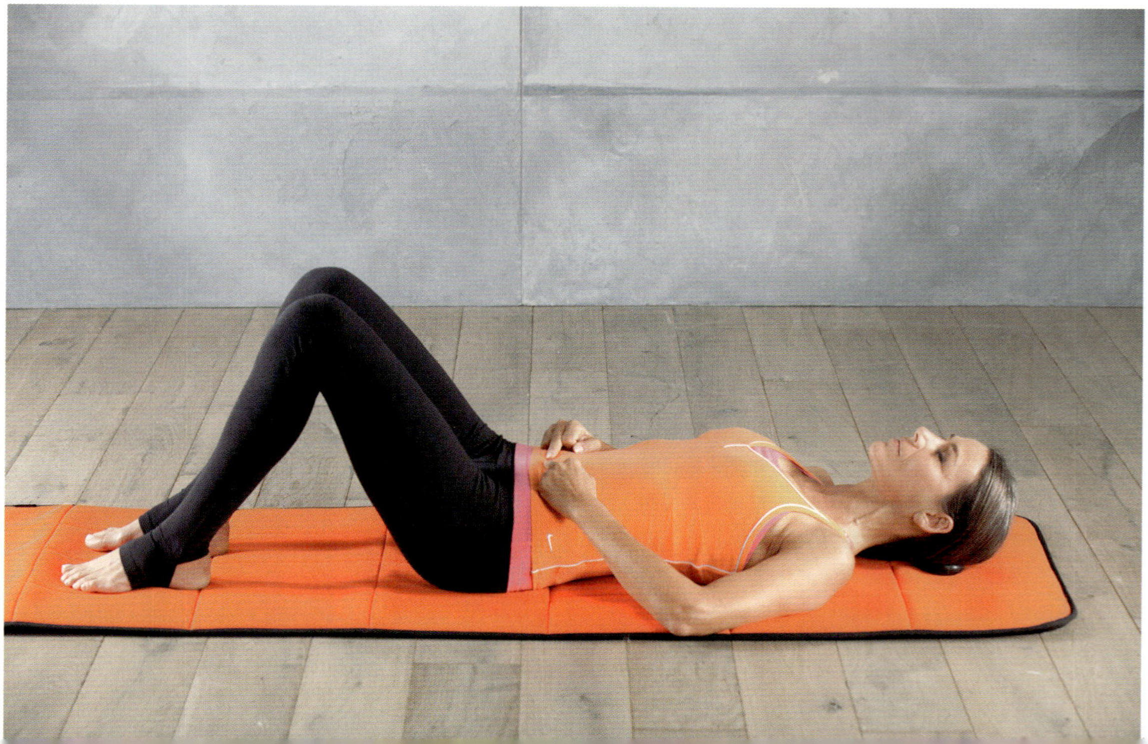

Oder die Magnetknöpfe zusammenführen.
Was immer Ihrem Körper gefällt – finden Sie ein Bild, mit dem Sie arbeiten können.

Stellen Sie sich wieder Linien vor, die vorne links und rechts von der Mitte beginnen, sich im Körper kreuzen und hinten am Rücken links und rechts von der Mittelachse austreten. Vom Becken über den Bauch und den Brustkorb bis zum Kinn nach oben arbeiten.

Dehnen Sie die Rippen »zwerchfellfreundlich« aus: Die Hände auf die Rippenbögen direkt unter dem Brustbein legen. Am Bauchnabel ein- und an den ersten (untersten) Rippen, die Sie wahrnehmen, seitlich ausatmen. Wieder am Bauchnabel einatmen, eine Rippe höher links und rechts ausatmen. So von Rippe zu Rippe atmen, bis zur obersten Rippe. Stellen Sie sich vor, wie der Atem die Rippen seitlich am Körper ausdehnt; das Zwerchfell folgt Ihrer Vorstellung.

Lassen Sie die Hände auf den Rippen ganz ruhig liegen, während sich gleichzeitig Ihre Ellbogen seitlich zu weiten scheinen: Sie machen das großartig.

Behalten Sie die Position für die nächste Übung bei.



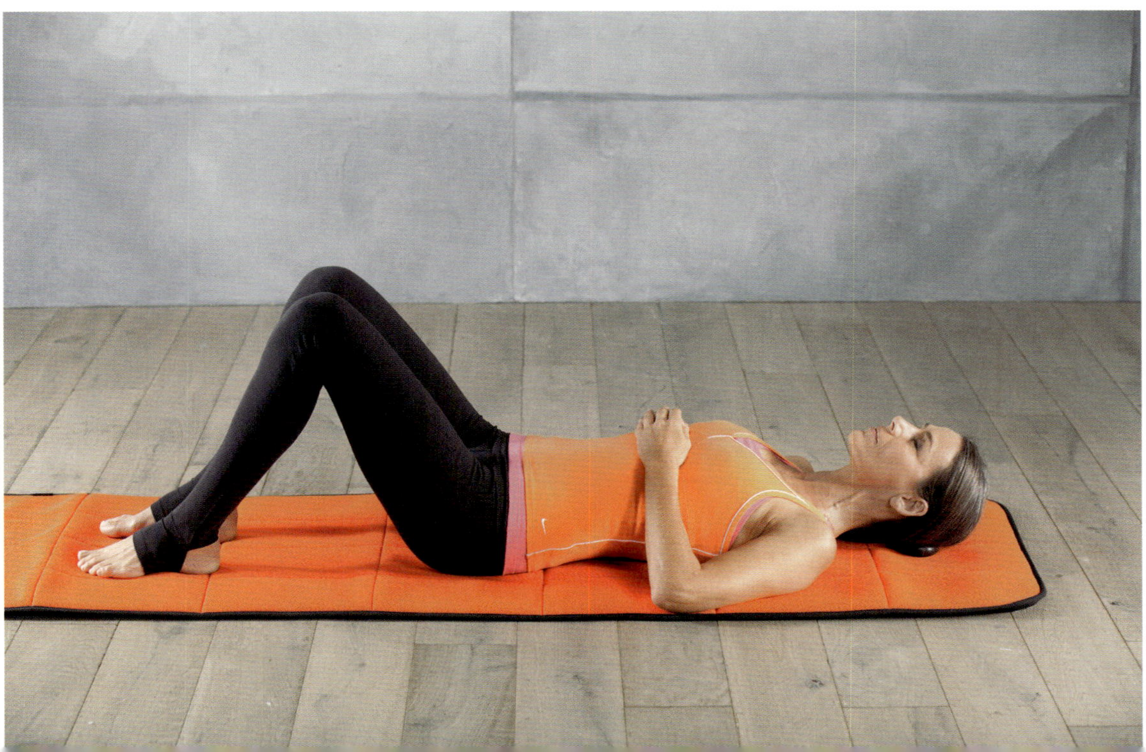

## 5. Isolation der Beckenhälften

Rückenlage. Arme seitlich ausstrecken. Die Mittelfinger wandern auseinander. Die Oberarmkugeln weit machen und butterweich an die Unterlage abgeben.

Die rechte Ferse aufsetzen und mit dem Bein aus dem Sitzbeinhöcker aktiv nach vorne gleiten, bis es gestreckt ist. Die linke Ferse aufsetzen und mit dem linken Bein nach vorne gleiten. Den Bauchnabel auf große Reise schicken: zur rechten Ferse und zur linken Schulter dehnen und umgekehrt.

Das rechte Knie zur Brust ziehen und die Ferse zur Decke strecken. Die Oberschenkelmuskeln kraftvoll aus der Leiste ausdrehen, den rechten Sitzbeinhöcker zur linken Ferse schielen lassen.

Die Gelenke öffnen: die Ferse zur Decke und gleichzeitig den Sitzbeinhöcker nach unten dehnen. 10-mal.

Jetzt mit dem rechten Fuß in der Luft pulsierend ein V im V zeichnen und so die Kettenreaktion von der Ferse zum Levator Ani aufbauen. 10-mal. Dann das rechte Bein »fersenpulsierend« nach links bewegen, über die linke Beckenseite, so weit, wie es mit dem rechten Sitzbeinhöcker am Boden geht. In dieser Spannung 10-mal die Oberschenkelmuskeln aus den Leisten und die Oberarmmuskeln auf Achselhöhe ausdrehen.



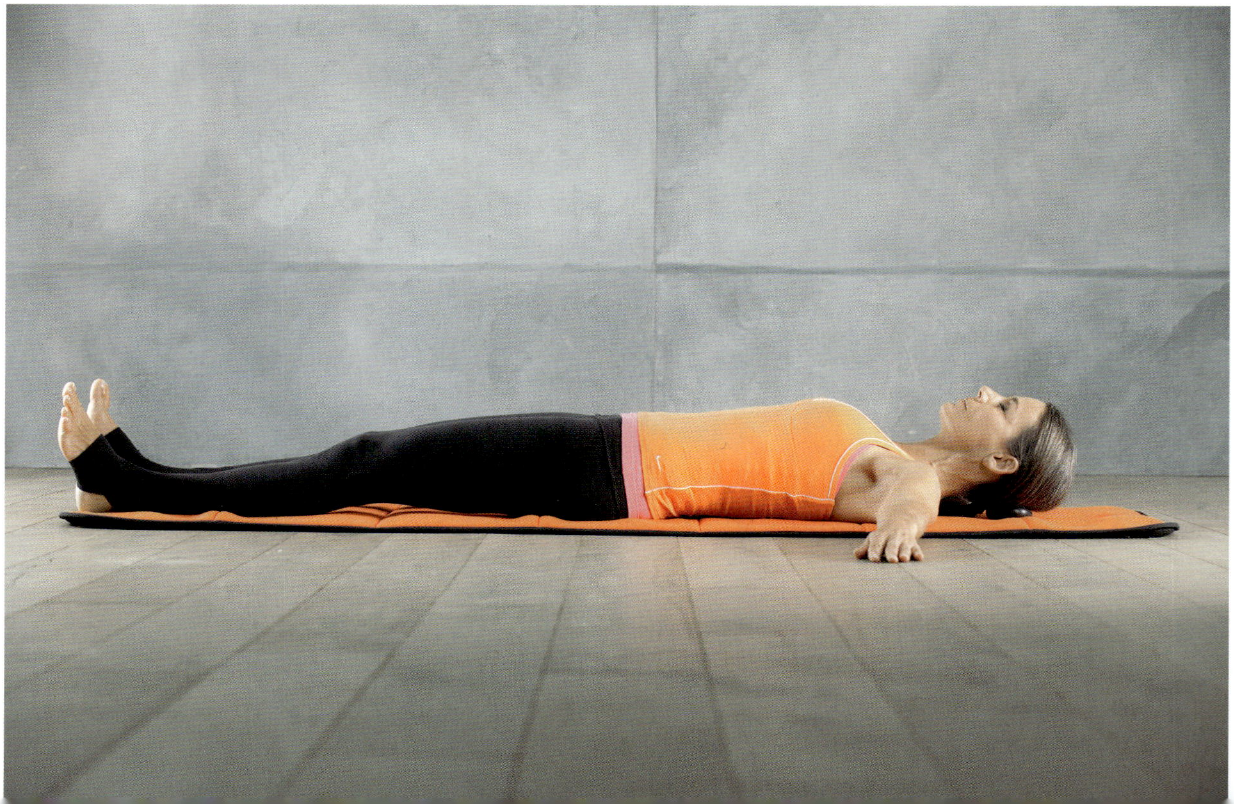

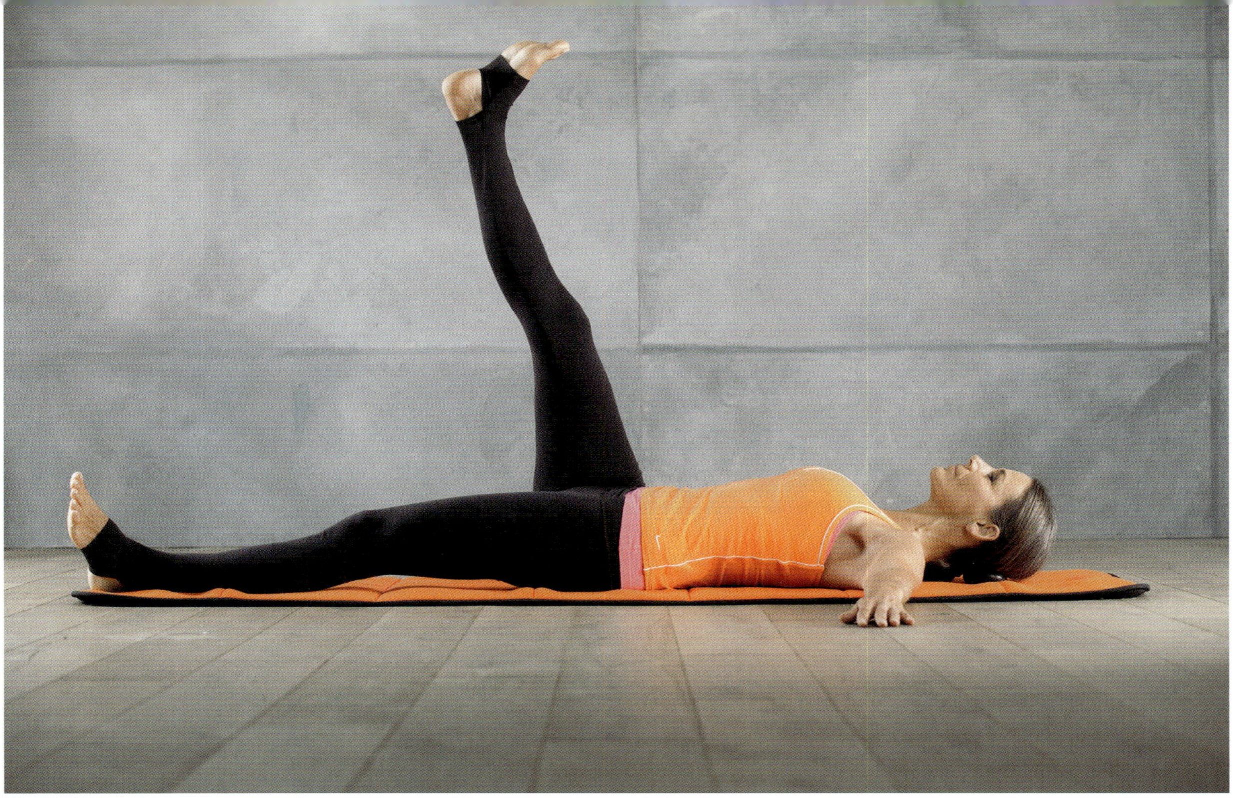



Mit dem Bein zurückwandern. Die rechte Ferse aufsetzen und das Bein nach vorne ausstreichen, bis es gestreckt ist. Spüren Sie in sich hinein, wie sich das rechte Bein im Vergleich zum linken Bein anfühlt. Mit größter Wahrscheinlichkeit ist das rechte Bein eindeutig länger als das linke. Der Ausgleich folgt sofort …

Das linke Bein anwinkeln, das Knie zur Brust ziehen, die Ferse zur Decke strecken. Die Oberschenkelmuskeln aus der Leiste ausdrehen, den linken Sitzbeinhöcker zur rechten Ferse dehnen. Ferse und Sitzbeinhöcker gleichzeitig auseinanderziehen. 10-mal. Das linke Bein V-im-V-pulsierend über das rechte Bein dehnen, 10-mal mit den Fersen zur Decke pulsieren. Es ist keine Bewegung, es ist wirklich Dehnung aus den Knochen und Gelenken. In der größtmöglichen Dehnung aller Muskeln im Becken und im Kreuz 10-mal die Oberschenkelmuskeln aus der Leiste und die Oberarmmuskeln auf Achselhöhe ausdrehen.

Mit dem Bein zurückwandern, die Ferse auf dem Boden aufsetzen, das Bein nach vorne schieben. Nehmen Sie wahr, wie sich die Beine anfühlen, wenn die Gelenke vollkommen frei liegen.

Die Beine wieder hüftschmal anwinkeln und die Position für die nächste Übung halten.

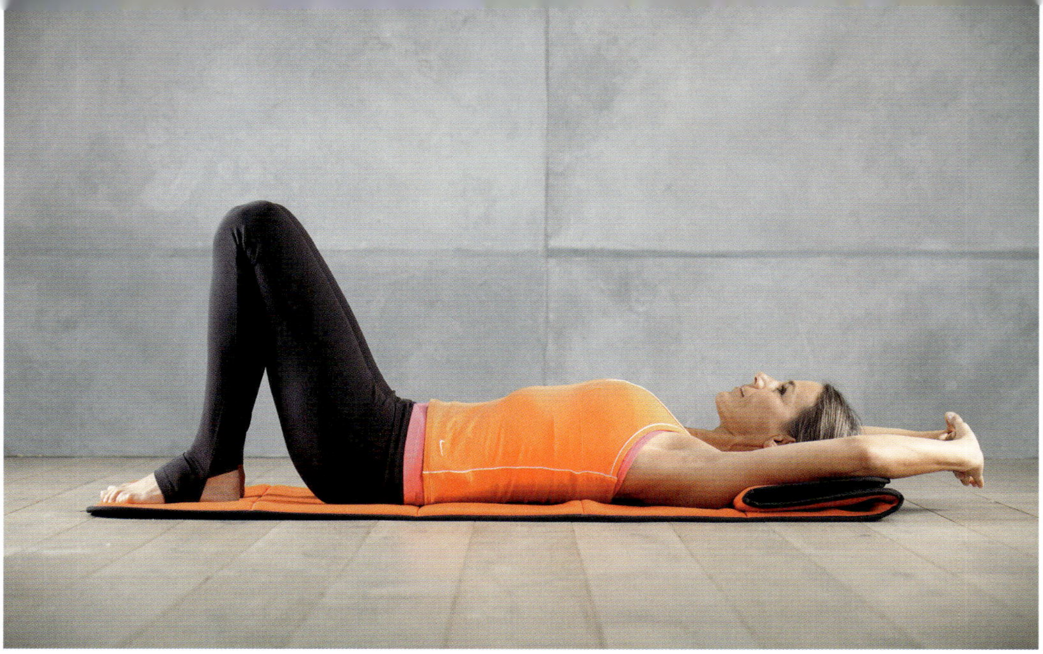

## 6. Große Turbobrücke

Direkt aus Übung 5. Hände verschränken und Arme senkrecht zur Decke strecken, Hände so ausdrehen, dass die Handinnenseiten nach oben zeigen. Die Oberarmkugeln zu den Seiten ziehen und butterweich auf dem Boden ablegen. Die Oberarmmuskeln auf Achselhöhe ausdrehen, die Arme über den Kopf strecken. Die Oberarme möglichst entspannt auflegen, die Unterarme bleiben unter Zugspannung.

Mit den Sitzbeinhöckern schielen: Der rechte schielt nach links, der linke nach rechts, je 5-mal oder bis die Bewegung in eine geschmeidige kreisartige Bewegung der Beckenseiten mündet. Weiterkreisen, links, rechts, je 20-mal. Konzentrieren Sie sich darauf, die Kreise in die Länge zu ziehen, die Bewegung in den Kreuzbeingelenken möglichst lang (vertikal) zu machen.

Anhalten. Ziehen Sie das Becken und den Brustkorb möglichst weit auseinander, indem Sie den Bauchnabel gleichzeitig zur rechten Beckenschaufel und zum linken Rippenbogen sowie zur linken Beckenschaufel und zum rechten Rippenbogen ziehen. 3-mal.

Die Sitzbeinhöcker Richtung Kniekehlen dehnen, vom Boden heben, die Kniekehlen in Gedanken ins Unendliche verlängern, über die Füße hinaus dehnen. Der Rücken hebt sich vom Boden, immer weiter nach oben, die Knie in die Oberschenkelrichtung verlängern, bis der Rücken wie ein schräges Brett steht.

In der Luft das Becken noch weiter weg vom Brustkorb ziehen, der Brustkorb bewegt sich nicht, er wird stabil von den sich ausdrehenden Oberarmmuskeln gehalten.

**Tipps für den Alltag**

**Nehmen Sie wahr, was geschieht. Beschreiben Sie mit lauter Stimme, was Sie fühlen, was diese subtilen Übungen mit Ihnen machen. Vor allem: Vertrauen Sie Ihrer Körperwahrnehmung. Wenn Sie spüren, dass dieses süße Fast-nichts-Tun Sie aufrichtet, die Rippen auseinanderdehnt, mehr Raum für die Wirbel schafft, die Bandscheiben ausdehnt, dann ist das auch so. Verkneifen Sie sich die Selbstzensur, die sagt: »Das kann doch gar nicht sein, dass so feine Übungen so viel bewirken.« Die Übungen wirken. Freuen Sie sich, dass Sie die Feinheiten wahrnehmen und spüren.**

Die Oberschenkelmuskeln aus den Leisten ausdrehen, bis sich die Sitzbeinhöcker zusammenziehen und der Levator Ani arbeitet. 7-mal.
Kleine Bauchnabelreisen: den Bauchnabel gleichzeitig zu den Beckenschaufeln und diagonal zu den Rippenbögen dehnen. 3-mal mit dem realen Bauchnabel. 3-mal mit dem imaginären Bauchnabel auf dem Rücken.
Große Bauchnabelreisen: Bauchnabel diagonal gleichzeitig zu den Sitzbeinhöckern und den Schultern dehnen. 3-mal mit dem realen Bauchnabel. 3-mal mit dem imaginären Bauchnabel auf dem Rücken.

Konzentrieren Sie sich auf den diagonalen Zug und entspannen Sie die nicht arbeitende Beckenhälfte.

Position lösen: Sitzbeinhöcker voran absenken, die Sitzbeinhöcker kommen gleichzeitig mit den Rückenmuskeln auf dem Boden auf, die kleine Schlafstelle für den Schmetterling unter dem Übergang der Brust- zu den Lendenwirbeln ist sofort wieder da.

Hände lösen. Entspannen.

Gehen Sie für die nächste Übung in die Hocke.



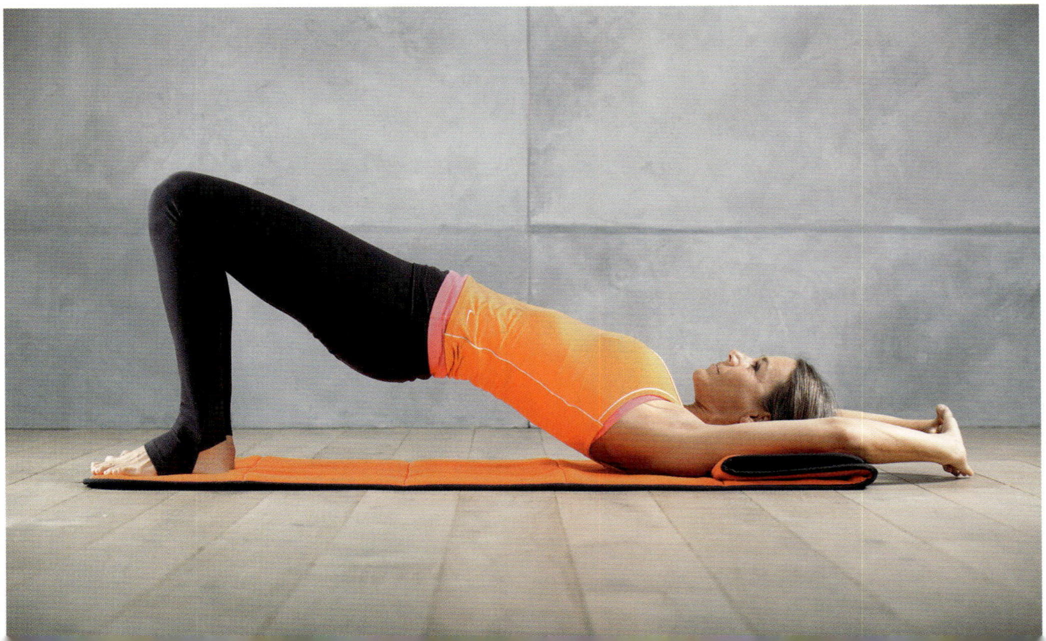

## 7. Steilhang mit Beckenrotation

In die Hocke gehen. Die Hände berühren leicht den Boden. Die Ellbogen zeigen zu den Seiten. Die Kniescheiben nach vorne verlängern, gleichzeitig die Sitzbeinhöcker nach hinten dehnen. Überkreuz: die rechte Kniescheibe vom Bein weg denken, den linken Sitzbeinhöcker nach hinten dehnen. Seite wechseln. Jede Seite 3-mal.

Den Schambeinunterrand nach hinten verlängern und den Brustkorb vom Becken weg dehnen. Die Fersen auf den Boden setzen, das Becken nach hinten dehnen, die Knie über die Fersen bringen. Die Arme anheben und nach hinten strecken. Den Rücken aufspannen: Der Kronenpunkt zieht in die Verlängerung der Wirbelsäule, Scham- und Steißbein ziehen in die Gegenrichtung. Den Oberkörper etwas anheben, sodass er schräg nach vorne steht. Die Hände weich auf den Rücken legen.

Die Ellbogen seitlich auseinanderziehen und die Oberarmmuskeln auf Achselhöhe kraftvoll ausdrehen.

Mit den Füßen die V-im-V-Puls-Bewegung machen. 3-mal. Nun V im V und gleichzeitig die Muskeln der Oberschenkel aus den Leisten ausdrehen. 5-mal.

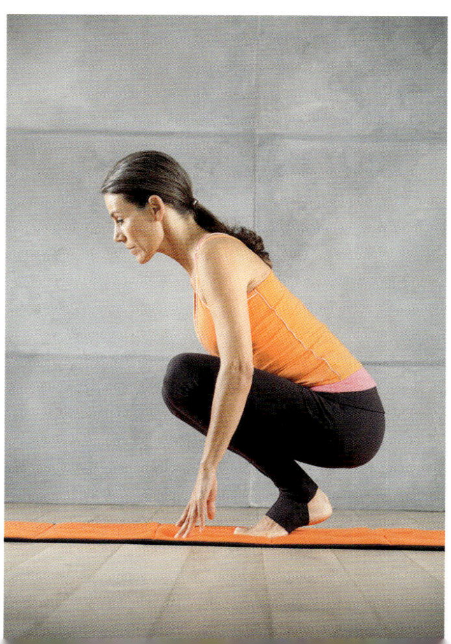

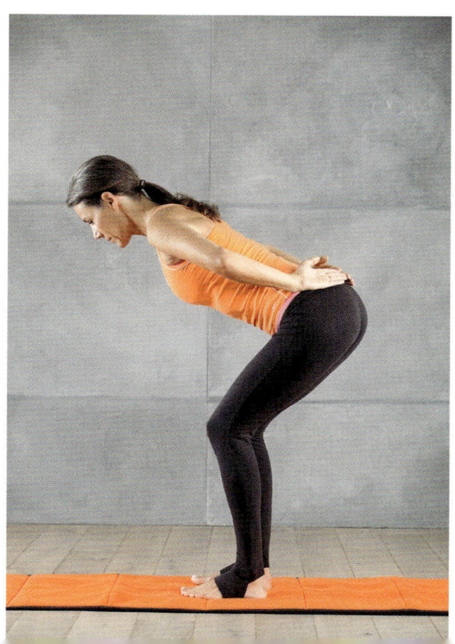

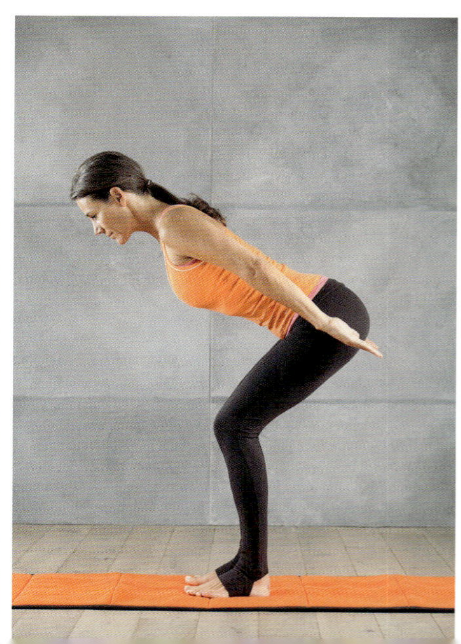

Mit den Sitzbeinhöckern schielen, bis dieses Schielen in eine geschmeidige kreisartige vertikale Bewegung der Beckenseiten übergeht.

Wiederholen, so oft Sie können oder wollen. Diese vertikale Bewegung der Beckenhälften will in Fleisch und Blut übergehen, bis jeder Schritt, den Sie machen, aus den Kreuzbeingelenken kommt.

Achten Sie auf die Knie, die müssen immer über den Fersen stehen. Sobald sich Ihr Rücken schwer anfühlt oder gar schmerzt, haben Sie die Knie zu weit nach vorne über die Füße geschoben.

Fällt Ihnen die Übung anfangs schwer, weil sich die Vorfüße in die Luft heben, sobald sie nicht mehr von Ihrem Gewicht nach unten gedrückt werden, lehnen Sie sich für diese Übung an ein Sofa, an einen Bettrand, an einen Stuhl oder an eine Wand an. So gewöhnen sich die Füße an die neue Freiheit.

Zum Auflösen der Position: Arme nach hinten ausstrecken, die Mittelfinger lang ziehen, während der Kronenpunkt den Torso gleichzeitig in die Aufrichtung zieht.



### SOS-Übungen

**Der Steilhang, Übung 7, ist die ideale Position, wenn Sie sich hinsetzen oder aufstehen oder wenn Sie sich bücken wollen, um etwas aufzuheben. Auch für die Gartenarbeit ist das eine äußerst rückenfreundliche Position. Männer lernen durch den Steilhang, wie sie beim Sex den aktiven Part übernehmen können, ohne »danach« Lendenwirbelschmerzen zu riskieren.**

## 8. Rückenstreckung an der Wand

Vor eine Wand stellen. Die Hände auf Schulterhöhe und schulterbreit an die Wand legen, und zwar so, dass die Hände eine A-Form bilden.

Die Oberarmknochen lang machen. Stellen Sie sich vor, flüssiges Gold fließe durch den Oberarm, durch den Unterarm. Die Ellbogen ziehen schwer Richtung Boden.

Unterschenkel, Oberschenkel, Becken, Brustkorb, Kopf – alles vom Boden weg Richtung Kronenpunkt denken. Stoßen Sie sich mit den Händen ganz leicht von der Wand ab, das hilft, die perfekte vertikale Ausrichtung an der Mittelachse zu finden, und intensiviert die Streckung des Oberkörpers.

Schweben Sie federleicht über den Fersen: links die Oberschenkelmuskeln aus der Leiste, rechts die Oberarmmuskeln auf Achselhöhe ausdrehen. Umgekehrt. Je 10-mal.

Jetzt die Sitzbeinhöcker isoliert voneinander bewegen: den rechten Sitzbeinhöcker zur rechten Ferse dehnen, gleichzeitig die Oberschenkelmuskeln ausdrehen. Den linken Sitzbeinhöcker zur linken Ferse dehnen, gleichzeitig die Oberschenkelmuskeln links aus der Leiste ausdrehen. Wiederholen Sie diese Übung, bis sich die »Bewegung« leicht und geschmeidig anfühlt. Dann zur Steigerung zusätzlich die Oberarmmuskeln auf Achselhöhe ausdrehen – immer rechtes Bein plus linker Arm und umgekehrt. Je 30-mal.

Nehmen Sie die Hände weg von der Wand, winkeln Sie die Arme seitlich an. Wiederholen Sie die Übung im »freien Stand«: den linken Sitzbeinhöcker leicht nach hinten dehnen und loslassen, den rechten Sitzbeinhöcker nach hinten dehnen und loslassen, gleichzeitig überkreuz die Oberarmmuskeln ausdrehen.

Bewegt sich sofort die Brustwirbelsäule in kleinen, rotationsartigen Drehungen? Super. Gratulieren Sie sich zu Ihrem klugen Körper.

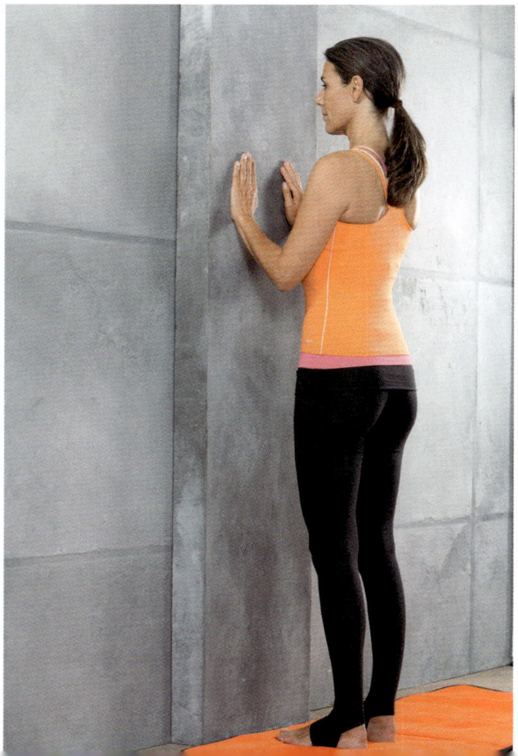

## 9. Stand an der Wand

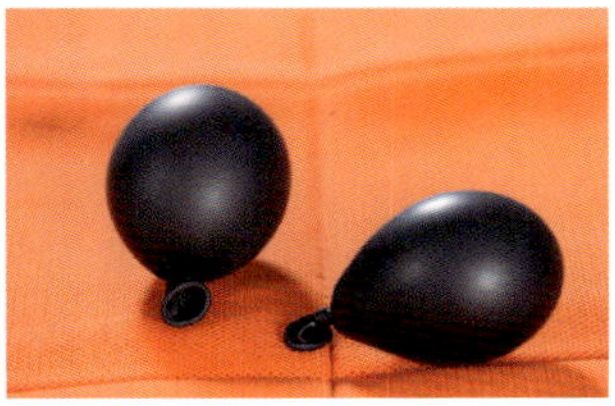

Mit dem Rücken zur Wand stellen. Die Fersen haben ein wenig Abstand, wie viel das ist, hängt von Ihrem Körperbau ab: Die Sitzbeinhöcker sollen hinter den Fersen schweben. Anders gesagt: Je dominanter das Gesäß, umso größer der Abstand.

Die Gesäßhälften an die Wand abgeben, die Schulterblätter ebenfalls an die Wand lehnen. Die Hände auf die Leisten legen. Jetzt die Oberarmkugeln seitlich auseinanderziehen und an die Wand legen. Die Dehnung in den Rippen aufnehmen und sie seitlich auseinanderziehen. Das verringert den Abstand zur Wand im Kreuz, immer mehr Rückenmuskeln berühren die Wand. Achtung, die Wirbelsäule drückt nirgends an die Wand. Sie schwebt.

Die Oberarmmuskeln des rechten Arms auf Achselhöhe und die Oberschenkelmuskeln linken Beins aus der Leiste ausdrehen. Umgekehrt. Jede Seite 10-mal.

Das rechte Schulterblatt und die linke Beckenhälfte noch bewusster an die Wand abgeben. Und umgekehrt. Je 3-mal.

Die Sitzbeinhöcker nach hinten unten »bewegen«, wie Sie das kennen. Rechts, links, je 10-mal.

Alles miteinander verbinden: Sitzbeinhöcker nach hinten unten bewegen, die Muskeln der Oberschenkel gleichzeitig ausdrehen und die Oberarmmuskeln überkreuz ausdrehen. Wiederholen Sie diese Übung, bis Sie gar nicht mehr anders wollen oder können.

Dieser bewusste Kreuzgang funktioniert nur, wenn der Körper aufgespannt ist und die Gelenke frei liegen. Jeder Schritt, den Sie im Alltag so machen, ist Therapie für Ihren Rücken und Ihre Gelenke.

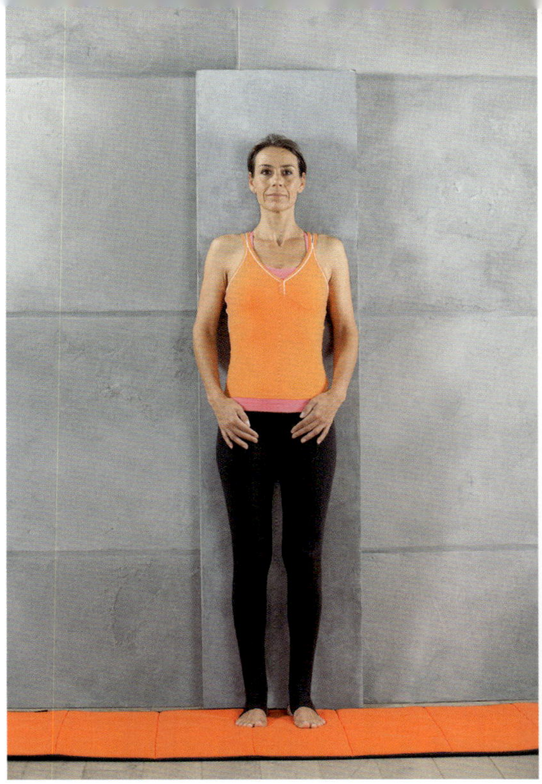

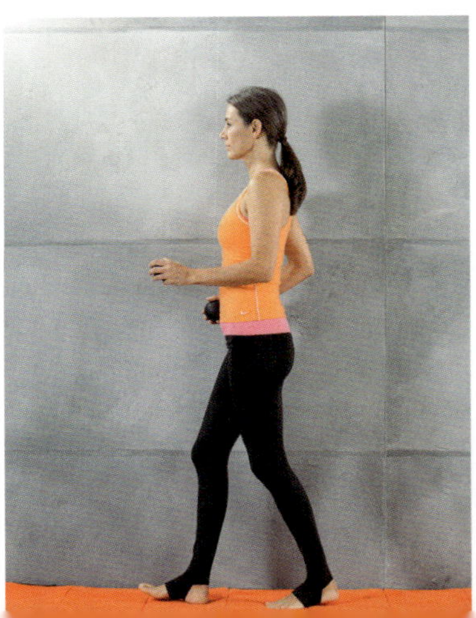

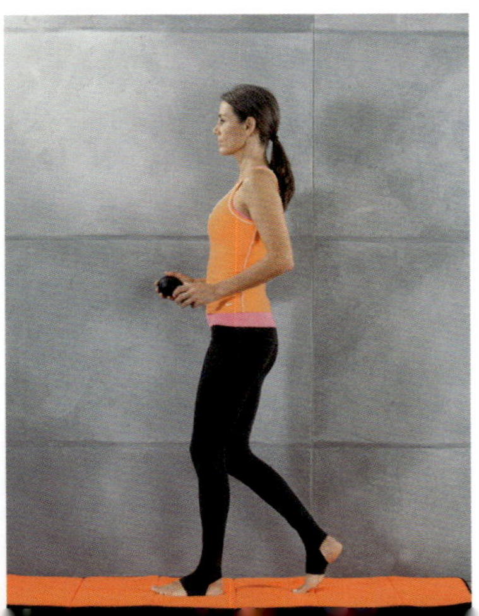

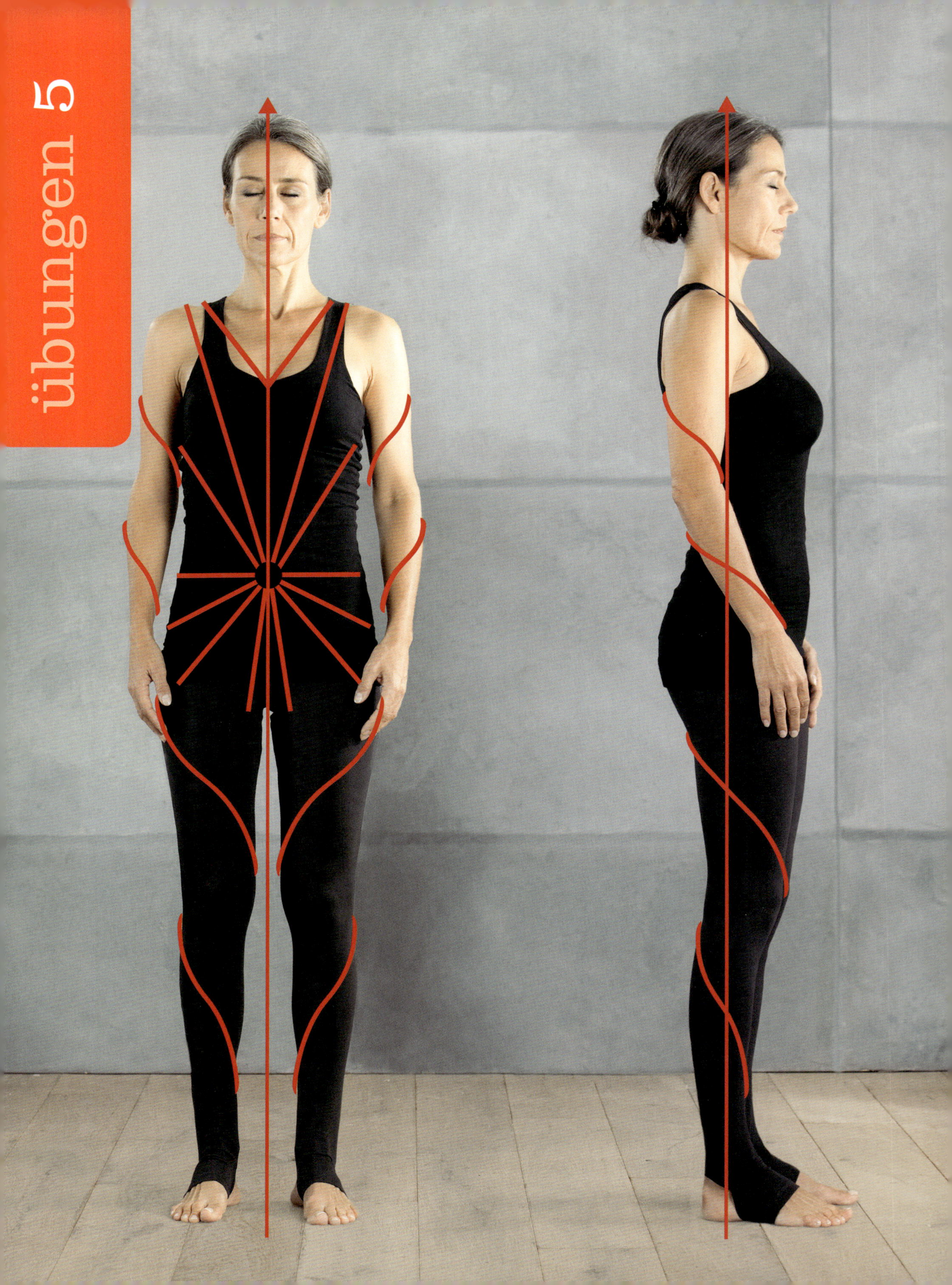

# Die Kraft aus der Tiefe



- Die Knochen ausrichten, bis 100 Prozent der Skelettmuskulatur zur Verfügung stehen
- Die Muskeln vernetzen und kräftigen, von innen nach außen.
- Den Beckenboden und das Zwerchfell optimal einsetzen – als Zwischenstockwerke im Hochhaus Mensch

## 1. Bauch mit gestreckten Beinen

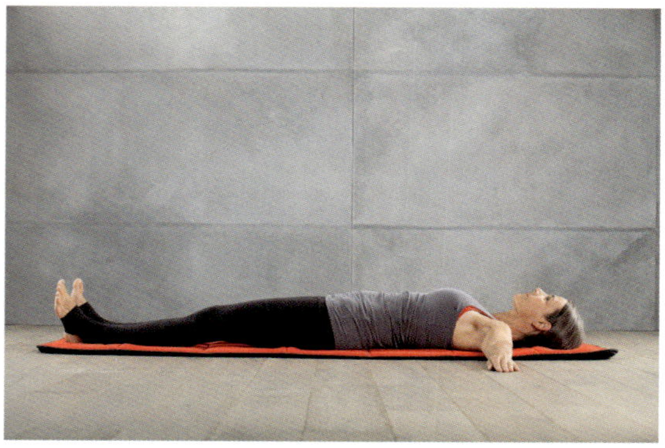

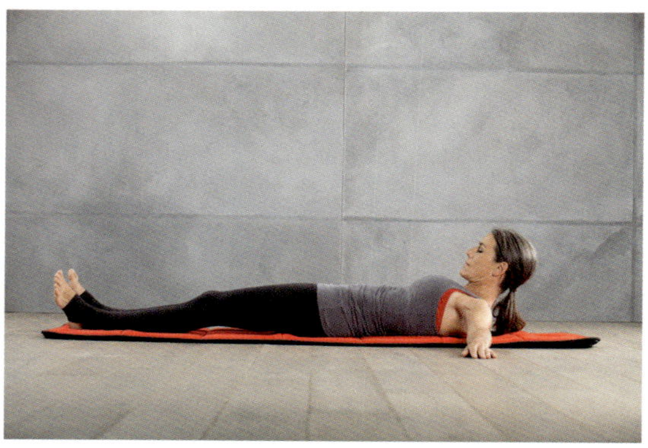

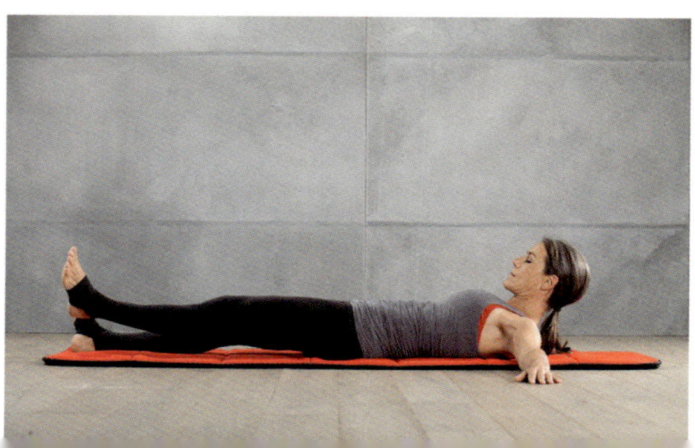

Rückenlage einnehmen. Die Beine sind angewinkelt hüftschmal aufgestellt, die Füße in leichter V-Stellung. Die Arme seitlich auf Schulterhöhe ausstrecken. Die Mittelfinger auseinanderwandern lassen, bis die Oberarmkugeln entspannt auf der Unterlage liegen.

Den rechten Fuß anziehen, die rechte Ferse bleibt auf dem Boden, und mit dem rechten Bein aktiv nach vorne gleiten, bis es gestreckt ist. Dann den linken Fuß anziehen, die linke Ferse bleibt auf dem Boden, und das linke Bein aus den rückseitigen Beinmuskeln strecken.

Die Strumpfnaht einzeichnen: links aus der Kniekehle Richtung Fersen und aus der Kniekehle Richtung Sitzbeinhöcker dehnen, als möchten Sie eine Strumpfnaht ausrichten. Am rechten Bein genauso.

Schicken Sie Ihren Bauchnabel auf kleine Reise: gleichzeitig Richtung Beckenschaufel und gegenseitigen Rippenbogen dehnen. 3-mal.

Die Zunge aus dem Mund strecken, deren Spitze Richtung Brustbein dehnen. Vom Kronenpunkt aus den Kopf anheben, bis das Kinn parallel zum Brustbein steht. Zunge wieder in den Mund nehmen.

Die Oberarmmuskeln auf Achselhöhe und die Oberschenkelmuskeln aus den Leisten ausdrehen. Beide Beine gleichzeitig, 10-mal.

Dann wechselseitig: links die Oberschenkelmuskeln, rechts die Oberarmmuskeln und umgekehrt. Je 10-mal.

Wer ermüdet, senkt den Kopf behutsam wieder auf die Matte. Entspannen Sie kurz und bauen Sie die Übung erneut auf.

Nun die Beine abwechselnd leicht vom Boden heben und wieder abgeben, links, rechts. Je 10-mal.

Steigerung: ein Bein leicht vom Boden heben, mit dem Fuß in der Luft zart pulsierend das V im V im ausgerichteten Fuß zeichnen. 10-mal. Absetzen und mit dem anderen Bein wiederholen.

Den Kopf absenken, die Beine wieder hüftschmal aufstellen. Entspannen. Behalten Sie diese Position für die nächste Übung bei.

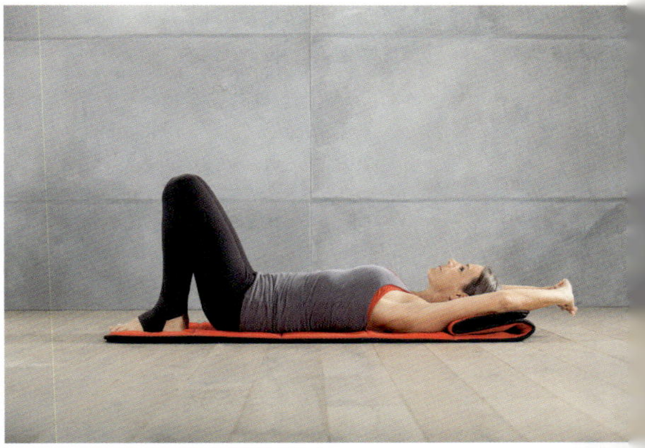

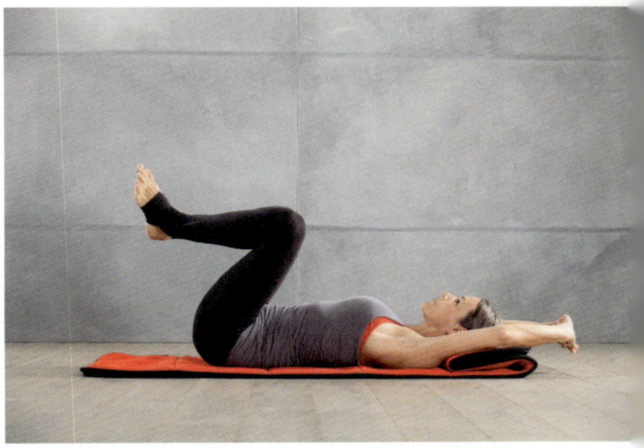

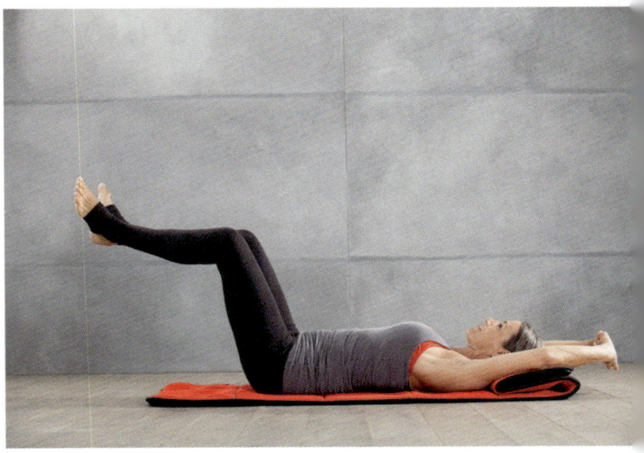

## 2. Brutalo für den Unterbauch

Rückenlage. Hände verschränken, zur Decke ausdrehen, Arme senkrecht nach oben zur Decke strecken. Oberarmkugeln möglichst weit auseinanderziehen und ans Polster abgeben.

Arme über den Kopf dehnen und die Oberarme neben den Ohren auflegen. Die Füße abwechselnd und federleicht vom Boden heben und wieder aufsetzen. Je 5-mal.

Jetzt die Beine in der Luft anwinkeln, die Unterschenkel parallel zum Boden. Die Ferseninnenseiten aneinanderlegen und die Füße leicht ausdrehen, sodass sie in V-Position stehen, die Zehen bleiben entspannt.

Scham- und Steißbein in die Verlängerung nach unten und den Kronenpunkt nach oben dehnen und so Becken und Brustkorb möglichst weit auseinanderziehen.

Die Oberschenkelmuskeln aus den Leisten ausdrehen. 7-mal. Die Füße weiter nach vorne ziehen, vom Körper weg, die Oberschenkelmuskeln wieder aus den Leisten heraus ausdrehen. 7-mal. Etwas weiter vor mit den Unterschenkeln, die Oberschenkelmuskeln aus den Leisten ausdrehen. Nur das.

Wiederholen Sie diese Übung, bis entweder die Beine fast gestreckt sind oder Ihnen die Kraft ausgeht.

Sobald der Bauch sich kugelig wölbt, aufhören, die Knie wieder über die Brust ziehen. Der Bauch muss während der ganzen Übung schon so aussehen, wie Sie ihn möchten: lang gedehnt und flach, mit schmaler Taille.

Vor allem Männer, die auf das anatomisch unsinnige Waschbrett fixiert sind, tun sich mit dieser Übung anfangs schwer. Die Muskeln müssen sich erst an die neue Länge gewöhnen.

Beine absetzen, Arme entspannen

Behalten Sie diese Position für die nächste Übung bei.

**SOS-Übung**

**Die Übung »Luftbeine mit Puls« hilft bei akuten Schmerzen im Kreuz oder in den Hüftgelenken. Falls es Ihnen noch schwerfällt, die Beine gestreckt zu halten: Mit leicht gebeugten Beinen funktioniert die Übung auch.**

## 3. Luftbeine mit Puls

Das rechte Knie zur Brust ziehen. Den Oberschenkel in der Vorstellung aus der Kniekehle nach oben verlängern, während sich gleichzeitig der Sitzbeinhöcker in die Gegenrichtung (Richtung Boden) dehnt. Das Bein zur Decke strecken. Der Fuß ist dabei ganz entspannt geflext.

Das linke Knie zur Brust ziehen, Kniekehle und Sitzbeinhöcker auseinanderdehnen, das Bein zur Decke strecken. Die Hände entspannt auf die Leisten legen.

Die Fersen zur Decke dehnen, gleichzeitig die Sitzbeinhöcker Richtung Boden. 10-mal. Achtung, die Wirbelsäule schwebt über dem Boden, es gibt keinerlei Druck, und der Schmetterling lebt.

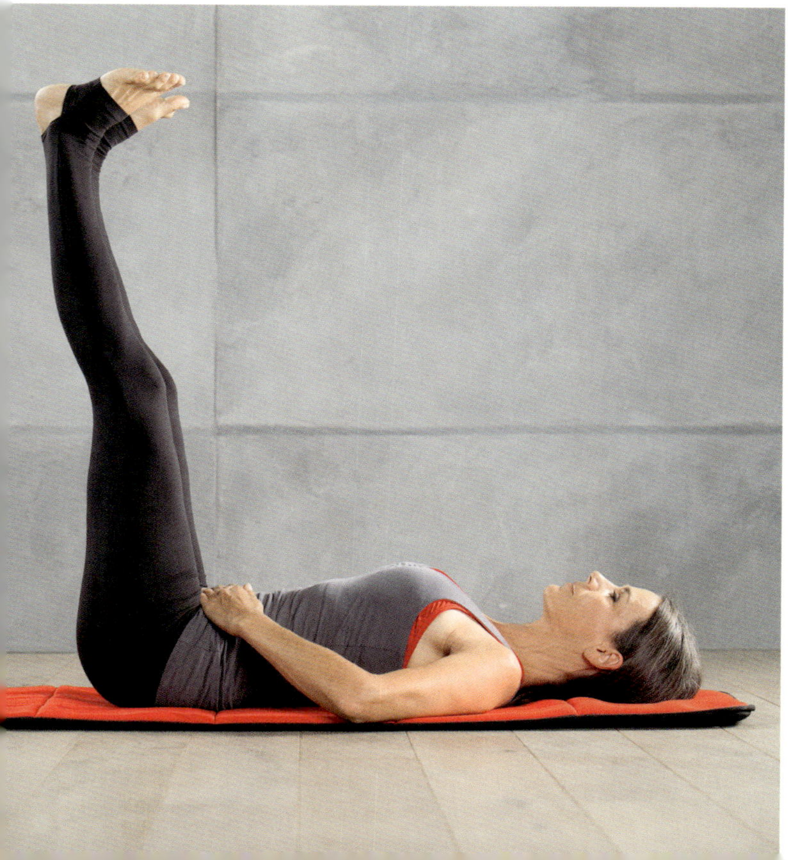

Die Beine näher zum Körper ziehen, die Sitzbeinhöcker unter allen Umständen am Boden halten! Die Oberschenkelmuskeln aus den Leisten ausdrehen. 10-mal beide Beine gleichzeitig. 10-mal abwechselnd.

Die rechte Ferse zur Decke strecken, gleichzeitig den linken Sitzbeinhöcker noch mehr loslassen. Dann umgekehrt. Jede Seite 10-mal.

Je präziser Sie die Übung durchführen, umso anstrengender ist sie am Anfang. Sie können zwischendurch entspannen, indem Sie die Beine beugen und die Knie locker Richtung Brust dehnen, doch Achtung, die Sitzbeinhöcker bleiben auch in dieser Entspannungsposition am Boden.

Für die nächste Übung lassen Sie die Beine in der Luft, ob gebeugt oder gestreckt, ist egal.

## 4. Luftbein-Hüftdehnung

Hände verschränken, zur Decke ausdrehen, Arme senkrecht in die Luft strecken, Oberarmkugeln seitlich weit machen und an die Unterlage abgeben. Gestreckte Arme absenken, Oberarme neben den Ohren entspannen, die Unterarme halten die Dehnung.

Das rechte Bein zur Decke strecken, Fersen und Sitzbeinhöcker auseinanderdehnen, so weit, wie es geht. Den linken Fuß über das rechte Bein legen, mit dem Fuß nach unten gleiten, bis er über dem Knie auf dem Oberschenkel landet. Das linke Knie zur Seite dehnen. Der Oberschenkelknochen öffnet sich zur Seite.

Das rechte Bein anwinkeln und den Oberschenkel näher zum Torso ziehen, so weit, wie es geht, wenn der rechte Sitzbeinhöcker am Boden bleibt.

Den linken Fuß in V-Position bringen, also die Zehen Richtung rechten Fuß ziehen, die Ferseninnenseite zum Kopf hin dehnen. Sie spüren, wie diese Ausrichtung auch alle Gelenke am linken Bein sortiert.

Variante: Die Arme in die Luft strecken und locker kreuzen.

Den Schambeinunterrand zwischen den Beinen hin-

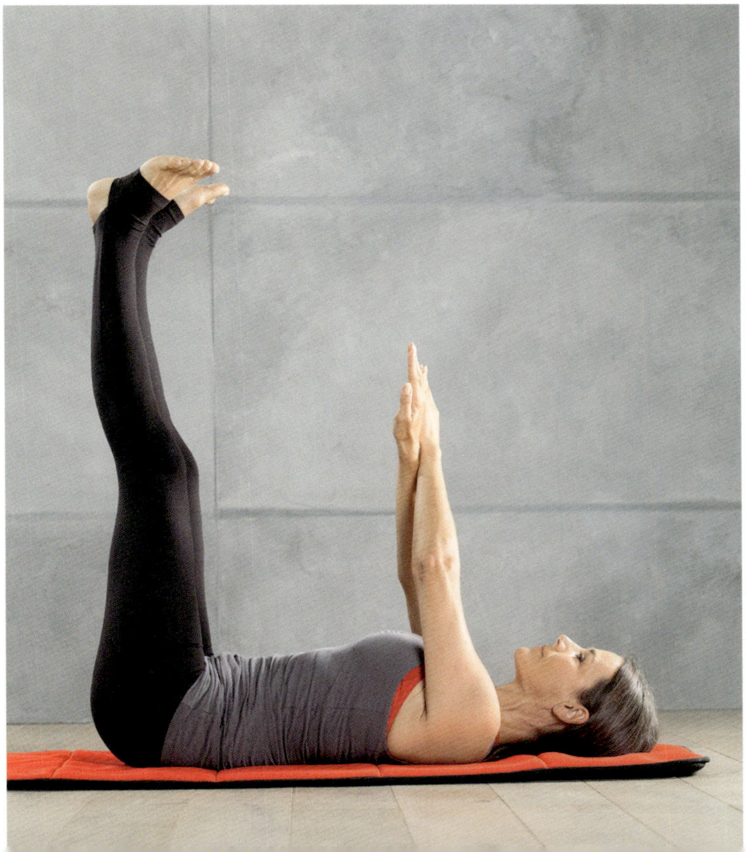

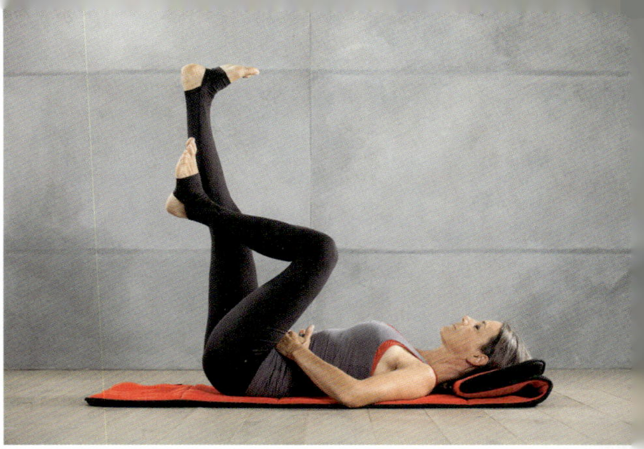

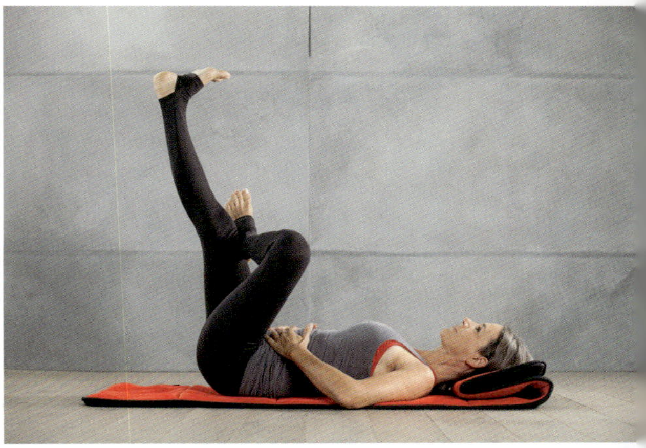

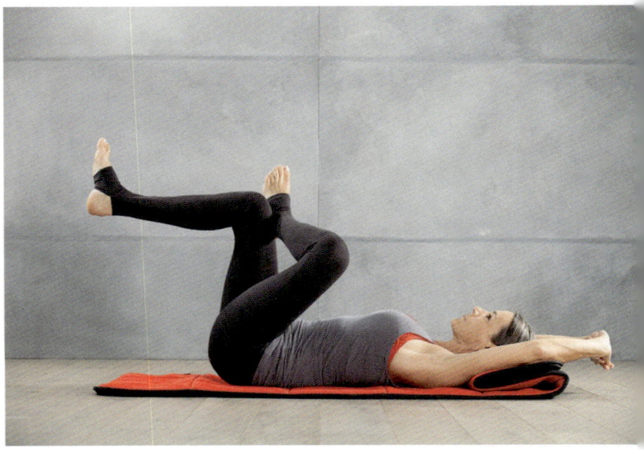

## Unterstützende Atmung

**Im Sitzen oder Liegen: Am Damm einatmen und den Atem innen an der Wirbelsäule entlang spiralförmig nach oben fließen lassen. Bis zum Kronenpunkt, dort ausatmen. Einmal lassen Sie den Atem spiralförmig links herum, einmal rechts herum nach oben »wirbeln«.**

**Variante: Am Damm einatmen und am oberen Beckenrand ausatmen, das Becken oben öffnen. Am Damm einatmen und seitlich an den Rippen ausatmen. Von den unteren Rippen bis zur Achselhöhle hocharbeiten.**

**Giebelkreuzatmung: Am Rippenbogen vorne einatmen und den Atem zum Rippenbogen hinten führen, auch überkreuz, in alle vier mögliche Richtungen.**

**Zickzackatmung: Stellen Sie sich vor, dass Sie im »Kreuzstich« vom Steißbein bis zum Schädel atmen, vom Schambein bis zum Hals.**



durch verlängern. Gleichzeitig den Bauchnabel zum Schambein und zum Kinn dehnen. Die Oberschenkelmuskeln aus den Leisten ausdrehen. 10-mal beide Beine gleichzeitig, 10-mal rechts, links nacheinander.

Das rechte Bein wieder zur Decke strecken, mit dem linken Fuß am Bein entlang nach oben zum Fuß gleiten, Bein strecken. Ein paarmal beide Fersen zur Decke und die Sitzbeinhöcker in den Boden dehnen.

Den rechten Fuß über das linke Bein legen, am Bein entlang nach unten gleiten, bis der Fuß über dem Knie liegt. Das linke Bein beugen, das Knie zum Körper ziehen, so weit, wie es geht, wenn der Sitzbeinhöcker am Boden bleibt. Den aufgelegten Fuß ausrichten, Zehen Richtung linken Fuß, Ferse Richtung Kopf.

Die Dehnung durch Ausdrehen der Oberschenkelmuskeln steigern. Achtung, es ist wichtig, dass der untere Rücken am Boden liegen bleibt, bitte NICHT rund machen, wie Sie es vielleicht in einer Reha oder Rückenschule gelernt haben! Nur wenn die Wirbelsäule lang, gedehnt und offen bleibt, entfaltet diese Dehnung ihre heilsame Wirkung.

Die Oberschenkelmuskeln aus der Leiste ausdrehen, um die Dehnung dynamisch zu gestalten, 10-mal beide Seiten gleichzeitig, 10-mal abwechselnd rechts und links.

Das linke Bein strecken, mit dem rechten Fuß zum linken Fuß hochgleiten, den Fuß lösen, Sitzbeinhöcker und Fersen auseinanderziehen, ein Bein nach dem anderen anwinkeln, Füße hüftschmal und in einem leichten V absetzen. Entspannen.

## 5. Bauch mit Langarm

Beine wieder strecken: das rechte Bein auf die Ferse stellen und nach vorne gleiten, links die Ferse aufsetzen und mit dem Bein aktiv nach vorne gleiten. Die Arme parallel neben dem Körper ausstrecken. Die Finger wandern fersenwärts, bis die Oberarmkugeln frei und leicht sind. Den goldenen Stab durch die Oberarmkugeln ziehen und die Oberarmmuskeln kraftvoll auf Achselhöhe ausdrehen. Beim Einatmen die Rippen zu den Seiten dehnen. 3-mal.

Die Zunge aus dem Mund strecken und den Kopf vom Kronenpunkt her so weit anheben, bis das Kinn parallel zum Brustbein steht.

Die Oberarmmuskeln auf Achselhöhe und gleichzeitig die Oberschenkelmuskeln aus den Leisten ausdrehen. 5-mal.

Bauchnabelreise 1: den Bauchnabel gleichzeitig zur Beckenschaufel und diagonal zum Rippenbogen dehnen. Je 3-mal. Beide Züge in die Diagonale gleichzeitig. 3-mal.

Bauchnabelreise 2: Bauchnabel zur Ferse und diagonal zur Schulter dehnen. Jede Seite 3-mal. Beide Züge in die Diagonale gleichzeitig. 3-mal.

Wenn Sie anfangs schnell ermüden: Kopf absenken, entspannen und die Position neu aufbauen. Sie werden überrascht sein, wie schnell Sie mit diesen Bauchübungen Kraft in der Tiefenmuskulatur aufbauen.

Steigerung 1: die Beine abwechselnd federleicht vom Boden heben und wieder ablegen. Ziel ist, dass sich das Becken dabei vollkommen ruhig verhält.

Steigerung 2: das linke Bein federleicht anheben, in der Luft 3-mal die Oberschenkelmuskeln aus der Leiste und gleichzeitig die Oberarmmuskulatur des rechten Arms ausdrehen. Seite wechseln. Je 3-mal.

Position auflösen. Entspannen.

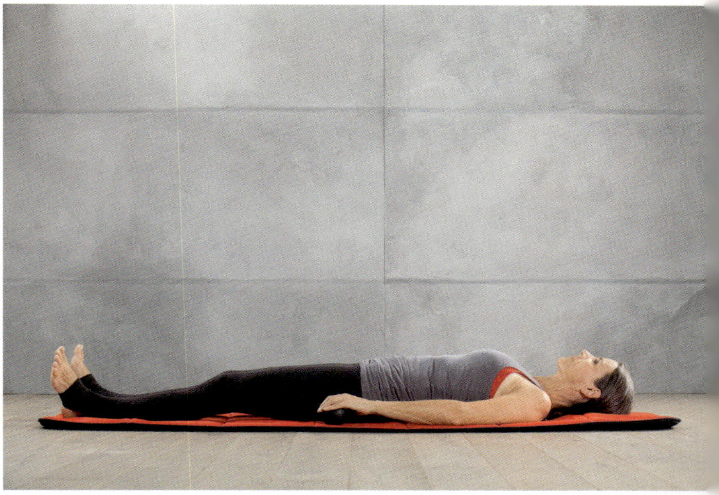

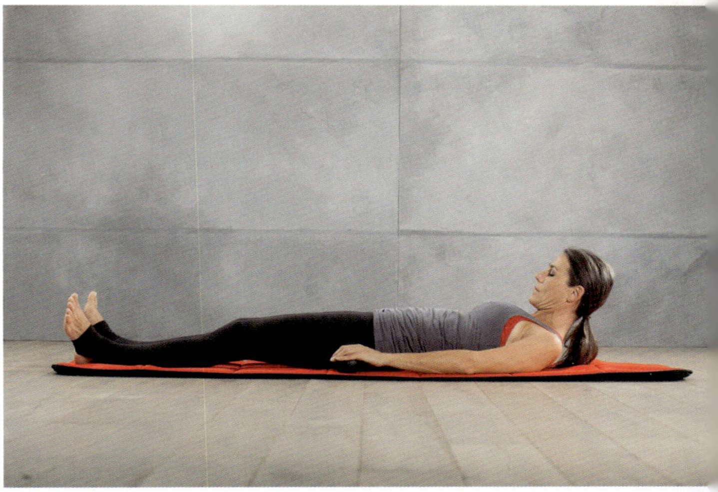

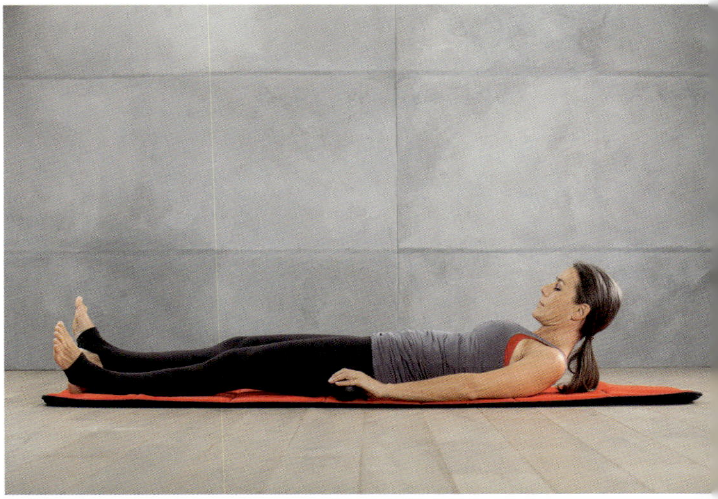

## 6. Fußsohlenfrosch

Rückenlage. Fußsohlen aneinanderlegen. Die Fersen berühren sich möglichst großflächig, alle Zehen berühren sich. Fersen anheben.

Hände über den Rippen verschränken. Die unteren Rippen nach unten Richtung Becken, die oberen Rippen in die Gegenrichtung zu den Schlüsselbeinen dehnen.

Die Knie-Innenseiten lang ziehen und gleichzeitig die Sitzbeinhöcker etwas anziehen. Die Oberschenkelmuskeln aus den Leisten ausdrehen, gleichzeitig die Oberarmmuskeln ausdrehen. 3-mal gleichzeitig, 3-mal rechts/links versetzt.

Die Ferseninnenseiten Richtung Decke stupsen, 10-mal. Das öffnet die Hüftgelenke noch mehr. Zunge aus dem Mund strecken, vom Kronenpunkt her einrunden, bis das Kinn parallel zum Brustbein steht. Zunge wieder in den Mund nehmen.

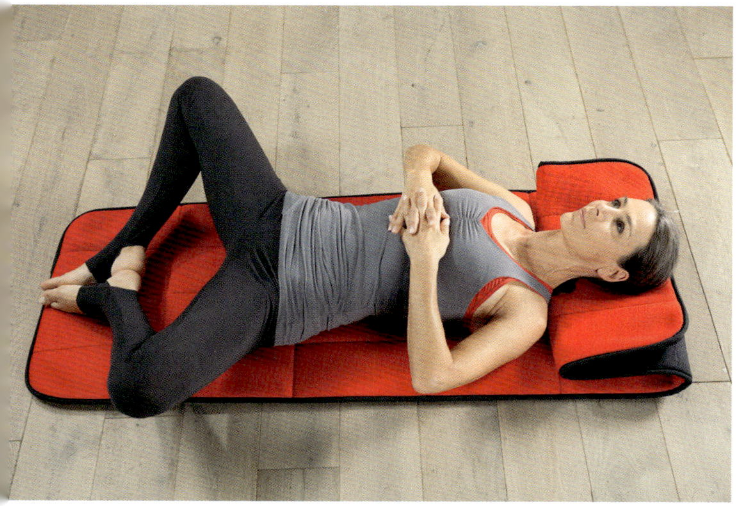

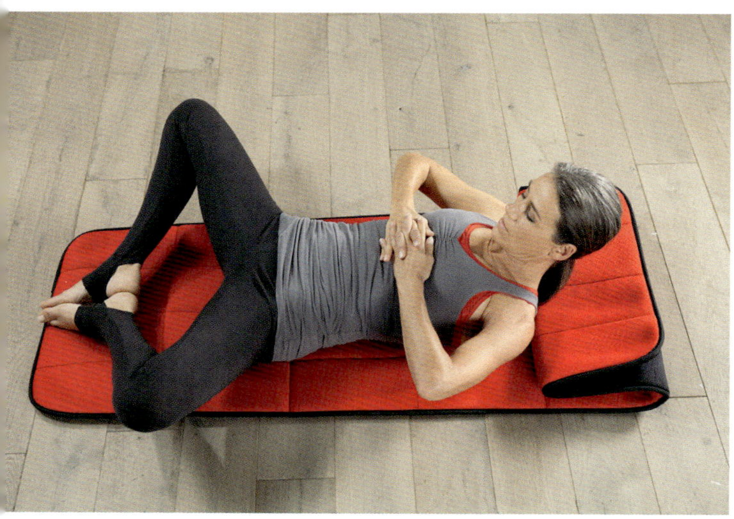

Das linke Knie und den rechten Ellbogen auseinanderdehnen, ohne etwas zu bewegen. Lassen Sie die Tiefenmuskulatur im Rumpfinneren die Arbeit machen. Das rechte Knie und den linken Ellbogen in Zugspannung bringen. Abwechselnd je 10-mal.

Die Oberschenkelmuskeln des rechten Beins aus der Leiste, die Oberarmmuskeln des linken Arms auf Achselhöhe ausdrehen. Gegengleich links, rechts. Je 10-mal.

Den Kopf behutsam wieder absenken, die Beine schließen. Lassen Sie die »Bauchnabelsonne« scheinen und nehmen Sie diesmal den Atem dazu: Atmen Sie am Bauchnabel ein und lassen Sie den Atem gleichzeitig nach unten, oben, zu den Seiten und diagonal zu den Rippen und den Beckenschaufeln strömen. 5-mal.

Fällt Ihnen die Übung mit angehobenem Kopf am Anfang schwer: Sie funktioniert auch, wenn Sie den Kopf am Boden liegen lassen. Bei Hüftgelenksarthrosen können Sie die Oberschenkel mit Kissen oder Luftballons unterlegen. Das hilft Ihnen, sich zu entspannen.

## 7. Beinscheren

Auf die linke Körperseite drehen. Den linken Unterarm am Boden aufstützen. Die Beine sind im rechten Winkel vor dem Körper angewinkelt.

Der linke Ellbogen ist genau unter der linken Schulter. Den rechten Arm zur Decke strecken, die Handinnenfläche zeigt Richtung Kopf. Am rechten Mittelfinger nach oben ziehen, bis die Wirbelsäule gerade verläuft, die Schulterkugeln exakt übereinanderstehen, die Hüftgelenke ebenfalls. Die Oberarmmuskeln des linken Arms auf Achselhöhe ausdrehen und diese Aufspannung halten.

Das rechte Bein gerade nach unten strecken, sodass es in der Verlängerung des Oberkörpers ist.

Die Oberschenkelmuskeln des linken Beins aus der Leiste ausdrehen, um sicherzustellen, dass Sie direkt auf den Hüftgelenken »stehen«.

Den rechten Fuß in V-Position bringen, die Ferse liegt am Boden auf, die Zehen sind leicht in der Luft. Mit der Ferse in den Boden stupsen und die Kettenreaktion in den Muskeln von der Ferse bis zu den Kreuzbeingelenken aufbauen. Sie können die rechte Hand über das linke Hüftgelenk legen, um zu spüren, wie intensiv diese Muskelverkettung mit dieser minimalen Fersenbewegung ist.

Den Arm wieder zur Decke strecken, der Mittelfinger zieht wieder nach oben. Zwischendurch immer mal wieder links die Oberarmmuskeln ausdrehen, um die perfekte und federleichte Schulterstellung zu halten. 30-mal mit der Ferse in den Boden stupsen.

Das rechte Bein anwinkeln, auf der Ferse ein wenig und ganz weich nach hinten oben gleiten, bis Sie auf dem linken Oberschenkel hinten, vorne und an den Seiten eine gleichmäßige Zugspannung spüren. Vom Knie bis zum Kronenpunkt bildet Ihr Körper eine schnurgerade Linie – wie mit dem

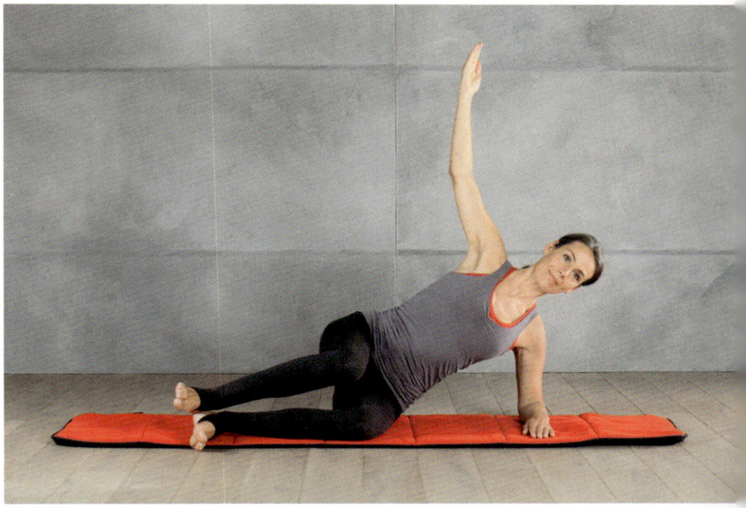

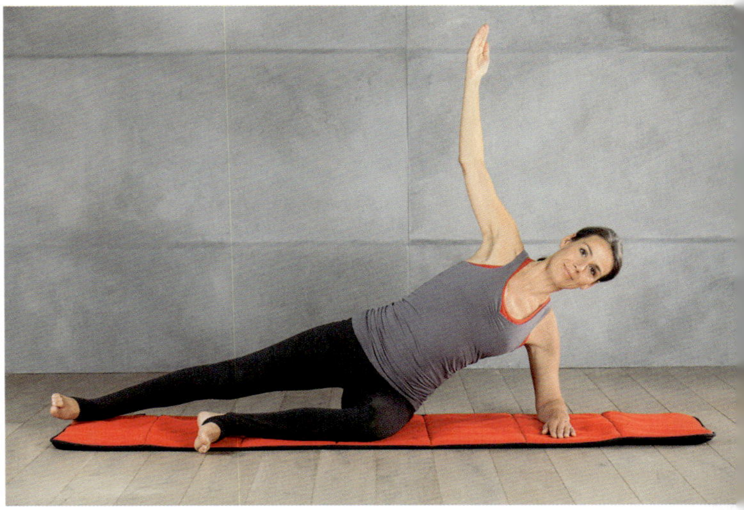

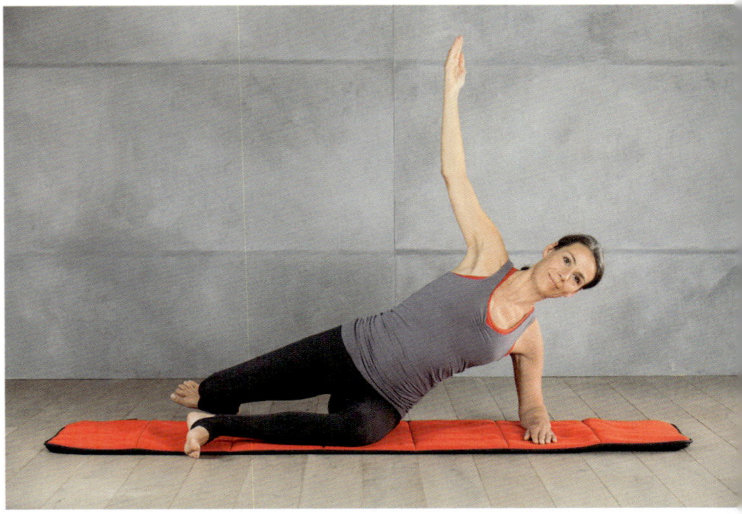

Lineal gezogen. Die Ferse ist am Boden, die Zehen sind leicht in der Luft. Mit der Ferse in den Boden stupsen, gleichzeitig die Oberschenkelmuskeln aus der Leiste ausdrehen. 30-mal.

Seite wechseln, auf dem rechten Unterarm aufrichten. Die Beine sind rechtwinklig vor dem Körper, den linken Arm zur Decke dehnen, bis der Torso aufgespannt und die Wirbelsäule schwerelos ist. Das linke Bein ausstrecken, 30-mal die Ferse in den Boden stupsen. Dann das linke Bein anwinkeln, auf der Ferse in die perfekte Oberschenkeldehnung rutschen, beidseitig die Oberschenkelmuskeln aus der Leiste ausdrehen, um die Hüftgelenke perfekt auszurichten, 30-mal die Ferse in den Boden stupsen. Zwischendurch die Oberarmmuskeln des rechten Arms ausdrehen, damit die Aufspannung des Torsos stimmt.

Position auflösen, wieder auf die linke Körperseite drehen – für die nächste Übung.

Falls Ihnen die Aufspannung in Seitenlage schwerfällt, können Sie die Beinscheren an eine Wand gelehnt machen: Gesäß und Schulterblätter berühren die Wand, die Wirbelsäule schwebt.



**Tipps für den Alltag**

**Die Übung »Für Seitenschläfer« (siehe S. 131) ist eine perfekte Dehnung, wenn Sie steif oder mit Schmerzen aufwachen. Auch die Übungen »Bauch aus Streckbein«, »Luftbeine mit Puls«, »Luftbein-Hüftdehnung« sind vorzügliche »Morgendehnungen«, die den Körper in die Aufspannung bringen.**

## 8. Für Seitenschläfer

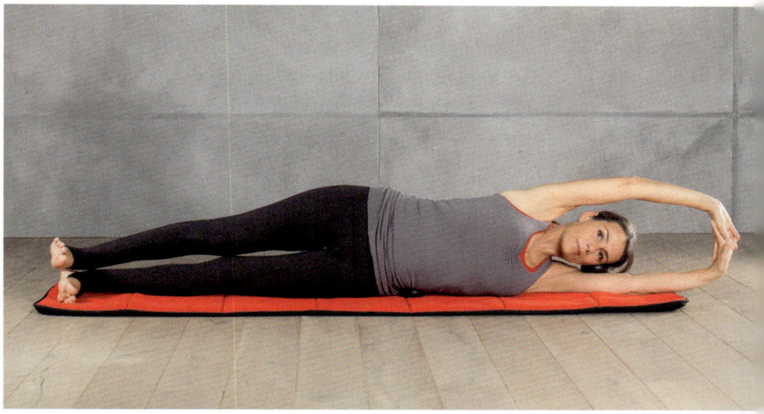

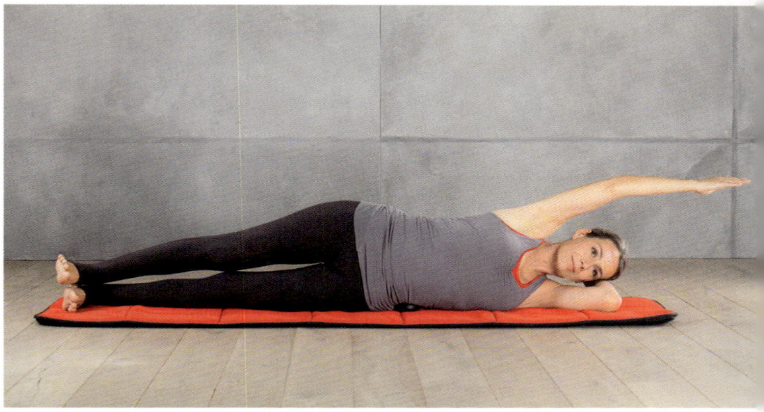

Legen Sie sich auf die linke Körperseite. Die Hände verschränken und nach oben ausstrecken, Hals und Nacken sind lang, das Kinn steht im rechten Winkel zum Hals, der Kopf trägt sich selbst.

Die Oberarmmuskeln so stark, wie es nur geht, ausdrehen, bis die Oberarmkugeln senkrecht übereinanderstehen. Die Schulterblätter nah an den Rücken ziehen und am Rücken nach unten Richtung Taille dehnen. Jetzt die Schulterblätter am oberen Rand wie Schiebetüren auseinanderdehnen.

Das linke Bein ausstrecken, die Oberschenkelmuskeln aus der Leiste ausdrehen. Das rechte Bein ausstrecken, die Oberschenkelmuskeln aus der Leiste ausdrehen. Die Füße im V ausrichten, die Fersen berühren sich und stehen leicht in der Luft.

Ja, das ist beim ersten Mal anstrengend – Betonung auf dem ersten Mal. Nun den Bauchnabel auf Körperweltreise schicken: in der Vorstellung gleichzeitig zum rechten Fußknöchel und zum linken Handgelenk dehnen, zum linken Fußknöchel und zum rechten Handgelenk. Je 3-mal.

Hände lösen und auf die andere Körperseite drehen. Die Arme über den Kopf bringen, den Kopf dabei nicht ablegen, Nacken und Hals entspannen. Die Oberarmmuskeln auf Achselhöhe ausdrehen. Die Schultern stehen exakt übereinander. Die Schulterblätter an den Rücken ziehen, nach unten führen und wie Schiebetüren öffnen.

Beine ausstrecken, die Fersen berühren sich, Füße sind im V leicht ausgedreht. Die Oberschenkelmuskeln aus den Leisten heraus ein paarmal ausdrehen. Den Bauchnabel wechselseitig zu den Knöcheln und den Handgelenken dehnen. Je 3-mal.

Sind Sie Seitenschläfer/in, so ist das die perfekte Dehnung vor dem Einschlafen. Sie können die Taille mit einem kleinen Kissen oder einem kleinen Luftballon unterlegen, das verhindert, dass die Wirbelsäule im Schlaf durchhängt.

Am Morgen gleich nach dem Aufwachen sortiert diese Dehnung die Wirbel und Gelenke wieder auseinander, falls Sie im Schlaf wieder in die alte Verkrümmung gefallen sind.

## 9. Kopfunter mit Twist

In die Hocke gehen. Die Hände berühren leicht den Boden. Hände seitlich des Körpers aufsetzen. Die Sitzbeinhöcker zu den Fersen rutschen lassen, den Brustkorb vom Becken weg dehnen.

Rechts die Kniescheibe nach vorne, links den Sitzbeinhöcker noch mehr nach hinten dehnen. Im Seitenwechsel je 3-mal.

Den Schambeinunterrand nach hinten lang dehnen. Den Bauchnabel gleichzeitig zum Schambeinunterrand und zum Kinn dehnen. 3-mal.

Die Oberarmmuskeln auf Achselhöhe und die Oberschenkelmuskeln aus der Leiste ausdrehen. 3-mal gleichzeitig, 3-mal überkreuz.

Die Hände vor dem Körper auf dem Boden aufsetzen, sodass sie ein zartes A bilden. Die Handwurzeln in den Boden stupsen, mit dem Kronenpunkt kopfunter zwischen die Handwurzeln zielen und die Sitzbeinhöcker beherzt zur Decke ziehen.



Wer anfangs mit den Händen nicht auf den Boden kommt oder unter Deformationen der Hände leidet, kann die Hände auf den Hocker legen, in leichter A-Form.

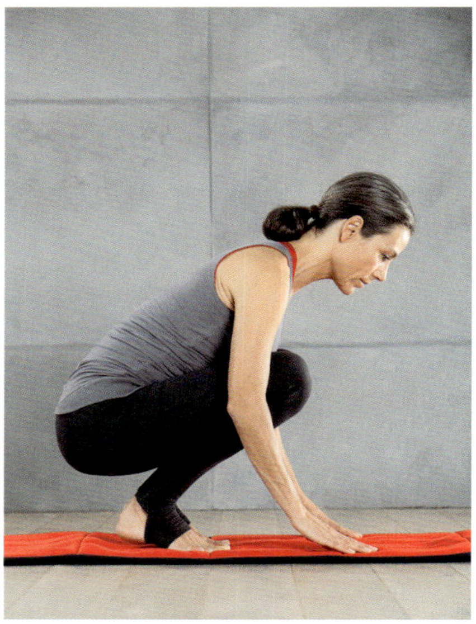

Die Schulterblätter am Rücken zur Taille hochziehen, die Oberarmmuskeln ausdrehen, sodass sich die Schultern entspannen können. Stellen Sie sich wieder die Strumpfnähte vor: rechts aus der Kniekehle zum Sitzbeinhöcker dehnen, links aus der Kniekehle zur Ferse. Umgekehrt: links Kniekehle zum Sitzbeinhöcker, rechts Kniekehle zur Ferse.

Zeichnen Sie in Gedanken eine Strumpfnaht an den Innenseiten der Beine: Dehnen Sie die eine Kniemitte zum Sitzbeinhöcker, die andere Kniemitte zur Innenseite der Ferse.

Zeichnen Sie in Gedanken eine Strumpfnaht am Außenbein auf: Dehnen Sie das Bein von der Kniemitte Richtung Sitzbeinhöcker und von der Kniemitte zur Fersenaußenseite.

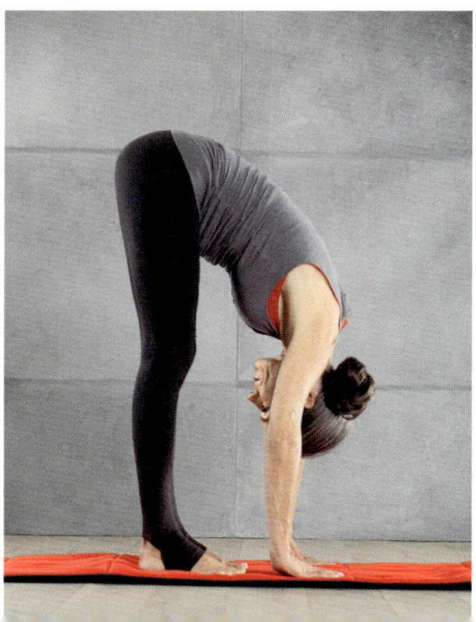

Beugen Sie die Knie etwas und ziehen Sie die Sitzbeinhöcker zur Decke. 3-mal.

Die rechte Hand an den linken Fußknöchel legen, den Unterschenkel leicht eindrehen, gleichzeitig die Oberschenkelmuskeln aus der Leiste ausdrehen. Das Kinn zur rechten Schulter drehen. Die linke Hand entspannt auf den unteren Rücken legen. Atmen

Sie in der Vorstellung am Steißbein ein, wandern Sie mit dem Atem Richtung Kopf, ziehen Sie die Wirbel auseinander, schaffen Sie mit Ihrem Atem Raum für die Bandscheiben. Am Kronenpunkt ausatmen.

Seite wechseln, die linke Hand an den rechten Fußknöchel, den Unterschenkel sanft eindrehen, ohne das Knie zu bewegen. Die rechte Hand butterweich auf den Rücken legen, das Kinn zur linken Schulter drehen.

Hals und Nacken lang machen, der Kronenpunkt zielt Richtung Boden. Am Steißbein einatmen, den Atem durch die Wirbel und Bandscheiben leiten und zum Kronenpunkt hin ausatmen.

Manchmal hilft es, den Atemzug mit einem tiefen Seufzer zu begleiten, um den Körper noch mehr in die Länge zu ziehen.

Auf jede Seite 3-mal wiederholen.

Kommen Sie wieder in die Mitte zurück. Oberkörper samt Kopf in die Steilhang-Position anheben. Die Sitzbeinhöcker nach hinten dehnen, bis die Knie über den Fersen stehen. Die Hände verschränken und ausdrehen, die Arme neben dem Kopf ausstrecken. Die Oberschenkelmuskeln aus den Leisten ausdrehen.

Das Becken nach hinten dehnen, den Brustkorb möglichst weit vom Becken nach oben dehnen. Die Kniescheibe des linken Beins nach vorne und gleichzeitig den linken Sitzbeinhöcker nach hinten dehnen, um das Bein zu stabilisieren. Dann rechts den Sitzbeinhöcker nach hinten dehnen, so weit, wie es nur geht. Seiten wechseln. Rechts Kniescheibe vor und Sitzbeinhöcker zurück, um die Beinachse stabil zu machen. Den linken Sitzbeinhöcker nach hinten dehnen, so weit, wie es geht. Jede Seite 3-mal.

Mit den Augen einen Punkt am Boden fixieren und die Brustwirbelsäule nach links drehen, nach rechts. Die Arme und Schultern machen nichts, sie werden von den Brustwirbeln einfach mitgedreht. So auf jede Seite 3-mal pendeln.

Mit gestreckten Armen in den Stand hochkommen. Die Unterschenkel stehen über den Fersen, die Oberschenkel stehen über den Unterschenkeln, das Becken von den Oberschenkeln weg denken, wie ein Luftkissen, den Brustkorb vom Becken weg dehnen. Hals und Nacken lang machen. Atmen Sie am Damm ein, lenken Sie den Atem innen an der Wirbelsäule entlang nach oben, ziehen Sie am Rumpf alle Muskeln zum Wirbelstamm und atmen Sie am Kronenpunkt aus. 3-mal.

Hände lösen. Arme senken. Aufspannung halten. Für immer.

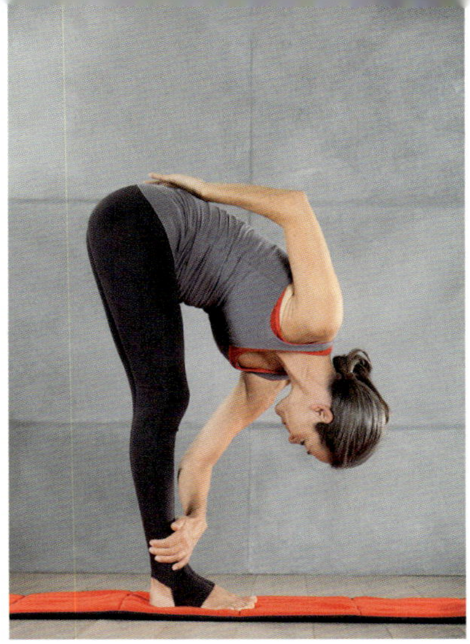

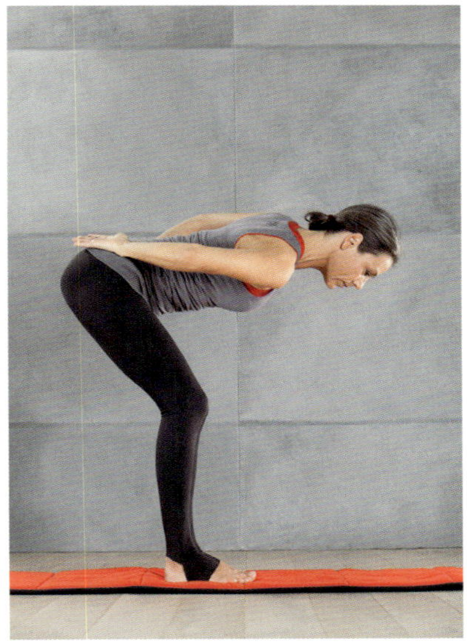

Teil 3

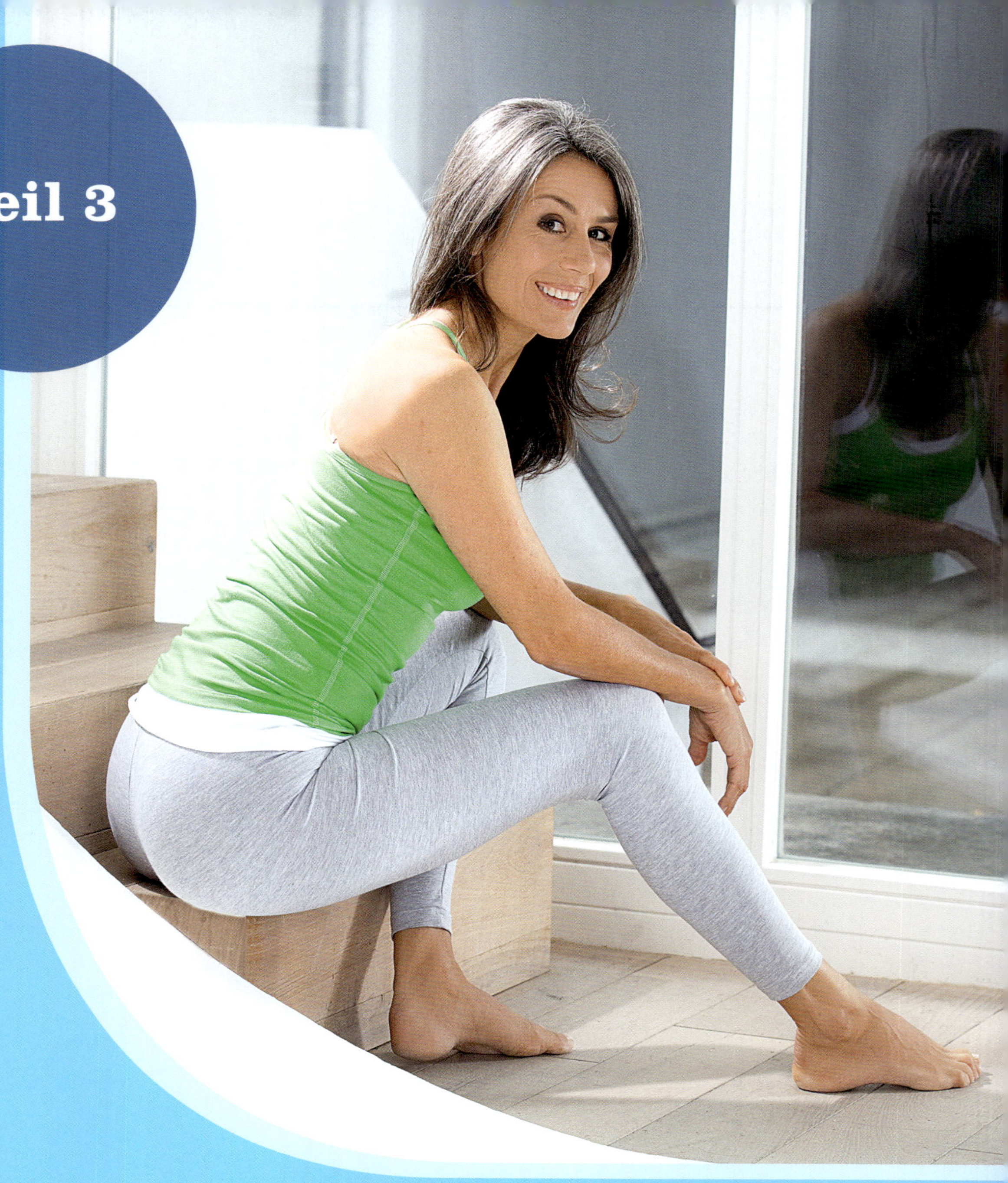

# Was Sie von diesem Trainingsprogramm erwarten können

# Krankheitsbilder und Erfolgsaussichten



Alle Krankheitsbilder auf -ose können Sie mit ***Tigerfeeling® – Das Rückenprogramm für sie und ihn*** lindern, zu Beschwerdefreiheit bringen, sanieren. Mit Zeit und Geduld heilt vieles aus: Arthrose, Stenose, Kyphose, Lordose, Osteoporose, Skoliose, Spondylarthrose. Diagnosen auf -itis bezeichnen Entzündungskrankheiten, die durch Bakterien, Viren oder Traumen verursacht werden, also Arthritis, Polyarthritis, Spondylarthritis etc. Die konsequente Aufspannung und Ausdehnung der Körperknochen kann enorme Linderung bringen, heilen kann die CANTIENICA®-Methode diese viralen oder bakteriellen Entzündungen nicht. Chronische Muskelverspannungen mit oder ohne Entzündungen, die durch Reizung hervorgerufen werden, sprechen schnell, gut und nachhaltig auf das Training an, so zum Beispiel Ischias-Syndrom, Piriformis-Syndrom, Steißbein-Syndrom etc.

Es folgt in Kursivschrift eine redaktionelle Zusammenstellung der gängigsten Krankheitsbilder, deren Beschreibung meist etwas knapper gehalten ist. Diese Auflistung soll Ihnen einen Überblick geben über die häufigsten Diagnosen und die gängigsten Definitionen bei Rückenschmerzen. Anschließend an die Definition liefere ich die Erfahrungen und Erfolgsaussichten, die wir mit der CANTIENICA®-Körperarbeit bei den betreffenden Beschwerden gesammelt haben. Damit Sie wissen, was Sie in Ihrem konkreten Fall von diesem Training erwarten können und dürfen. Als Motivation.

Ich betone noch einmal: Ich bin weder Ärztin noch Therapeutin, ich stelle keine Diagnosen. Als Quereinsteigerin, Autodidaktin und Empirikerin habe ich meine Methode in den letzten 20 Jahren mit Menschen erarbeitet und erforscht und stütze meine Einschätzungen auf diese konkreten Erfahrungen der letzten 20 Jahre. Für Beschwerden und Krankheiten, die hier nicht aufgezählt sind, wenden Sie sich an Ihren Arzt oder konsultieren Sie eine CANTIENICA®-Fachperson, siehe ANBIETER auf unserer Homepage www.cantienica.com. Viele dieser Anbieter sind Physiotherapeuten.

Das Wichtigste an der Anleitung zur Selbstheilung ist Ihre Einstellung, Ihr Vertrauen in Ihren eigenen Körper, in Ihre Selbstwahrnehmung und in Ihre Selbstheilungskräfte.

## Arthrose

*Mit Arthrose, in der Fachsprache Arthrosis deformans – vom altgriechischen άρθρον [arthron], »Gelenk« und lateinischen deformare für »verstümmeln« meint man landläufig einen Gelenkverschleiß, der das altersübliche Maß übersteigt.*

*Überdurchschnittliche Belastung wie zum Beispiel durch erhöhtes Körpergewicht, angeborene oder traumatisch bedingte Ursachen wie Fehlstellungen der Gelenke oder knöcherne Deformierung aufgrund von Osteoporose sollen die Ursache sein. Arthrose kann aber auch auf eine Gelenkentzündung (Arthritis) folgen – was man dann sekundäre Arthrose nennt – oder eine Begleiterscheinung von einer überlastungsbedingten Ergussbildung – eine sogenannte sekundäre Entzündungsreaktion – sein. Im letzteren Fall spricht man von einer aktivierten Arthrose. Die angloamerikanische Fachliteratur unterscheidet grundsätzlich zwischen Arthrosen, die aufgrund von Be- beziehungsweise Überlastung, und solchen, die aufgrund entzündlicher Erkrankungen entstanden sind. Im ersten Fall hat man es dann mit einer Osteoarthrose (OA) zu tun, im letzteren Fall mit einer Osteoarthritis (RA). In beiden Fällen werden die Gelenkflächen der betroffenen Knochen zerstört.*



### Ihre Erfolgsaussichten

Osteoarthrosen heilen vollkommen aus, wenn die Belastung (Reibung) entfällt. Sobald die Gelenkflüssigkeit wieder frei fließen kann, regenerieren sich Knorpel, Knochenhaut und Knochen. Die CANTIENICA®-Übungen bringen, korrekt ausgeführt, sehr schnell Entlastung. Wie schnell sich die betroffenen Gelenkteile oder Knochen regenerieren können, hängt in erster Linie davon ab, wie konsequent die »arthrosefreie Haltung« in den Alltag übernommen wird: lotrechte Ausrichtung ohne horizontale Achsenverschiebungen in den Gelenken (Sprunggelenke, Knie, Hüften, Iliosakralgelenke, Wirbelgelenke, Rippen, Schultern, Kopf, Ellbogen, Handgelenke). Alter, Ernährung und Lebensführung spielen ebenfalls eine Rolle.

Ausnahme: Nekrose in den Knochen (zum Beispiel an der Hüftgelenkspfanne oder an den Mittelfußknochen). Nekrotische (abgestorbene) Knochenzellen müssen operativ entfernt werden, sonst entzündet sich das ganze Umfeld. Nekrosen sind außerdem so schmerzhaft, dass die betroffenen Menschen das Training kaum durchführen können.

## Bandscheibenvorfall

*Ein Bandscheibenvorfall ist äußerst schmerzhaft und kommt dadurch zustande, dass Teile der Bandscheibe in den Wirbelkanal – das ist der Raum, in dem das Rückenmark liegt, das sozusagen durch die Löcher in der Wirbelmitte verläuft – vortreten. Der medizinische Fachausdruck lautet Prolapsus nuclei pulposi oder Discusprolaps, Mediziner reden auch von Bandscheibenprolaps, kurz BSP. Im Gegensatz zur Bandscheibenprotrusion (Vorwölbung) wird bei einem Bandscheibenvorfall der Faserknorpelring der Bandscheibe (Anulus fibrosus) ganz oder teilweise durchgerissen, während das hintere Längsband (Ligamentum longitudinale posterius) nicht unbedingt beeinträchtigt wird. In diesem Fall spricht der Fachmann von einem subligamentären Bandscheibenvorfall.*

*Ein Bandscheibenvorfall kann sehr plötzlich und ohne äußeren Anlass auftreten, oft sind die Bandscheiben aber schon vorgeschädigt – und bei einer akuten Überlastung kommt es dann zum Vorfall. Die oft in die Extremitäten ausstrahlenden Schmerzen gehen manchmal mit einem Taubheitsgefühl im Bereich der eingeklemmten Nervenwurzel einher, gelegentlich kann es sogar zu Lähmungserscheinungen kommen. Meist wird ein Bandscheibenvorfall konservativ behandelt, schwere Vorfälle werden jedoch operiert.*



### Ihre Erfolgsaussichten

Sie erinnern sich: Im CANTIENICA®-Körperbild braucht die Wirbelsäule keine Stoßdämpfer. Die Bandscheiben sind zusätzliche Puffer, dank der Großzügigkeit von Natur und Evolution. Ich bin noch keinem Bandscheibenvorfall begegnet, der »ohne äußeren Anlass« auftrat. Bandscheiben müssen durch die Haltung oder durch einen Unfall gequetscht und herausgedrückt werden, sonst bleiben sie an Ort und Stelle, wo sie hingehören.

Für die schnelle Entlastung ist Folgendes entscheidend: Becken aufrichten, die übertriebene S-Kurve der Wirbelsäule in die ultraleichte Schwingung verwandeln, die durch die Dornfortsätze gebildet wird. Denn in der übertriebenen S-Kurve sind die Bandscheibenschäden vorprogrammiert. Ist der obere Rücken rund, werden die Bandscheiben von den Wirbeln an den Innenrändern gequetscht. In der Gegenkurve am Kreuz erfolgt die Quetschung nach außen und, besonders schmerzhaft und gefährlich, seitlich in die Nervenkanäle.

Sie lernen mit dem Training, Erschütterungen beim Lachen, Husten und Niesen durch Aufspannung und die Aktivierung des Levator Ani und des Zwerchfells abzufangen. Und wenn Sie stürzen oder

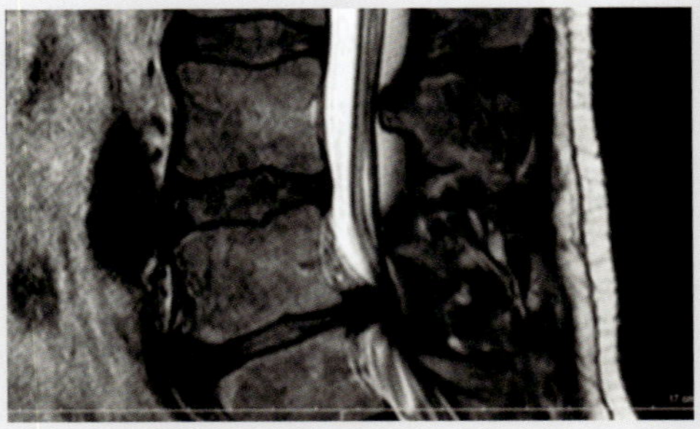

Ein »perfekter« Bandscheibenvorfall: Das, was die weiße Linie (Spinalkanal) durchbricht, ist die nach hinten herausgedrückte Bandscheibe. Sehr schmerzhaft. Sie sehen auch gut, wie es zum Schaden kommt: die ganze Bandscheibe ist flach gedrückt, nur halb so breit wie die beiden anderen darüber (die allerdings auch schon schadhaft sind).

irgendwie verunglücken, ist Ihr Körper durch die Tiefenmuskulatur gut geschützt und vor allem reaktionsschnell. Täglich berichten uns Menschen, wie sich ihr Körper bei einem Sturz, bei einem Unfall mit dem Fahrrad, Pkw, Roller, auf Skiern oder auf Eis »anders« benahm, sich selbst schützte, und wie sie mit minimalen Blessuren aus der misslichen Lage kamen. Und fast immer enden die Berichte mit dem Ausruf: »Jetzt weiß ich, was Sie mit Körperintelligenz meinen.«

Theoretisch können Sie mit einem akuten Bandscheibenvorfall durch die richtigen Übungen die Bandscheibe sofort wieder »einrenken«. Praktisch sind die Schmerzen so schlimm, dass sich die Menschen kaum mehr zu bewegen wagen. Oft ziehen sich die Muskeln im Umfeld des Traumas schockartig zusammen. Für diese Akutsituation hat die moderne Medizin gute Mittel. Nach der Akutphase bieten Ihnen meine Übungen die Chance, Ihren Körper kennenzulernen und die Haltung so zu verändern, dass Sie keine weiteren Bandscheibenvorfälle fürchten müssen.

Das Übungsprogramm hilft auch nach Bandscheibenoperationen und ist selbstverständlich am allerbesten als Prophylaxe.

---

## Beinlängendifferenz/Beckenschiefstand

*Sind das rechte und das linke Bein, gemessen von der Hüfte bis zum Fuß, unterschiedlich lang, spricht man von Beinlängendifferenz. Da die Beine der meisten Menschen geringe asymptomatische Differenzen aufzeigen, denkt man erst ab einer Differenz von sechs bis sieben Millimetern an eine Therapie. Bei Kindern muss man die Entwicklung einer etwaigen Beinlängendifferenz beobachten, da sich diese im Laufe der Zeit mit dem weiteren Wachstum oft von alleine geben. Wenn nicht, muss man unter Umständen behandeln.*

### Ihre Erfolgsaussichten

Sehr selten sind echte Beinlängendifferenzen, die von Kinderlähmung, Infektionen, Wachstumsstörungen oder Unfällen zurückbleiben. Meistens sind bei diagnostizierten Beinlängendifferenzen die Beine gleich lang, bis auf die Millimeterunterschiede, die in der Natur liegen. Die Beinlängendifferenz ist in diesen Fällen ein Beckenschiefstand. Steht eine Beckenseite schief, so zieht dieser Schiefstand das Bein mit hoch, es erscheint kürzer als das andere.

Beckenschiefstand kann entstehen, wenn ein Mensch sein Gewicht oft und aus Gewohnheit auf eine Bein-Beckenseite verlagert, wenn Mütter ihre Kleinkinder oft auf einer Hüfte herumtragen und die Beckenseite dabei hochziehen. – Ich habe einmal mit einem Handelsvertreter gearbeitet, der saß immer schräg nach rechts eingedreht in seinem Wagen, wodurch sich über die Jahre die ganze linke Körperseite verschoben hat.

Eine weitverbreitete Therapie bei Beckenschiefstand sind orthopädische Schuheinlagen. Sie sollen die Beinlängendifferenz ausgleichen. Da diese Differenz in der Beinlänge nicht existiert, zementieren die Einlagen den Missstand: Durch den Ausgleich im Schuh bleibt das Becken hochgeschoben, die Beckengelenke (Hüfte, Kreuzbeine, Facettengelenke der untersten Wirbel, Lendenwirbel) bleiben verschoben, früher oder später melden sich die Folgeschäden.

Die CANTIENICA®-Methode isoliert und mobilisiert die Gelenke des Beckens. Dank der gezielten Rückführung in den Originalzustand, der Mikrobewegungen aus dem Levator Ani und der Dehnung der verkürzten Knochen findet das Becken schnell und nachhaltig zurück in die ideale Haltung und Beweglichkeit, und die Beinlängendifferenz erledigt sich damit von selbst.

Sie wissen es schon, ich habe nichts zu verlieren und erlaube mir daher, klar zu denken und eine klare Sprache: Falls Sie Schuheinlagen tragen, müssen Sie sich entscheiden: entweder weiterhin die Einlagen tragen oder das Becken durch gezieltes Training sanieren. Entweder oder: Wenn Sie zweimal pro Woche eine Stunde trainieren und den Rest der Tage mit Schuheinlagen gehen, so weiß Ihr Körper nicht, was Sie von ihm wollen. Die Schuheinlage drückt das Becken wieder hoch.

Eigentlich logisch, oder? »Aber ich spüre doch, dass mich die Einlagen entlasten«, sagen die betroffenen Menschen dann oft. Ja, das bezweifle ich auch gar nicht, in der ersten Zeit ist so ein Ausgleich im Schuh eine Entlastung. Die CANTIENICA®-Methode bietet und will mehr: die Körperhaltung so verändern, dass Sie keine Entlastung mehr brauchen, weil nichts auf Kosten von etwas anderem geht und nichts schmerzt.

## Coxarthrose

Arthrose des Hüftgelenks. Siehe Arthrose

## Diffuse Rückenschmerzen

*Als »diffuse Rückenschmerzen« bezeichnen Therapeuten und Ärzte Rückenbeschwerden, die noch keine sichtbaren, spürbaren Schäden angerichtet haben. Der Körper warnt in der Regel schnell und großzügig, meldet uns, dass ihm etwas nicht passt, bevor die Knochenhaut verletzt ist, der Knochen offen liegt, der Nerv reibt, die Bandscheibe sich verzieht. Hören wir auf die Warnsignale, Schmerzalarme und verändern in Millimeterarbeit die Haltung, so verschwinden die diffusen Schmerzen. Sie beugen einer späteren Krankheit vor. Was dann eben nicht zu beweisen ist …*

### Ihre Erfolgsaussichten

Beispiele für diffuse Rückenbeschwerden: Sie fühlen sich am Morgen beim Aufstehen steif im Rücken. Beim Treppensteigen spüren Sie Ihr Kreuz. Ziehende Kreuzschmerzen kündigen die nahende Menstruation an. Langes Sitzen ermüdet Sie. Nach dem Sport schmerzt Ihr Rücken. Sie tragen tagein, tagaus einengende Schuhe, Frauen Schuhe mit hohen Absätzen. Sie haben gelernt, den Bauchnabel einzuziehen und das Becken zu kippen und »trotzdem« schmerzt der untere Rücken. Die Schultern sind chronisch verspannt. Bei bestimmten Bewegungen bekommen Sie Schmerzen um die Schulterblätter herum. Rückenschmerzen nach dem Joggen, Schwimmen, die nach ein, zwei Tagen wieder »verschwinden«, sind für Sie zur Normalität geworden. Ich sage mal bescheiden: 100 Prozent Aussicht aus Erfolg.

Die Beschwerden sind diffus, sie kommen und gehen. Betrachten Sie solche Schmerzen ab jetzt als Signalschmerz, geschickt von Ihrem besten Freund Körper. Reagieren Sie darauf angemessen, also mit Veränderung Ihrer Haltung und einem veränderten Gebrauch Ihres Körpers, und lassen Sie die Schmerztablette für den echten Notfall im Schrank.

## Diskushernie

Siehe Bandscheibenvorfall

## Flachrücken

*Ein Flachrücken ist das, was entsteht, wenn beispielsweise das Becken chronisch gekippt wird, etwa durch falsch verstandenes Bauchnabeleinziehen bei schlecht angeleitetem Pilates- oder ähnlichen Fitnesstrainings. Ein Flachrücken entsteht auch sehr oft im Yoga, wenn aus Angst vor dem »Lord Voldemort der Anatomie«, also jenem, das nicht genannt werden darf – kommen Sie ganz nah, ich flüstere es Ihnen ins Ohr: das Hohlkreuz –, wenn also aus Angst vor dem Hohlkreuz – ich spreche es nun doch aus – die Lendenwirbel dornfortsatzbündig gequetscht werden. Ein Flachrücken schadet der Wirbelsäule mehr als ein Hohlkreuz. Was aber bitte nicht heißt, dass Sie ein solches anstreben sollen! Weder das eine noch das andere ist wünschenswert, nur das »Wohlkreuz« zählt!*

*Sie können es im Sitzen ganz einfach verifizieren. Nehmen Sie die gute Sitzhaltung ein, die Sie im ersten Teil des Buches und bei den eigentlichen Übungen im zweiten Teil kennengelernt haben. Das schützt Sie davor, bei diesem kleinen Haltungsexperiment Schaden zu nehmen. Rutschen Sie mit dem Oberkörper jetzt hinter die Sitzbeinhöcker und stupsen Sie Ferse und Großzehengrundgelenk in den Boden. Im besten Fall tut sich nichts, im schlechten Fall schmerzt das Kreuz. Jetzt vor die Sitzbeinhöcker rücken, so weit, wie es geht, die Fußpunkte in den Boden stupsen – die Kettenreaktion von den Füßen bis zum Becken funktioniert immer noch. Damit Ihr Kopf auf keine dummen Gedanken kommt: In der Mitte der Sitzbeinhöcker ausrichten, die Wirbelsäule aufspannen und ein paar der perfekten Stupser in den Boden machen. In dieser Position vernetzt sich alles intensiv und »folgerichtig«.*

*Die typischen Beschwerden, die der Flachrücken provoziert, sind immerwährende, dumpfe Schmerzen im Kreuz: Die Facettengelenke des untersten Lendenwirbels werden durch jede Bewegung des Kreuzbeines weggedrückt, es entsteht Reibung. Hält die Reibung an, kann als Langzeitfolge Arthrose auftreten.*

### Ihre Erfolgsaussichten

Der Flachrücken lässt sich durch die CANTIENICA®-Methode sehr schnell und nachhaltig beheben. Eigentlich augenblicklich. Sie erinnern sich: Die physiologisch einwandfreie Ausrichtung der Wirbelsäule ist eines der Grundprinzipien. Schwierig am Training ist es für viele, von der Gewohnheit des Beckenkippens wegzukommen. Das Beckenkippen mit Flachrücken wird leider noch vielerorts in

Fitnessstudios, sehr oft in Yogaschulen und hin und wieder auch noch in der Physiotherapie gelehrt. Da braucht es Mut, plötzlich ein anderes Haltungskonzept umzusetzen.

---

## Frozen Shoulder

*Wenn die Beweglichkeit der Schulter schmerzbedingt weitgehend eingeschränkt ist, spricht man von einer Frozen Shoulder. Der medizinische Fachausdruck ist Periarthritis humeroscapularis, man nennt das Phänomen auch oft einfach schmerzhafte Schultersteife oder spricht vom Duplay-Syndrom. Hiermit wird, wie so oft in der Medizin, nur das Phänomen beschrieben, ohne die Ursache genau zu kennen. Warum die Schulter in ihrer Beweglichkeit – in allen Ebenen und alle Richtungen – eingeschränkt ist, kann mehrere Ursachen haben, die es herauszufinden gilt.*

### Ihre Erfolgsaussichten



Die meisten »gefrorenen Schultern«, die mir bis jetzt anvertraut wurden, traten nach Operationen an der Schulter auf, und immer wurde von den Ärzten beschieden, das eine habe mit dem anderen nichts zu tun. Zwei Frauen »gefror« eine Schulter nach einem großen psychischen Schock. Solveig Hoffmann berichtet, dass die Steifheit und die Schmerzen auch nach ruckartiger unphysiologischer Belastung auftauchen können, zum Beispiel durch das schnelle, unkoordinierte Heben eines Koffers vom Förderband. Die »Frozen Shoulder« ist aus meiner Sicht eine Schulter in Schockstarre. Sie kann mit den geeigneten ultrazarten Mobilisationen und den subtilen dreidimensionalen Knochenbefreiungsaktionen relativ schnell (oft in einer Sitzung) aus ihrer Starre befreit werden.

Anschließend braucht es konsequentes Training, um die Oberarmkugeln aus dem Schulterdach zu befreien und den Arm- und Handknochen durch gezielte Übungen wieder die Freiheit zu geben. Alle Anbieterinnen von CANTIENICA® – Das Rückenprogramm können Ihnen zeigen, wie Sie die Oberarmknochen aus dem Schulterdach befreien, wie Sie die Schlüsselbeine und die Schulterblätter in ihrer Form und ihrer Position nachhaltig verändern, damit die Schulter nie mehr »gefrieren« kann. Eine Palette von raffinierten Handübungen rundet die Anleitung zur Selbstheilung ab.

## Halswirbeldeformationen

*Die häufigsten Langzeitschäden durch ungeeignete Körper- und Kopfhaltung sind Lordosen, die in einen Rundrücken übergehen (der Volksmund nennt das »Witwenbuckel«) beziehungsweise eine Lordose mit Knick (und scharf eingefrästen Nackenfalten). Eine chronische Überstreckung der Nackenmuskulatur führt zu einer Abflachung der Halswirbelsäule. Der Schiefstand des obersten Halswirbels verkürzt die Muskulatur einseitig. Es kann zu Bandscheibenvorfällen kommen, genauso wie zu Arthrosen an den Wirbelgelenken. Werden die Nerven im Spinalkanal geknickt oder in ihrem Verlauf gestört, kommt es zu Spannungskopfschmerzen.*

### Ihre Erfolgsaussichten

Alles ist mit allem vernetzt. Wenn der Körper sich auf- und ausrichtet, kommt die Halswirbelsäule automatisch in ihre natürliche Position. Die tiefsten Schichten der Halsmuskulatur werden trainiert, was dem Hals und dem Nacken Stabilität und Kraft verleiht. Auf- und ausgerichtet schwebt der Kopf auf dem Atlas – und trägt sich selbst. Hals und Kopf sind großartig mit Muskeln ausgestattet, der Hals besitzt sieben Schichten Tiefenmuskeln. Und die wollen gebraucht werden, wie alle Muskeln.

Da jede CANTIENICA®-Übung von der Sohle bis zum Scheitel alle Knochen entwirrt und alle Muskeln vernetzt, ist auch jede Übung für Hals, Nacken und Kopf gut. Leiden Sie unter Deformationen oder Schmerzen im Nackenbereich, lohnt sich die Anschaffung kleiner, fester Luftballone, um den Hinterkopf/Schädel damit zu unterlegen, damit die Kopfgelenke frei werden. Wenn Sie jetzt denken: »Das brauche ich nicht«, bitte ich darum, es wenigstens einmal zu versuchen. Fragen Sie mich nicht, weshalb, doch wehren sich in meinem Studio immer genau die Menschen gegen den Luftballon unter dem Kopf, die ihn am meisten brauchen.

Lassen Sie sich in der Grundposition Rückenlage von jemandem fotografieren: Das Kinn soll im rechten Winkel zum Hals stehen. Der Hals muss überall gleich lang sein, vorne, seitlich, hinten. Ist der Hals vorne lang und hinten kurz, so kippt der Kopf nach hinten, die Atlasgelenke sind nicht frei, der Druck setzt sich fort bis ins Becken.

Meistens sind bei Halswirbelproblemen die Knochen und Muskeln am Brustkorb verkürzt, eine Folge des Einsinkens am

Brustkorb, es verkürzen sich Muskeln und die Knochen. (Sie erinnern sich an die Wahrnehmungsübung mit dem Gummiband.) Es gibt einige Übungen in Teil 2, die Ihnen zeigen, wie Sie dem Brustbein und den Schlüsselbeinen wieder zu ihrer ursprünglichen Länge verhelfen können, sehr sanft und sehr effizient. Auch werden die Rippen gerade aufgestellt und die Muskeln zwischen den Rippen gedehnt (Teil 2 Kapitel »Den Brustkorb ausrichten«, Übungen 1 und 2).

## Hexenschuss / Lumbago

*Ein Hexenschuss – in der Fachsprache Lumbago oder Ischias-Syndrom – macht sich durch einen plötzlich auftretenden stechenden Schmerz, insbesondere im Lendenwirbelbereich, bemerkbar. Starke Schmerzen beim Aufrichten aus einer gebeugten Haltung und oftmals ziehende Schmerzen, gelegentlich verbunden mit einem Kribbeln vom Lendenwirbelbereich über das Gesäß und die Beine bis hin zu den Zehen sind weitere typische Zeichen eines Hexenschusses. Nach dem ersten Schmerz ist die Beweglichkeit stark eingeschränkt. Er kommt durch Quetschungen oder Einengungen der aus dem Rückenmark austretenden Nerven, allen voran des Ischiasnervs, durch Wirbelkörper zustande – oder verdankt sich einer stark verspannten Muskulatur. Auslöser sind oft ruckartige oder ungeschickte Bewegungen, falsche Belastungen, Überbelastung, Verkühlungen, aber auch Unfälle. In der Regel ist die Erkrankung äußerst schmerzhaft, aber harmlos. Wenn in der Folge jedoch Taubheitsgefühle oder Schwierigkeiten beim Wasserlassen oder beim Stuhlgang auftreten, ist unverzüglich ein Arzt aufzusuchen.*

### Ihre Erfolgsaussichten

Der volkstümliche Name Hexenschuss beruht auf der mittelalterlichen Vorstellung, dass dem Menschen die Krankheiten von übernatürlichen Wesen wie Hexen, Alben oder Elfen zugefügt werden – in diesem Fall durch den Pfeilschuss einer Hexe … Am häufigsten kommt es beim Anziehen von Socken oder Schuhen im Stehen zum Hexenschuss oder Lumbago: Der Rücken wird bucklig gemacht, die Lendenwirbel werden innen gestaucht, der Nerv wird eingeklemmt. Wie Sie übrigens mit geradem Rücken in Socken und Schuhe schlüpfen können, lernen Sie in den Übungen im zweiten Teil. Ich mache mir daraus einen richtigen Sport. Husten kann ebenfalls einenHexenschuss auslösen. Bücken und Heben mit gekipptem Becken, Rad fahren mit rundem Rücken … Ich kenne eine Frau, die holt sich die

Hexe regelmäßig in ihrem Sportwagen im Schalensitz – Hexen sind halt einfallsreich.

Hexenschuss oder Lumbago tritt ein, wenn der mittlere Teil des Torsos gestaucht wird, wie schon erwähnt beim unachtsamen Anziehen von Schuhen oder Strümpfen im Stehen, auch beim Krafttraining mit verkürzten Rumpfmuskeln, beim Husten, Niesen ohne Aufspannung und ohne aktives, schützendes und stützendes Zwerchfell.

Irgendwann haben wir alle gehört, gesehen und gelernt, dass das Dehnen in so einem Moment gut sei, also machen wir die Außenseite der Wirbelsäule rund – und quetschen die Innenseite noch mehr zusammen. Dieses Pseudodehnen gewisser Muskeln auf Kosten anderer Muskeln, die dadurch verkürzt werden, ist nicht gut und richtet mehr Schaden an, als es nützen könnte. Besser: Sofort die Hände verschränken, Arme über den Kopf ziehen, alles vom Boden weg, Brustkorb vom Becken weg, Abstand zwischen die Wirbel und Nervendurchtrittsstellen bringen, das hilft, sofort, der Nerv kann sich wieder befreien. Was bleibt, ist »Nachweh«. Dieses Nachweh verschwindet schnell, wenn Sie die kontraproduktiven horizontalen Verrenkungen unterlassen und sich nur auf die vertikale Aufspannung konzentrieren.



## Hohlkreuz, Hohlrücken

Siehe Lordose

## Hüftdysplasie

*Mit Hüftdysplasie oder Hüftgelenksdysplasie werden angeborene oder erworbene Fehlstellungen und Störungen der Verknöcherung (Ossifikation) des Hüftgelenks beim Neugeborenen umschrieben. Meist sind Mädchen davon betroffen. Mehrere Faktoren gelten als begünstigend oder als teilweise Ursache für eine Hüftdysplasie, so beispielsweise die Beckenendlage bei der Geburt.*

*Als Symptome fallen zunächst die Seitenungleichheit der Pofalten und Bewegungseinschränkungen der betroffenen Hüfte beim Strampeln auf. Ohne Behandlung kann es zu bleibenden Schäden des Hüftgelenks kommen, Hinken, Gangstörungen und Schmerzen sind dann die Folge. Schwere Formen der Hüftgelenksdysplasie gipfeln irgendwann in einer Hüftgelenksarthrose. Leichtere Formen bereiten keine Schmerzen. Ob es sich bei Schmerzen oder äußerlichen Auffälligkeiten um eine Hüftgelenksdysplasie handelt, wird vor allem durch Sonografie, in selteneren Fällen durch Röntgen- oder Kernspin- oder Computertomografie-Aufnahmen festgestellt. Die schulmedizinische Therapie sieht meist den Einsatz breiter Windeln und Wickel oder Spreizhosen vor, manchmal auch eine Ruhigstellung durch einen Spreizgips. Die Notwendigkeit eines operativen Eingriffs besteht nur selten. Die Prognose auf Heilung ist seit Einführung des sonografischen Screenings im Neugeborenenalter erheblich verbessert worden.*

## Ihre Erfolgsaussichten

Es gibt unter den CANTIENICA®-Instruktorinnen einige, die durch die diagnostizierte und mit Spreizhosen oder Spreizgips traktierte Hüftdysplasie zu meiner Methode fanden. Die »einbetonierte« Beckenhaltung führte zu eingedrehten Oberschenkeln, eingedrehten, viel zu eng stehenden Darmbeinschaufeln (Beckenschaufeln) und vollkommen steifen Kreuzbeingelenken. Oft besteht auch ein Steißbein-Syndrom (Überempfindlichkeit des Steißbeins, chronische Schmerzen), weil das Becken gekippt eingegegipst war und sich auch das Kreuzbein – ja, ich meine den Knochen in sich – verkürzte. Die Beckenbodenmuskulatur ist meistens erschlafft, kompensatorisch sind Piriformis und der kleine Gluteus-Muskel überlastet.

Über die Sanierung des Beckenstandes, der Beinachse und durch die konsequente Mobilisierung der Beckenseiten und der Beckengelenke (Hüftgelenk, Symphyse, Kreuzbeingelenke, Facettengelenke) erzielten die betroffenen Frauen gigantische Fortschritte. Je länger die Zeit im Korsett oder in der Gipshose angedauert hat, umso mehr Geduld braucht die Selbstheilung. Das Alter, in dem die Kleinkinder stillgelegt werden, spielt meines Erachtens eine große Rolle. Wenn der Gips genau dann angelegt wird, wenn das Kind für sich den aufrechten Gang spielerisch entdecken möchte und muss, so ist das verheerend, denn die entsprechenden Gehirnareale, die sich mit dem aufrechten Kreuzgang entwickeln sollen, werden damit blockiert. Sind Sie betroffen als Eltern: Es gibt die Bewegung »Leben ohne Windeln«, (http://www.windelfrei.at/aktuell.html; www.topffit.de und andere), ich bin überzeugt, dass sich ein windelfreies Babybecken besser vom Geburtsstress erholt und sich perfekt entwickelt.

An dieser Stelle möchte ich Ihnen eine Episode erzählen. Eine Kollegin war vom 6. bis 12. Lebensmonat in einem Gipskorsett stillgestellt. Sie fand nach dem 45. Lebensjahr zu meiner Methode. Mehrere Entbindungen hatten ihrem Becken zugesetzt, ihre Gelenke waren vollkommen versteift. Sie arbeitete bereits einige Jahre mit der Methode und hatte schon vieles erreicht, die Beckenhälften waren frei, die X-Beine begradigt, doch mit dem Kreuzgang wollte und wollte es immer noch nicht klappen. Wie ein Pantomime setzte Sabine den rechten Fuß vor, bewegte den linken Arm vor, den linken Fuß vor, den rechten, beim dritten Schritt war sie wieder im Passgang, rechter Fuß, rechter Arm, linker Fuß, linker Arm. Da fiel mir der österreichische Zoologe und Verhaltensforscher Konrad Lorenz ein, wie er seinen Gänsen – er arbeitete bevorzugt mit Graugänsen – vorausmarschierte, und ich bat Sabine, die Augen zu schließen und einfach hinter mir herzulaufen. Mein Studio ist komplett verspiegelt, also konnte ich sehen, was sie machte: Sie imitierte meinen Kreuzgang perfekt, die Koordination von Beinen und Armen, die Aufspannung, die Schrittlänge, die rotationsartigen Bewegungen in den Beckenhälften.

Unschwer zu erraten, dass der »Doppelgang« Tränen des Glücks bei Sabine auslöste. Sie konnte in diesem Augenblick auch die Scham loslassen, sie wusste jetzt, dass sie nicht »zu dumm« für den Kreuzgang war, sondern dass ihr durch die Gipshose die wichtige Phase des Lernens durch Imitation gestohlen worden war. Sabine hat diese Phase inzwischen nachgeholt, sie imitierte ihren Enkel, holte mit dem Kleinkind die eigene Körperkindheit nach.

»Vielleicht könnte man noch den Hinweis hinzufügen, dass das Tragen von Babys im Tragetuch mit einer optimalen Hüftstellung einhergeht«, schreibt »meine« Leserin Julia Hilgert. »Wichtig ist hierbei, richtig zu binden, was man sich am besten von einer Trageberaterin zeigen lässt. Es gibt leider zahlreiche Tragehilfen, bei denen das Kind nicht in der Anhock-Spreiz-Stellung getragen wird, sondern im schlechtesten Fall mit dem Gesicht nach vorne, also mit dem Rücken zum Tragenden, und mit herabhängenden Beinen, sodass das ganze Gewicht vom Schambein beziehungsweise der Symphyse abgefangen wird. Wenn man die Kleinen jedoch richtig im Tragetuch trägt, ist der Effekt dem der Spreizhose ähnlich, ohne jedoch das Becken ›einzubetonieren‹. Bei meiner Jüngsten beispielsweise sah die Hüfte nach der Geburt nicht so gut aus und ihre Pofalte war asymmetrisch. Von Anfang an habe ich sie circa vier Stunden täglich im Tragetuch getragen und bei der Hüftsonografie sechs Wochen nach der Geburt waren die Werte okay. Leider habe ich keine exakten Vergleichswerte, inwiefern sich die Gelenke in den ersten Wochen verändert haben, da direkt nach der Geburt kein Ultraschall gemacht worden ist.«

CANTIENICA®-Seniorteacher und Hebamme Karin Altpeter-Weiß aus Karlsruhe empfiehlt ebenfalls das Tragen mit dem Tragetuch und/oder Tragegurten, »sofern diese nach physiologischen Gesichtspunkten beim Neugeboren entwickelt wurden, sprich einen breiten Steg für den Beinzwischenraum haben.

Durch die angeborene Spreiz-Anhock-Haltung, wie bei den Äffchen, werden die Hüftbereiche maximal gedehnt, genauso wie bei der Spreizhose. Das Tragetuch ist auch dann ideal, wenn die Mutter ihr Kind über einen längeren Zeitraum tragen will, und es hat der Vorteil, dass die Bewegungen der Mutter die Muskulatur des Kindes im kinästhetischen Sinn stimulieren. Lernmuster, die einem Kind durch eine Dauerfixierung und mangelnde Bewegung entgehen, werden beim Tragen vermittelt, sozusagen als Matrix von der Mutter zum Kind. Bedingung ist, dass das Kind wirklich nahezu ganztägig getragen wird.«
www.didymos.de, www.trageschule-dresden.de

---

## Hüftschiefstand

Siehe Beckenschiefstand

---

## Ischialgie/Ischias-Syndrom

*Mit Ischialgie oder Ischias-Syndrom bezeichnet man Schmerzen in einem Teil des Versorgungsgebietes des Ischiasnervs, der lateinisch Nervus ischiadicus heißt. Streng genommen handelt es sich jedoch fast immer um den Bereich der lumbalen Nervenwurzel des fünften Lendenwirbels L5 oder des darunterliegenden Sakral- beziehungsweise Kreuzbeinwirbels S1. Wird die Nervenwurzel zusammengedrückt, zum Beispiel durch Vorwölbung, im Fachjargon Protrusion, oder durch das komplette Heraustreten, einen sogenannten Prolaps, von Bandscheibengewebe – wie das beim Bandscheibenvorfall geschieht –, kommt es zum Ischias-Syndrom. Genauso bei fortschreitender Degeneration der Bandscheibe. Doch damit nicht genug. Auch Degenerationen an den Wirbelkörpern, sogenannte Spondylophyten, infolge einer Osteochondrose – das wiederum ist ein degenerativer Prozess des Knorpel-Knochen-Gewebes – können die Nervenwurzeln irritieren und zu einer Ischialgie führen. Aber aufgepasst, sowohl das Piriformis-Syndrom wie auch wachsende Tumore oder Herpes zoster entlang der Nervenbahnen können sich in ähnlichen Symptomen äußern.*

*Im Gegensatz dazu ist der Hexenschuss ein reiner Rückenschmerz, der nicht in die Beine ausstrahlt – Näheres siehe unter dem Eintrag »He-*

*xenschuss«. Eine Kombination aus Lumbago – der Fachterminus für Hexenschuss – und Ischialgie wird als Lumboischialgie bezeichnet.*

## Ihre Erfolgsaussichten

Ist der Ischiasnerv durch Fehlhaltung eingeklemmt, so kann er durch die Veränderung der Haltung wieder freigelegt werden. Je früher und schneller, desto besser. Denn durch die Reibung kann sich der Nerv entzünden, und dann ist das Training schwierig, weil die Schmerzen so stark sind. Eine gute Osteopathin, ein guter Osteopath oder eine Physiotherapeutin, ein Physiotherapeut kann akut manuell therapieren, und wenn der Nerv wieder frei ist, sollte sofort mit dem Training begonnen werden, damit die autochthone Muskulatur ihre Aufgabe erfüllen kann: an der aufgespannten Wirbelsäule die Wirbel im größtmöglichen Abstand und die Durchtrittskanäle der Nerven offen zu halten.

Das Piriformis-Syndrom (siehe S. 158) passt insofern zum Ischias-Syndrom, als es wie dieses in der »Knochenenge« entsteht. Der Piriformis ist ein kleiner, birnenförmiger Muskel, der das Kreuzbein mit dem Trochanter (Rollhügel) des Oberschenkels verbindet. Sind Oberschenkelknochen und Darmbeinschaufeln nach vorne eingedreht statt nach außen, so zwingt das dem Piriformis eine Länge, eine Art Umweg auf, für den er nicht geschaffen ist. Ich stelle ihn mir als »Wachposten« des Beckens vor, er will verhindern, dass ich die Knochen noch mehr eindrehe, und schickt mir einen »Warnschmerz«. Und was für einen. Durch Ausdrehen der Oberschenkelmuskeln aus der Leiste öffnen sich die Gelenke sofort, und der Piriformis beruhigt sich.

Das Piriformis-Syndrom ist oft anzutreffen bei Männern, die ihre Gluteus-Muskeln ständig anspannen. Das hindert die dafür zuständige Oberschenkelmuskulatur am Ausdrehen, der Tractus iliotibialis – das ist die Sehnenplatte seitlich am Bein – verhärtet. Dieses Muster ist an der großen Kuhle seitlich am Gesäß leicht zu erkennen. Durch die behutsame Sanierung der Beinachse, die Ausrichtung des Beckens – gestützt und geschützt vom Levator Ani (statt von den Gluteus-Muskeln) – verschwindet das Piriformis-Syndrom. Und Sie lernen, wie Sie es ganz schnell wieder loswerden, wenn es sich beim Eifer des Sports wie beispielsweise einem Marathonlauf wieder mal einstellt.

Bei Frauen führen falsch verstandenes Beckenbodentraining (Schließmuskeln, Aufzugübungen durch die Vagina) und X-Bein-Stellung mit entsprechender Fußhaltung oft zu Piriformis-Blockaden.

## Iliosakralgelenk-Syndrom/ISG-Syndrom

*Das Iliosakralgelenk verbindet das Kreuzbein mit dem Darmbein. Aus diesem Grund wird es auch Kreuzbein-Darmbein-Gelenk genannt.*

*Seinem Namen zum Trotz ist es jedoch kein richtiges bewegliches Gelenk, sondern eine knöcherne Verbindung, die durch starke Bänder straff gehalten wird. Aus diesem Grund hat es auch nur eine minimale Beweglichkeit. Mit dem Iliosakralgelenk kann man keine aktiven Bewegungen ausführen. So weit die offizielle Meinung.*

### Ihre Erfolgsaussichten

Mit dieser Definition, es sei kein richtig bewegliches Gelenk, nur eine knöcherne Verbindung, spielt mir der Zufall einen meiner Lieblingsbälle in die Hände: Kreuzbeingelenke sind sehr wohl Gelenke, wenn sie als solche gebraucht werden. Und was für welche! Im beweglichen »Doppelbecken« spielen sie die Hauptrolle, sie ermöglichen das geschmeidige Gehen mit immer offenen Gelenken.

Legen Sie den rechten Handrücken butterweich in die linke Hand und lassen Sie die Flächen sanft aneinandergleiten, in alle Richtungen, nach unten, nach oben, zu den Seiten. So ein wunderbares Gelenk bildet das Articulatio sacroiliaca, wie es in der Medizin heißt. Die CANTIENICA®-Übungen sorgen dafür, dass zwischen Ihrem Darmbein und dem Kreuzbeingelenk genauso viel Spiel ist wie zwischen Ihren locker aneinanderliegenden Händen.

Drücken Sie die Handflächen fest aneinander, so kann nichts mehr gleiten. Genau so ist das mit dem Kreuzbeingelenk. Werden die Flächen aneinandergepresst, so sind sie unbeweglich. Mobilisiert und artgerecht eingesetzt, haben sie Spiel und können gleiten. Dieses angeblich unbewegliche Gelenk wird schon sehr bald bei jedem Ihrer Schritte »rotieren« und Ihren Gang geschmeidig und leicht machten, Tigerfeeling eben.

Jedes Mal, wenn Sie die Sitzbeinhöcker bewegen, direkt oder über den Umweg der Füße oder Leisten, bringen Sie Beweglichkeit in die Kreuzbeingelenke und lösen dadurch die Blockaden und Beschwerden in den Iliosakralgelenken schnell und nachhaltig auf.

## Kopfschmerzen / Spannungskopfschmerzen

*Auch Kopfschmerzen begegnen uns in der Medizin mit unterschiedlichen Namen: Cephalgie, Kephalgie, Kephalalgie, Zephalgie, Cephalaea sind einige davon. Treten Kopfschmerzen auf, sind Schädel, Hirnhäute, Blutgefäße im Gehirn, Hirnnerven oder oberste Spinalnerven – alles schmerzemp-*

*findliche Kopforgane – gereizt. Die eigentliche Gehirnsubstanz, die ein Teil des Zentralnervensystems, kurz ZNS, ist, ist nicht schmerzempfindlich.*

## Ihre Erfolgsaussichten

Dem Rückenmark der Halswirbelsäule entspringt ein dichtes Nervennetz für Kopf und Gesicht. Es ist ein unvorstellbar dichtes Netz, das die Sinnesorgane und die Zähne mit Nerven versorgt. Der Schädel selbst besteht aus 26 Knochen, dazu die in sich verschachtelten Wirbel Axis und Atlas – ein richtig komplexes Gebilde. Die CANTIENICA®-Methode schließt die Kopfhaltung bei jeder Übung mit ein, denn sie ist wichtig. Ziel ist, dass der Kopf nicht mehr auf dem Atlas »geparkt« wird, sondern sich selbst trägt. Er ist dafür großzügig mit Muskeln ausgestattet. Kopfschmerzen, die durch eine Fehlhaltung verursacht sind, lassen sich demnach verhindern, und wenn unter Stress oder einer ungünstigen Haltung über längere Zeit Spannungskopfschmerzen auftreten, lassen sie sich wegtrainieren.

Sehr viele Migränepatienten berichten, dass die Schübe seltener werden, dass die Ankündigung viel früher wahrgenommen wird, dass sich die Migräne oft verhindern lässt und dass sie schneller abklingt, seit sie mit der CANTIENICA®-Methode arbeiten.

---

## Kreuzschmerzen

Siehe Diffuse Rückenschmerzen

---

## Kyphose

*Eine Kyphose ist schlichtweg ein Buckel. Die Fachbezeichnung kommt aus dem Griechischen, κύφωση bedeutet wörtlich »Buckelung«, κύφος, kýphos sind die Wörter für »Buckel«. Als Kyphose beim Menschen bezeichnet man eine nach hinten (dorsal) konvexe Krümmung der Wirbelsäule. Eine natürliche Kyphose macht die Wirbelsäule zum Beispiel im Brustbereich (Brustkyphose), am Ende der Wirbelsäule gibt es noch einmal eine kleine Kyphose, die sogenannte Sakralkyphose. Erst bei einer krankhaften Verstärkung der (Brust-)Kyphose spricht man von einem Rundrücken oder von einer Hyperkyphose, einem Buckel oder – lateinisch – einem Gibbus. Um das Ausmaß einer Kyphose wissenschaftlich zu beschreiben, bedient man sich des sogenannten Cobb-Winkels, der nach dem amerikanischen*

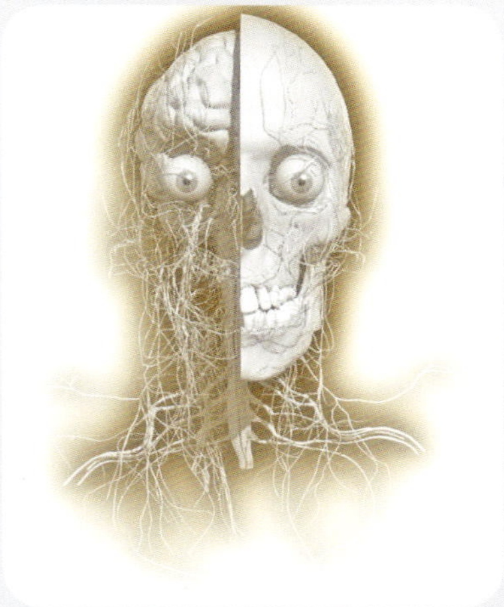

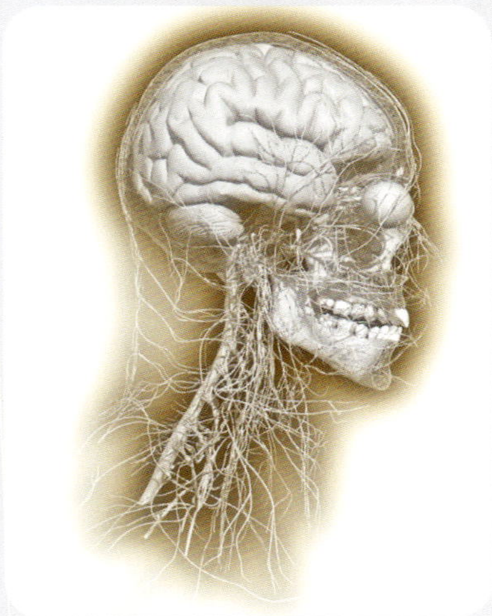

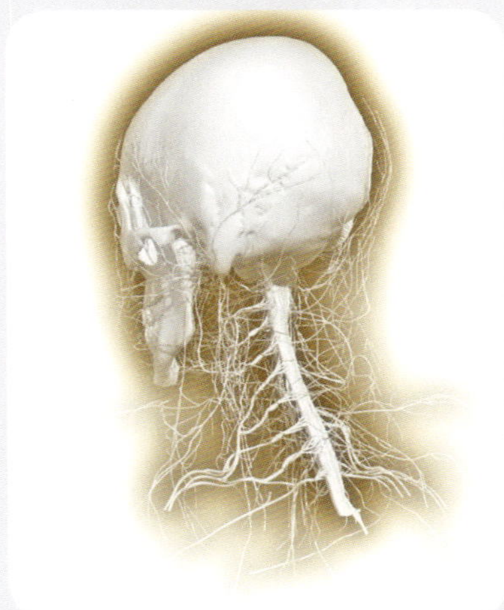

Diese Illustrationen geben Ihnen eine Idee von der Dichte des Nervengeflechtes in Schultergürtel, Nacken und Kopf. Jeder Nerv, der vom Spinalkanal aus zum Schädel verläuft, kann Spannungen, Kopfschmerzen und auch Tinnitus verursachen.

*Orthopäden John Robert Cobb benannt ist. Mit ihm kann man das Ausmaß der Verkrümmung genau bestimmen.*

### Ihre Erfolgsaussichten

Der Buckel der Brustwirbelsäule ist ein Sekundärgeschehen. Ihm geht die Verkürzung der Muskeln vorne an der Bauchseite voraus. Werden die Schultern chronisch nach oben vorne gezogen, so sinkt der Brustkorb ein. Der kleine Brustmuskel, die Zwischenrippenmuskeln, die Thoraxmuskeln, die Rippenhaltermuskeln und meistens auch die Bauchmuskeln verkürzen sich. Diese Verkürzung vorne zieht mit der Zeit den Rücken rund. Auch der sogenannte Witwenbuckel beginnt mit einem Einsinken am Brustkorb. Umgekehrt muss auf dem Weg zur Heilung alles Verkürzte wieder »entkürzt« werden. Brustbein, Schlüsselbeine und sämtliche Muskeln am Brustkorb werden bei allen Übungen einbezogen. Diese konsequente Dehnung sämtlicher Strukturen ermöglicht die Aufspannung der Wirbelsäule, und der Buckel wird wieder gerade.

Je älter der Buckel (der Buckel, nicht der Mensch), desto anspruchsvoller und arbeitsintensiver ist die Entbuckelung. Anspruchsvoll, nicht unmöglich.

## Lordose

*Lordose ist der medizinische Fachbegriff für eine nach vorne (ventral) konvexe Krümmung der Wirbelsäule. Sie ist das Gegenteil einer Kyphose. Als »natürlich« gelten eine Lordose im Bereich der Halswirbelsäule (cervical) und im Bereich der Lendenwirbelsäule (lumbal). Geht die natürliche Lordose im Lendenwirbelbereich über das als normal angesehene Maß hinaus, spricht man von krankhafter Lordose, einem Hohlkreuz, das, ist es besonders ausgeprägt, Rückenschmerzen verursachen kann.*

### Ihre Erfolgsaussichten

Werden die Knie voll durchgedrückt, kippt das Becken mit den Sitzbeinhöckern nach hinten, die Rippenbögen verschieben sich automatisch nach oben, fertig ist das Hohlkreuz, die Lordose. Die Veränderung in das gewünschte »Wohlkreuz« ist einfach: Knie entspannen (deblockieren), alles über den Fersen aus- und aufrichten, Becken und Brustkorb exakt übereinander ausrichten, vorne und hinten gleich lang werden. Wurde der Rücken jahrelang ins Hohlkreuz gezwungen, so sind die Muskeln, Sehnen und Bänder unter Umständen sehr verkürzt und brauchen viel liebevolle Zuwendung, sprich Geduld, um wieder in die bauplangemäße Länge zu finden.

In sehr seltenen Fällen ist das Hohlkreuz genetisch angelegt. Dann hilft die Methode, die Bänder und Sehnen geschmeidig zu machen und mehr Mobilität in das Becken zu bringen, sodass sich der Steiß nicht noch mehr verbiegt.

## Migräne

*Vor allem Frauen – dreimal so häufig wie Männer – werden von ihr geplagt – die Migräne. Das Wort »Migräne« leitet sich von dem altgriechischen ἡμίκραιρα hēmíkraira, »halber Kopf«, ab. Man bezeichnet mit ihr eine neurologische Erkrankung, unter der etwa 10 Prozent der Bevölkerung leiden. Meist äußert sie sich durch einen periodisch wiederkehrenden, anfallartigen, pulsierenden und halbseitigen Kopfschmerz, manchmal kommen zusätzliche Symptome wie Übelkeit, Erbrechen, Lichtempfindlichkeit (Fotophobie) oder Geräuschempfindlichkeit (Phonophobie) hinzu. Insgesamt bietet sie also ein vielgestaltiges Krankheitsbild. Bei manchen Patienten geht einem Migräneanfall eine sogenannte Migräneaura voraus, während der die Betroffenen über optische oder sensible Wahrnehmungsstörungen oder über motorische Störungen klagen.*

### Ihre Erfolgsaussichten

Siehe Kopfschmerzen

## Morbus Bechterew

*Die Wirbelentzündung oder Morbus Bechterew ist eine chronisch entzündliche rheumatische Erkrankung, die Schmerzen verursacht und mit einer Versteifung von Gelenken einhergeht. Die medizinische Bezeichnung lautet Spondylitis ankylosans, das aus dem latinisierten Griechisch spondylitis, das heißt »Wirbelentzündung», und ankylosans »versteifend» herkommt. Die Bezeichnungen Morbus Bechterew oder Bechterew'sche Krankheit gehen auf Wladimir Michailowitsch Bechterew, einen russischen Neurologen, Neurophysiologen und Psychiater zurück. Synonym sind auch die Bezeichungen Bechterew-Strümpell-Marie-Krankheit, ankylosierende Spondylitis, rheumatoide Spondylitis und Spondylarthritis ankylopoetica geläufig.*

*Morbus Bechterew wird zu den Erkrankungen der Wirbelsäulenge-*

*lenke (Spondylarthropathien) gezählt und betrifft vorwiegend die Lenden- und Brustwirbelsäule sowie die Kreuz-Darmbein-Gelenke. Daneben werden auch Entzündungen der Regenbogenhaut des Auges und selten auch anderer Organe unter diesem Begriff subsumiert.*

### Ihre Erfolgsaussichten

Der echte Morbus Bechterew ist selten. Sehr oft wird der Altersbuckel mit dem Morbus Bechterew »verwechselt«, wie es Solveig Hoffmann formuliert. Ich halte es eher für eine Verlegenheitsdiagnose. Der beginnende Altersbuckel kann wegtrainiert werden, je fortgeschrittener er ist, umso schwieriger wird es jedoch, weil Sehnen und Bänder austrocknen und steif werden und weil mit der Zeit auch die Gelenke versteifen. Leider ist die »Kann man nichts mehr machen«-Mentalität bei über 80-Jährigen häufiger anzutreffen als der Mut: »Das versuche ich.« Solveig Hoffmann berichtet von der Arbeit mit zwei »echten« Morbus-Bechterew-Patienten in fortgeschrittenem Stadium. »Wir taten einfach so, als ob das Kreuzbeingelenk noch beweglich wäre, und es wurde mit der Zeit bei beiden Patienten viel elastischer.« Die Restbeweglichkeit gut zu erhalten und zu steigern ist durch das CANTIENICA®-Training möglich.



## Morbus Scheuermann

Siehe Scheuermann-Krankheit

## Morbus Sudeck/Komplexes regionales Schmerzsyndrom

*Morbus Sudeck wird auch »komplexes regionales Schmerzsyndrom« (Complex Regional Pain Syndrome, CRPS) genannt und ist eine neurologisch-orthopädisch-traumatologische Erkrankung. Unter diesem Begriff werden mehrere Symptome oder Krankheitsbilder zusammengefasst, die früher auch als Reflexdystrophie, Sudeck-Dystrophie, Algodystrophie oder sympathische Reflexdystrophie bezeichnet wurden. Zu diesem Schmerzsyndrom kommt es meist nach Traumen, Operationen oder Unterarmbrüchen, die eine neuronale Entzündungsreaktion nach sich ziehen. Genauer kommt es dann zu einer Dystrophie – also zu einer degenerativen Fehlentwicklung aufgrund einer unzureichenden Versorgung eines Organs oder Körperteils mit Nährstoffen, die mit Funktionsstörungen* einhergeht – und einer Atrophie – einem Gewebeschwund aufgrund von Mangelernährung, Stoffwechselstörungen oder anderer Versorgungsstörungen – von Gliedmaßenabschnitten. Die Krankheit macht sich mit Durchblutungsstörungen, Ödemen, Hautveränderungen, Schmerzen und irgendwann mit Funktionseinschränkungen bemerkbar. Bei Erwachsenen sind eher die oberen Gliedmaßen betroffen, meist sind es Frauen, die darunter leiden.

Eine ursächliche Therapie gibt es nicht, es werden »nur« die Symptome behandelt. Hier kommen Analgetika, also Schmerzmittel, zum Einsatz, doch auch andere entzündungshemmende Medikamente sowie Ergotherapie oder Physiotherapie werden oft verschrieben. Weil die Symptome aber meist erst relativ spät dieser Krankheit zugeordnet werden und diese damit relativ spät erkannt wird, ist die Chance auf Heilung eher gering.

### Ihre Erfolgsaussichten

Siehe Frozen Shoulder

---

## Nackenbeschwerden

Siehe Halswirbeldeformationen

---

## O-Beine (Genu varum), X-Beine (Genu valgum)

Sowohl O- als auch X-Beine rühren von einer falschen Beinstellung her. Die Medizin geht von einer sogenannten Normalstellung, der Neutral-0-Stellung, aus, alles, was davon abweicht, sind sogenannte Abwinklungen – im allgemeinen Sprachgebrauch als O- oder X-Beine bezeichnet.

Bei O-Beinen spricht man von einer Varus-Stellung. Die gedachte Linie vom Hüftkopfmittelpunkt über die Kniemitte bis zum Sprunggelenk, die die Mediziner Mikulicz-Linie nennen und die bei »normalen« Beinen gerade verläuft, ist in diesem Fall keine gerade Linie mehr, sondern nach außen gebogen, die Beine sind wie nach außen angewinkelt, wobei der Winkel am Knie an der Beininnenseite kleiner als die Norm ist. Dabei sind 180 Grad – genau eine Linie – genau die Norm, ab etwa 186 Grad – egal in welche Richtung die »Linie« abweicht – spricht man von so einer Abwinklung. Bei X-Beinen spricht man dagegen von einer Valgus-Stellung. Hier ist die Mikulicz-Linie genau andersrum gebogen, die Knie knicken *also nach innen ein und der Winkel an der Beininnenseite am Knie ist größer als die Norm.*

*Festgemacht wird die Diagnose O- oder X-Bein also am Abweichungsgrad von der Normlinie von 180 Grad. Dabei wird vor allem die Stellung des Unterschenkels ins Blickfeld gerückt. Betroffen sind aber nicht nur die Beine, solche Abwinklungen kann es auch im Arm beziehungsweise im Ellbogen geben. Dort wird er Abduktions- oder Humeroulnarwinkel genannt (von lateinisch humerus, Oberarmbein, womit der Oberarmknochen bezeichnet wird, und lateinisch ulanaris, »zur Elle gehörend«).*

*X-Beine sind selten angeboren. Wenn bei einem Kleinkind X-Beine diagnostiziert werden, wird die Beinstellung gewöhnlicherweise durch Nachtschienen oder Gips korrigiert.*

## Ihre Erfolgsaussichten

Die CANTIENICA®-Methode saniert zuerst die Beckenstellung, dann die Beinachse. O-Beine (ausgenommen die der Reiter) entstehen, wenn der untere Rand des Beckens im Vergleich zu den Kreuzbeingelenken zu weit auseinander steht. Meistens werden die Oberschenkelknochen und die Unterschenkelknochen ausgedreht, auch die Knie sind damit nach außen gedreht und schauen von den Beinen weg. Meniskusschäden an den Knie-Innenseiten sind vorprogrammiert. Durch die Entdrehung und Mobilisierung der Beckengelenke, die Kräftigung der gesamten Beckenmuskulatur, die mit dem Levator Ani vernetzt ist, lassen sich O-Beine begradigen. Reiter lernen, wie sie beim Reiten die Oberschenkelmuskeln ausdrehen und die Unterschenkelknochen im Gegenzug eindrehen können, ohne dabei ihre Knochen in eine unnatürliche Form zu zwingen.

Bei X-Beinen sind sehr oft folgende Begleiterscheinungen zu beobachten, dass die Füße parallel zueinander (also quasi wie ein H) oder gar in A-Form zueinander stehen und damit einwärts gedreht sind, also die Fußspitzen nach innen zeigen, die Fersen nach außen. Die Oberschenkelknochen drehen dabei nach innen, die Knie ebenfalls. Die Beckenschaufeln stehen zu schmal beieinander und werden von den »falschen« Beckenbodenschichten gehalten, nämlich durch die äußere und die mittlere Beckenbodenschicht. Die äußere ist jedoch »nur« eine Schlinge, die mittlere ein Stück Beckenwand, beide bilden nicht annähernd einen -boden, das kann nur die innerste Schicht, der Levator Ani. Durch die Ausrichtung der Becken- und Beinknochen lassen sich X-Beine schnell und nachhaltig beheben.

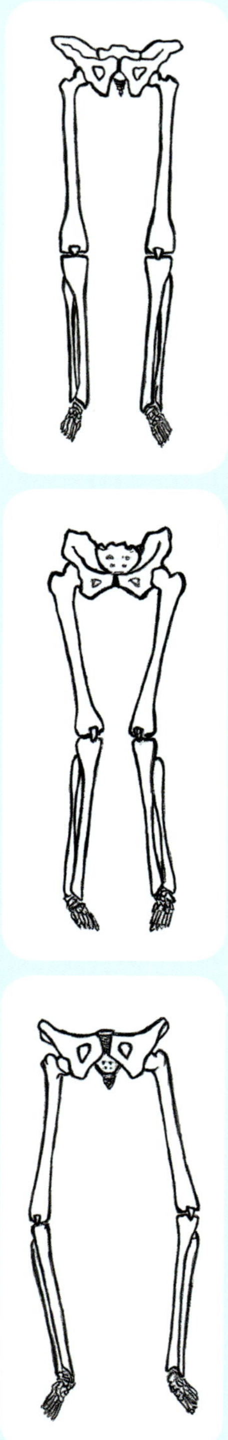

Oben: Das Becken ist aufgerichtet, die Beinachse verlauft ideal, die Knochen sind gerade.

Mitte: Bei X-Beinstellung kippt das Becken nach hinten, die Knie stehen zu nahe, die Beinachse bildet ein X.

Unten: O-Beinstellung lässt das Becken nach vorne kippen, die Knie stehen zu weit außen, die Beinachse bildet ein O.

## Osteoporose

*Das Wort »Osteoporose« kommt aus dem Altgriechischen ὀστέον für »Knochen« und πώρος für »Tuffstein», was ein sehr anschauliches Bild ergibt: ein Knochen, der in seiner Struktur so porös und durchlässig ist wie Tuffstein. Osteoporose macht Knochen anfällig für Brüche, die Mediziner sagen Frakturen, und ist in unseren Breitengraden eine typische Alterserkrankung. Die auch als Knochenschwund bezeichnete Krankheit geht mit einer Abnahme der Knochendichte durch einen übermäßig raschen Abbau der Knochensubstanz und -struktur einher und betrifft das ganze Skelett.*

*Wie gesagt leiden vor allem ältere Menschen unter Osteoporose, sie ist sogar die häufigste Knochenerkrankung im höheren Lebensalter. Neben der sogenannten primären Osteoporose (95 Prozent aller Fälle) gibt es auch noch die sogenannte sekundäre Osteoporose, der kein ursächlicher Knochenschwund zugrunde liegt, sondern die eine Folge einer anderen Erkrankung ist, die beispielsweise über längere Zeit mit Glukokortikoiden – entzündungshemmende Medikamente – behandelt wird oder die zu einer Immobilisation führt. 80 Prozent aller Osteoporosen betreffen Frauen nach den Wechseljahren, insgesamt entwickeln etwa 30 Prozent aller Frauen nach der Menopause eine klinisch relevante Osteoporose.*



### Ihre Erfolgsaussichten

Bei Osteoporose ist die Haltemuskulatur besonders wichtig. »Eine aktive Tiefenmuskulatur erzeugt eine bessere Ernährung der Knochen«, schreibt Solveig Hoffmann dazu. »Außerdem schützt die Tiefenmuskulatur die Knochen vor äußeren Einwirkungen. Geschützte Knochen sind weniger anfällig für Brüche.«

Sehr viele Frauen im Klimakterium berichten, dass sich ihre Knochendichte wieder verbessert hat, seit sie konsequent trainieren. Bei mir hieß es Mitte 20, ich hätte mit Osteoporose zu rechnen. Bei meiner letzten Messung der Knochendichte wurden die bestmöglichen Resultate festgestellt. Das bestätigt meiner Ansicht nach die Aussage zu den »gut ernährten Knochen«. Sie können sich regenerieren, solange wir leben.

Ich habe mit zwei jungen Frauen gearbeitet, deren Knochendichte sich nicht verbesserte. Die eine Frau litt akut an Bulimie, die andere hatte eine langjährige Leidenszeit mit Anorexie hinter sich. Die Knochen der bulimischen Frau konnten sich nicht regenerieren, da sie chronisch unterernährt blieben. Die Frau mit der Magersucht gab das Training auf, weil sie durch die Muskelarbeit »zunahm«.

## Piriformis-Syndrom

*Das Piriformis-Syndrom wird durch eine Besonderheit des Nervus peronaeus communis, des »gemeinsamen Wadenbeinnervs«, auch Nervus fibularis genannt, der ein Teil oder Ast des Ischiasnervs ist, erzeugt. Und zwar zweigt dieser dann schon vor dem Austritt durch das kleine Becken aus dem Ischiasnerv ab, anstatt dass er zusammen mit dem Nervus tibialis durch das Foramen infrapiriforme führt. Dabei durchbohrt er den Musculus piriformis. Dies ist bei etwa 15 Prozent aller Piriformis-Syndrome der Fall. Äußerst selten tritt der Nervus peroneus communis durch das Foramen suprapiriforme.*

*Dieser Wadenbeinnerv versorgt vor allem die Unterschenkelstrecker und die Haut der Kniekehle. Durch das Piriformis-Syndrom ist seine Funktion jedoch gestört und mit starken Schmerzen in der Gesäßregion verbunden. Ob die Schmerzen tatsächlich von einer Kompression von Teilen des Nervus ischiadicus ausgehen, ist jedoch wissenschaftlich noch nicht erwiesen. Meist tritt es nach einem Trauma auf und wird oft mit Bandscheibenproblemen verwechselt, da sich die Symptome des Piriformis-Syndroms und die einer Wurzelreizung des Ischiasnervs sehr ähneln.*

### Ihre Erfolgsaussichten

Meine Erfahrungen mit meinem rechten Piriformis sind simpel: Durch meine Skoliose stand die rechte Beckenhälfte höher als die linke. Das Becken war auch in sich verschoben, der Beckenkamm stand im Liegen rechts höher als der linke, selbst das Schambein stand rechts höher. In engen Hosen hatten das linke und das rechte Becken völlig unterschiedliche Formen. Ein »rechtsseitiges Piriformis-Syndrom« begleitete mich über Jahre.

Durch die »Installation« des Levator Ani als tragfähige Schale im Becken kam eine erste Ent-Spannung. Mit der gezielten Dehnung der einzelnen Knochen der Darmbeinschaufel und der konsequenten Außenrotation der Oberschenkelmuskeln (ohne Knochen) kam die vollkommene Erlösung vom schmerzhaften Halten des Piriformis, nun konnte er seine angestammte Muskelbahn vom Kreuzbein zum Oberschenkel-Rollgelenk ziehen, musste keine Umwege machen und keine »Fremdmuskelarbeiten« mehr verrichten.

Das Piriformis-Syndrom geht häufig mit X-Beinen einher.

## Rundrücken

Siehe Kyphose

## Scheuermann-Krankheit

*Die Scheuermann-Krankheit ist eine Wachstumsstörung der Wirbelsäule im Jugendalter, die zu einer schmerzhaften Fehlhaltung führen kann. Man begegnet ihr auch unter den Namen Morbus Scheuermann, Adoleszentenkyphose oder juvenile Kyphose und, in der medizinischen Fachterminologie, als Osteochondritis deformans juvenilis dorsi. Scheuermann-Krankheit heißt sie, weil der Erste, der diese Form der Wirbelsäulenverformung beschrieben hat, der dänische Orthopäde und Röntgenarzt Holger Werfel Scheuermann war.*

*Während man früher glaubte, es würde sich um eine aseptische Osteochondrose, also eine Knorpel-Knochen-Erkrankung ohne Beteiligung von Keimen handeln, so sieht man darin heute eine Schwächung der knorpeligen Wachstumszonen (der Ringapophysen) der Grund- und Deckplatten der Wirbelkörper. Diese Wachstumsstörung ist vier- bis fünfmal häufiger bei Jungen als bei Mädchen zu beobachten. Ob man von einer regelrechten Haltungsschwäche spricht und was noch als Normvariante durchgeht, ist nicht genau definiert, die Übergänge sind hier fließend.*

### Ihre Erfolgsaussichten

Beim echten Morbus Scheuermann kann es zu Verformungen der Wirbel durch gestörtes Wachstum kommen. Ich habe mit einem jungen Mann gearbeitet, bei dem passten die Wirbel kaum aufeinander, weil sie konisch gewachsen waren, unten schmal, oben breit. Der junge Mann kann dank des Trainings verhindern, dass der betroffene Wirbelabschnitt versteift. Die gezielte Ausrichtung des Brustkorbes und die Kräftigung aller Muskeln an Rumpf und Brustkorb entlasten die betroffenen Wirbel vom Druck von oben und verhindern, dass sich ein Rundrücken bildet.

Sehr oft kommen Menschen mit der Diagnose Scheuermann, wo weit und breit keiner ist. Mir scheint, dass es sich eingebürgert hat, jede Unbeweglichkeit in einer Wirbelfolge, jede Steifheit in einem Abschnitt der Wirbelsäule Morbus Scheuermann zu nennen. Ich selber soll zwei gehabt haben. Sie haben sich in wundervollste Beweglichkeit aufgelöst … Solveig Hoffmann schreibt dazu: »Ich habe viele getroffen, die sich wieder vollkommen normal aufrichten konnten. Ob der Scheuermann knöchern beginnt oder als Haltungsproblem – ich weiß es nicht. Ich motiviere die Betroffenen, es als Haltungsgeschichte zu sehen, mit großem Erfolg.« Was Fehlhaltung versteift oder verschiebt, kann »Guthaltung« wieder beweglich machen und neu ordnen.

## Schleudertrauma

*Unter Schleudertrauma (englisch whiplash injury) verstehen wir verschiedene Krankheitssymptome wie Kopf- und Nackenschmerzen, Schwindel, Sprachstörungen, Gangunsicherheit und andere mehr, die nach einer ruckartigen Bewegung oder Überstreckung des Kopfes auftreten. Meist ist ein Autounfall, insbesondere ein Heckaufpralls, die Ursache – überhaupt gilt es als die häufigste Komplikation nach Autounfällen. Schädel, Gehirn, Rückenmark und Halswirbelsäule sind dabei nicht direkt beschädigt. Dennoch werden diese Beschwerden gerne chronisch oder ziehen chronische Beschwerden nach sich, warum, ist heftig umstritten. Die Cochrane-Vereinigung (»Cochrane Collaboration»), ein internationales Netzwerk von Wissenschaftlern und Medizinern, das sich den Grundsätzen der evidenzbasierten Medizin verpflichtet fühlt, sieht darin einen Akzelerations-Dezelerations-Mechanismus, das heißt eine Folge von extremer Beschleunigung, gefolgt von einer abrupten Abbremsung, etwa wie es bei einem Auffahrunfall passiert, aber wie man es auch von Tauchunfällen her kennt. Die Energie übertrage sich dabei auf die Nackenregion, die diesen Extremen nicht gewachsen ist und die heftigen Bewegungen nicht abpuffern kann.*

### Ihre Erfolgsaussichten

Durch die Ausrichtung des Beckens findet die Wirbelsäule ihr Fundament wieder. Dann wird sie in das Futteral von schützenden, stützenden Muskeln eingebettet, die autochthone Rückenmuskulatur. Diese über 200 kreuz und quer verstrebten Muskeln können durch gezielte Übungen isoliert gedehnt und gekräftigt werden. Durch die konsequente Ausrichtung an der Mittelachse und den Einbezug aller am Kreuzgang beteiligten Muskeln reguliert der Körper Ungleichheiten. Schließlich wird die Nacken-Hals-Muskulatur intensiv mittrainiert und der Kopf lernt, dass er mit einer prachtvollen Selbsthaltemuskulatur ausgestattet ist. Das entlastet nachhaltig die Gelenke, die den Kopf tragen und die beim Schleudertrauma am meisten in Mitleidenschaft gezogen und traumatisiert werden.

## Skoliose

*Die Skoliose erhält hier etwas mehr Raum. Denn sucht man erste Informationen darüber, so sieht man sich einer ganzen Reihe von Bezeichnungen gegenüber, die einen schwindelig werden lässt.*

*Das Wort »Skoliose« kommt aus dem Altgriechischen σκολιός, skolios, und bedeutet »krumm«. Entsprechend versteht man unter dem Be-*

griff »Skoliose« eine seitliche Verbiegung der Wirbelsäule bei gleichzeitiger Verdrehung (Rotation) der Wirbel, die nicht mehr durch die Muskulatur in ihrer natürlichen Position gehalten werden können. Meistens bildet die Wirbelsäule dabei gleich mehrere gegenläufige Seitwärtskurven, die sich gegenseitig kompensieren, womit das Körpergleichgewicht aufrechterhalten wird. Dadurch entsteht eine seitliche S-Form, wenn man den Rücken von hinten betrachtet. Skoliosen kennt man nicht nur bei Menschen, sondern man kann sie bei allen Wirbeltieren einschließlich Fischen beobachten. Schon in der Antike kannte man dieses Krankheitsbild, das bereits der griechische Arzt Hippokrates beschrieben und behandelt hat.

Insgesamt unterscheidet man zahlreiche verschiedene Skoliosen, deren Ursache in etwa 90 Prozent aller Fälle nicht bekannt ist. Diese Skoliosen werden als idiopathisch bezeichnet. Dabei unterscheidet man aber auch diese wieder in drei Formen, je nachdem, in welchem Alter sie entstanden sind: die infantile idiopathische Skoliose, kurz IIS, entsteht im Kleinkindalter bis zum dritten Lebensjahr. Die juvenile idiopathische Skoliose, kurz JIS, entsteht zwischen dem vierten und dem zehnten Lebensjahr. Die idiopathische Adoleszentenskoliose, kurz AIS, schließlich entsteht nach dem elften Lebensjahr. Nebenbei bemerkt gibt es auch noch eine sogenannte Säuglingsskoliose, die sich aber meist innerhalb des ersten Lebensjahres »auswächst«.

Den restlichen 10 Prozent aller Skoliosen können bestimmte Ursachen zugeordnet werden: Die sogenannte Fehlbildungsskoliose oder kongenitale Skoliose beruht auf angeborenen Wirbelfehlbildungen, dem Klippel-Feil-Syndrom – einer Fehlbildung der Halswirbelsäule –, einer Spina bifida – also einem »offenen Rücken« oder sogenannten Spaltwirbeln – und anderen Gründen. Die neuropathische Skoliose wird durch Nerven- und Muskelerkrankungen wie etwa Zerebralparesen (frühkindliche Hirnschädigungen), spinale Muskelatrophien (Muskelschwund) oder Poliomyelitis (Kinderlähmung) hervorgerufen. Schließlich gibt es noch myopathische Skoliosen, durch Muskeldystrophien oder Arthrogrypose hervorgerufen, Skoliosen aufgrund von Systemerkrankungen wie Neurofibromatose, Skelettdysplasien, Osteogenesis imperfecta, latrogene Skoliosen aufgrund von Bestrahlungen oder nach Operationen durch Narbenbildung sowie posttraumatische Skoliosen nach Gewalteinwirkung oder Amputationen, oft auch nach Tumoroperationen an der Wirbelsäule. Zuletzt seien auch die sogenannten statischen Skoliosen aufgrund von Beinlängendifferenz erwähnt. Wie Sie sehen, ist das eine »ganze Latte« an Skoliosen, schön mit Namen versehen, die aber den Arzt dennoch erst einmal vor Schwierigkeiten stellen – Sie erinnern sich, bei 90 Prozent der Skoliosen liegt die Ursache im Dunkeln.

*Seit 2001 gibt es eine neue Klassifikation von Skoliosen – die sogenannte Lenke-Klassifikation –, nach der diese nach ihren Hauptkrümmungen, die an der Höhe des Krümmungsscheitels gemessen werden, benannt und unterschieden werden: So gibt es hochthorakale Skoliosen (Krümmungsscheitel zwischen den Wirbeln Th2 und Th6), thorakale Skoliosen (Krümmungsscheitel zwischen Th6 und der Bandscheibe Th11/12, thorakolumbale Skoliosen (Krümmungsscheitel zwischen Th12 und L1) sowie lumbale Skoliosen (Krümmungsscheitel zwischen der Bandscheibe L1/2 und L4). Ein weiteres Unterscheidungskriterium bietet das Krümmungsmuster der seitlich verbogenen Wirbelsäulen: C-förmige Skoliosen werden als Lenke Typ I und V bezeichnet, S-förmige Skoliosen als Lenke-Typ II und III und Doppel-S-förmige Skoliosen, sogenannte Triple-Skoliosen, schließlich als Lenke Typ IV und VI.*

*Schwirrt Ihnen nun der Kopf? Wenn Sie unter einer Skoliose leiden sollten, werden Sie bestimmt von Ihrem Arzt das eine oder andere schon gehört haben und sich in einer dieser Bezeichnungen wiederfinden …*

## Ihre Erfolgsaussichten

Ich verdanke die ganze CANTIENICA®-Methode meiner Skoliose. Das hat sich herumgesprochen, sehr viele Menschen finden durch die Skoliose zu diesem Training. Darunter sind immer mehr Kinder und Jugendliche, und das freut mich sehr.

Der weitere Verlauf der Krümmung kann mit CANTIENICA®-Training sofort gestoppt werden. Grundsätzlich sind S-förmige und Doppel-S-förmige Skoliosen leichter zu beeinflussen als die C-förmige. Generelle Prognosen abzugeben ist schwierig, da jede Skoliose einmalig ist. Je früher der beziehungsweise die Betroffene mit der »Entdrehung« anfängt, umso besser. Wenn Kinder und Jugendliche keinerlei Beschwerden haben, ist die Motivation für konsequentes Training ziemlich anspruchsvoll.

In meiner Methode wird die Skoliose als Ganzkörpergeschehen betrachtet. Ihre Begradigung ebenfalls. Die wichtigsten Stützen zur Entdrehung sind die muskulären Zwischenstockwerke Levator Ani und Zwerchfell. Sie bilden die Basis für die Aufspannung der Wirbelsäule unter konsequentem Einbezug aller autochthonen Muskeln und aller Kernmuskeln. Alle verkürzten und verdrehten Strukturen werden in Bezug auf die Mittelachsen (vorne und hinten) ausgerichtet. Mit dem Atem und der Kernmuskulatur sind Vernetzungen möglich, die sofort zu Veränderungen führen. Durch Selbstbeobachtung und Selbstwahrnehmung lernen die Skoliosebetroffenen, wie sie durch millimeterkleine Veränderungen in der Haltung Begradigung,

Ausgleich und im wahrsten Sinne des Wortes ihre Mitte finden.

Diese Körperarbeit ist nicht jedermanns Sache. Das ist mir klar. Meine Erfahrung der letzten 20 Jahre hat gezeigt: Wer sich auf diese Art der Körperwahrnehmung einlassen kann und will, hat Erfolge, egal, wie weit die Verkrümmung bereits fortgeschritten ist, egal, wie alt der Mensch bei Beginn des Trainings ist. Ich habe mit 47 Jahren gezielt mit der Entdrehung meiner Knochen begonnen, jetzt, mit 62, halte ich mich vollkommen gerade, verkürzte Knochen (Darmbeinschaufel rechts, Schlüsselbein rechts, Brustbein, Rippen) haben sich wieder gedehnt, ausgeleierte Muskeln, Sehnen, Bänder haben sich zurückgebildet, verkürzte Muskeln, Sehnen, Bänder haben ihre naturgewollte Länge und Geschmeidigkeit wiedergefunden. Ich lebe vollkommen schmerzfrei. Bewege ich mich unachtsam oder demonstriere ich zu viele falsche Haltungen, weiß ich, mit welchen Übungen ich sofort wieder schmerzfrei bin.

Ich spreche bewusst von Begradigung der Skoliose, nicht von Heilung. Würde ich das Training aufgeben, würde mein Körper in die Krümmung zurückfallen. Für mich ist das die Motivation, dranzubleiben und mich im Alltag konsequent gut zu halten, ja, 24 Stunden am Tag. Mein Körper belohnt mich dafür reich, ich entdecke immer noch und immer wieder kleine Körperwunder, neue Freiheiten und Leichtigkeiten, immer raffiniertere Vernetzungen; meine Bewegungen werden freier und anmutiger, die Körperformen sind schöner denn je. Zwar kann ich die Zeit und das Alter nicht aufhalten, doch ist es einfach nur großartig, dass ich mich mit 62 besser fühle denn je, dass ich körperlich mehr leisten und mehr genießen kann denn je. Viele, viele Menschen auf dem Weg zur Begradigung ihrer krummen Wirbelsäulen bestätigen es: Anstrengend ist es nur am Anfang, bis die »neu-alten« Körperausrichtungen zur Gewohnheit geworden sind. Ab da wird es leicht und bereichernd.

Weil ich oft gefragt werde, wie lange es dauere, eine Skoliose zu entkrümmen: Die ungefähre Zeitformel ist, laut den Erfahrungen und Beobachtungen, 10 Prozent des Lebensalters. Wer mit zehn Jahren anfängt, muss sich auf ungefähr ein Jahr einrichten, wer mit 47 anfängt, kann mit ungefähr fünf Jahren rechnen, mit 70 Lebensjahren braucht es etwa sieben Jahre. Diese Angaben sind ohne Gewähr, einfach nur als Richtlinie gedacht. Falls das nach langer Arbeit klingt: Rechnen Sie dazu, dass Sie sofort viele weitere Beschwerden loswerden, dass Sie die weitere Verkrümmung stoppen, dass Ihnen kostspielige, zeitaufwendige und schmerzhafte Operationen durch alle »Folgeschäden« erspart bleiben: Es lohnt sich. 100 Prozent.

Sehr viel Schaden richten Korsetts an. Sie nehmen den Muskeln die Arbeit ab. Ich kenne niemanden, der durch das Tragen eines Korsetts aus der Skoliose fand.

## Somatische Rückenschmerzen

Siehe Diffuse Rückenschmerzen

## Spannungskopfschmerzen

Siehe Kopfschmerzen

## Spinalgie

*Spinalgie bezeichnet einen Wirbelschmerz, die Druckempfindlichkeit der Dornfortsätze der oberen Brustwirbel und der Gegend oben zwischen den Schulterblättern. Das Wort setzt sich aus dem lateinischen Wort für Wirbelsäule, spina, und dem griechischen Wort für Schmerz, algos, zusammen.*



### Ihre Erfolgsaussichten

Durch die Vernetzung und Kräftigung der gesamten Tiefenmuskulatur kann der Druck auf die Dornfortsätze verringert oder ganz behoben werden.

## Spondylarthrose

*Unter einer Spondylarthrose, medizinisch Spondylarthrosis deformans, versteht man degenerative Veränderungen der Wirbelsäule, die die Wirbelbogengelenke betreffen. Wie am Knie, kann eine Arthrose auch an den Wirbelbogengelenken auftreten – mit allem, was dazugehört. Die Knorpelflächen sind geschädigt, die knöchernen Anteile verbreitert, die unter dem Knorpel liegenden Knochen haben sich verdichtet und sind sklerosiert, also verhärtet. Wenn dann auch noch die Gelenkkapsel anschwillt, kommt es zu Ergussbildungen.*

*In der unmittelbaren Nähe der Wirbelbogengelenke entspringt die Nervenwurzel aus dem Spinalkanal. Durch den degenerativ verursachten*

*Reizzustand der Wirbelbogengelenke kommt es oft zu einer Quetschung oder Irritation der Nervenwurzel, die in der unmittelbaren Nähe der Wirbelbogengelenke aus dem Spinalkanal entspringt. Je nachdem, welches Wirbelsäulensegment von der arthritischen Veränderung betroffen ist, wirkt sich das dann als Lumbalgie (Lendenschmerz), Ischialgie (Ischiasschmerzen) oder cervikobrachiales Syndrom (Schulter-Arm-Syndrom) aus.*

*Degenerative Veränderungen an den Wirbelkörpern und an den Intervertebralräumen werden als Spondylosis deformans oder Spondylose bezeichnet. Siehe hierzu den Eintrag weiter unten.*

### Ihre Erfolgsaussichten

Die aufgespannte Wirbelsäule, gehalten von der autochthonen Muskulatur sowie von der gezielt vernetzten Rücken- und Bauchmuskulatur, hält die Wirbelkörper mit allen Gelenkflächen auseinander. So entfällt die Reibung, die beschädigten Oberflächen der Knochen können sich wieder regenerieren. Die Nervenwurzeln liegen wieder frei.

Entzündete Gelenkkapseln können, unterstützt durch geeignete Medikation, wieder abheilen, und eine neue Entzündung wird vermieden.



---

## Spondylitis/Spondylitis ankylosans

Siehe Morbus Bechterew

---

## Spondylose

*Spondylosis deformans, kurz Spondylose, ist ein Sammelbegriff für degenerative Veränderungen an Wirbelkörpern und Intervertebralräumen. Wie es dabei um die Bandscheiben bestellt ist, gehört nicht zum Krankheitsbild, genauso wenig eine eindeutige Beschreibung von Symptomen. Im Röntgenbild zeigen sich Unregelmäßigkeiten wie Zacken, kleine Erhebungen oder Randwülste, die im Laufe der Zeit größer werden und schließlich mehrere Wirbelsegmente verknöchern können, was man Ankylose nennt. Als Ursache gelten dennoch degenerative Veränderungen der Bandscheiben.*

## Ihre Erfolgsaussichten

Sofern die Verformungen der Wirbelkörper durch entsprechende Fehlhaltung und einseitige Druckausübung an den immer gleichen Stellen verursacht wird, kann die Veränderung der Haltung helfen. Zapfen aus Kalk können abbrechen und sich wieder auflösen.

Sind Wirbelsegmente bereits verknöchert, genauer: zusammengewachsen, lässt sich leider nur noch der weitere Verlauf beeinflussen, doch ist das zu jeder Zeit möglich.

---

## Steißbein-Trauma

*Als Steißbein-Trauma oder Steißbein-Syndrom wird meistens eine Überempfindlichkeit des Steißbeines bezeichnet, wodurch längeres Sitzen oder Liegen Beschwerden verursachen kann. Häufig bleibt ein Steißbeintrauma nach einem Steißbeinbruch zurück. Manchmal rührt das Trauma nur daher, dass die Menschen im Sitzen immer hinter den Sitzbeinhöckern »hängen« und das Steißbein zusammendrücken.*



## Ihre Erfolgsaussichten

Das Steißbein wird beim CANTIENICA®-Training fest von den Muskeln des Levator Ani umschlossen. Dadurch finden auch gebrochene oder verschobene Steißbeingelenke wieder die Mitte. Durch die präzise Aufrichtung und Ausrichtung des Beckens und die Ausrichtung der Sitzbeinhöcker kann sich das Steißbein auch vertikal ungehindert ein- und ausrichten. Und schon gehören die Schmerzen der Vergangenheit an …

---

## Stenose/Spinale Stenose

*Bei der Spinalen Stenose oder Spinalkanalstenose macht eine Verengung des Wirbelkanales Probleme, und zwar meist in der Lendenwirbelsäule. Die Bandscheiben wölben sich vor und die Wirbelkörper bilden knöcherne Ausziehungen, auch Arthrosen, hier also Spondylarthrosen, siehe oben, gehen damit gerne einher. Am häufigsten sind die Segmente zwischen dem dritten und vierten sowie zwischen dem vierten und fünften Lendenwirbelkörper betroffen. Und es leiden vor allem ältere Menschen unter diesen degenerativen Veränderungen, die sich oft in ziehenden Schmerzen an den Beinen äußern.*

## Ihre Erfolgsaussichten

Die Aufspannung der Wirbelsäule und die 24-Stunden-Betriebsbereitschaft der autochthonen Muskulatur verhindert eindeutig die Entstehung von Stenosen. Werden sie früh entdeckt, so kann sich die Verkalkung wieder auflösen.

Ich kenne zwei Frauen, die mit fortgeschrittenen Stenosen – nach organischen Krebserkrankungen und langer Rekonvaleszenz – eine weitere Verschlimmerung durch diszipliniertes Training verhindern. Manchmal ist eine Operation unausweichlich, da hilft es, wenn Sie vorher gezielt trainieren. Die Operation verläuft günstiger, die Therapie nach der Operation spricht schneller an, und vor allem brauchen Sie die Entwicklung einer neuen Stenose nicht zu befürchten, wenn Sie die Wirbelsäule artgerecht halten und einsetzen.

---

## Tinnitus

*Wenn jemand Geräusche hört, die andere Personen nicht hören können und für die sich keine objektive, äußere Geräuschquelle ausfindig machen lässt, spricht man von Tinnitus, genauer von Tinnitus aurium, was für »das Klingeln der Ohren« steht. Genau genommen ist es ein Symptom, manchmal wird es auch als Syndrom bezeichnet. Es gibt jedoch auch einen sogenannten objektiven Tinnitus, bei dem das störende Geräusch auf einer von außen wahrnehmbaren oder zumindest messbaren körpereigenen Schallquelle beruht. Diese Variante der »klingelnden Ohren« ist allerdings im Vergleich zum subjektiven Tinnitus sehr selten.*

*Der subjektive Tinnitus ist weitverbreitet. Der von ihm Geplagte nimmt akustische Signale wahr, die nur er selbst hören kann. Diese Wahrnehmung beruht auf einer Störung der Hörfunktion und ist völlig unabhängig von der äußeren Schalleinwirkung. Die störenden Ohrgeräusche werden sehr unterschiedlich beschrieben, es kann sich sowohl um einen Brumm- oder Pfeifton handeln als auch um ein Zischen, Rauschen, Knacken oder Klopfen im Ohr. Manche Betroffene hören das Geräusch konstant, andere werden von rhythmisch-pulsierenden Geräuschen geplagt. Für manche dieser Geräusche gibt es auch keine reale Entsprechung, sie sind in ihrer Art einzigartig. Dennoch handelt es sich ganz eindeutig nicht um akustische Halluzinationen.*

*Wie bereits gesagt, handelt es sich beim Tinnitus um ein Symptom, also ein Zeichen einer (anderen) Erkrankung – nicht um eine eigene Krankheit. Und darin liegt auch oft die Schwierigkeit: mögliche Ursachen gibt es einige, genauso wie auch die Art der Ohrgeräusche voneinander differiert. Mediziner sprechen deshalb gerne von Syndrom. Interessant ist, dass 93,75 Prozent von hörgesunden Probanden einer Studie in einem schallisolierten Raum nach fünf Minuten über Tinnitus klagten – ein erstaunliches Phänomen.*

*Der Tinnitus hat sich in Deutschland in den letzten Jahrzehnten zu einer regelrechten Volkskrankheit entwickelt. Etwa 10 bis 20 Prozent der Bevölkerung sind dauerhaft davon betroffen, vor allem sind es ältere Menschen, die darüber klagen – es sollen ein Drittel aller Älteren sein. Grundsätzlich treten die Ohrgeräusche zum ersten Mal meist im Alter zwischen 40 und 50 Jahren auf, bei Frauen wie Männern gleichermaßen. Knapp 40 Prozent der Bevölkerung werden zumindest einmal im Leben von Ohrgeräuschen heimgesucht. Ob die Zahl der Erkrankten allerdings tatsächlich angestiegen ist oder ob sich lediglich die Zahl der Patienten erhöht hat, die ärztliche Hilfe suchen, ist umstritten.*

*So weit, so gut. Doch wie entstehen diese lästigen und mitunter quälenden Ohrgeräusche? Lange dachte man, dass der subjektive Tinnitus im Innenohr entsteht. Doch inzwischen hat man herausgefunden, dass Tinnitus auch nach der Durchtrennung des Hörnervs fortbesteht, was eindeutig gegen diese Theorie spricht.*

*Mithilfe von bildgebenden Verfahren konnte schließlich gezeigt werden, dass bei Patienten mit Tinnitus die neuronale Aktivität in verschiedenen Gehirnarealen verändert ist. Es scheint also mit dem Tinnitus so zu sein wie mit Phantomwahrnehmungen und -schmerzen. Bei dieser Hörstörung scheint das Gehirn die Störgeräusche zu kompensieren zu versuchen, indem es die Aktivität in der zentralen Hörbahn hochreguliert. Die so entstehende übermäßige Aktivität in der zentralen Hörbahn wird dann als Tinnitus wahrgenommen.*

*Interessant ist dabei, dass genau die Gehirnareale, die an der Stress- und emotionalen Verarbeitung beteiligt sind, auch die Aktivität in der auditorischen Bahn regulieren. Und Tinnitus tritt bekanntlich oft in Stresssituationen und stressigen Lebensphasen auf …*

## Ihre Erfolgsaussichten

Nach unseren Erfahrungen »verschwinden« durch das Training und beim Training Ohrgeräusche wie von Zauberhand. Ich kann im Experiment mit der Kopfhaltung und der Anspannung der Ohrmuskeln sehr unterschiedliche Geräusche im Ohr beziehungsweise im Kopf auslösen, die, wenn ich nicht gut aufpasse, auch mal für Stunden bestehen bleiben können. Durch Veränderung der Ausrichtung des Kopfes, der Haltung des Kopfes und durch die Aufspannung der Muskeln am Schädel sind die Geräusche zum Verschwinden zu bringen.

Da so vieles am Tinnitus unbekannt, unerforscht und unbelegt ist, wage ich es, hier meine Vermutung zu äußern: Der Schädel besteht aus 26 Knochen und Gelenken. Er ist also sehr beweglich. Das äußere Ohr ist eine Art »Aufstecker aus Knorpel«, ebenfalls sehr beweglich.

Ein unvorstellbar dichtes Geflecht aus Nerven mit feinsten Verästelungen mäandert an den Kopfseiten zu allen Sinnesorganen. Scheuert, reibt, spannt einer dieser Nerven an einem der vielen Gelenke oder Muskeln, so nimmt das Ohr das als Geräusch war. Wird der Nerv – salopp gesagt, es ist mir wichtig, dass Sie es verstehen – wieder freigelegt, umgelegt, so verschwindet das Geräusch.

Die Aussage, dass die meisten Tinnitus-Symptome zwischen dem 40. und 50. Lebensjahr auftauchen, passt, denn in dieser Dekade schrumpfen die meisten: Stress in Beruf und Familie, Überforderungen aller Art, weniger Freizeit, weniger Bewegung unterstützen den langsamen Verfall der Körperhaltung. Umkehrschluss: Wer wieder zur vollen Länge findet, die Knochen ideal aufeinanderstapelt und so die Tiefenmuskulatur aktiv hält, kann Ohrgeräusche, die durch Fehlhaltung entstanden sind, durch »Guthaltung« wieder beheben. Wenn Sie dieses Thema interessiert, finden Sie in meinem Buch *New Faceforming* zusätzliche Übungen für Kopfhaltung und Kopfmuskulatur.

Ausgenommen von diesem »Schnellheilversprechen« sind selbstverständlich Tinnitus-Syndrome, die durch andere Erkrankungen oder Unfalltraumen mit Hörsturz entstanden sind.

---

## Übergewicht

*Unsere Wirbelsäule kann nicht jedes Gewicht problemlos tragen – schon allein aus diesem Grund ist Übergewicht eine riesige Belastung – und ein Problem. Die überschüssigen Pfunde führen zu Fehlhaltungen und belasten die Bandscheiben über die Maßen. Mit der Zeit werden die so verursachten Rückenschmerzen oft chronisch.*

### Ihre Erfolgsaussichten

Übergewicht ist dann ein Problem, wenn es nicht von Muskeln gehalten wird. Ich hoffe, Sie haben die Einleitung gelesen und verstanden: Wenn sich der Körper konsequent an der Mittelachse aufspannt, so ist das ganze Gewicht vertikal auf diese Mittelachse verteilt. Jeder Teil des Körpers ist mit ausreichend Muskeln ausgestattet, um sich selbst zu tragen. Der Fuß, das Becken, der Rumpf, der Brustkorb, der Hals, der Kopf. Nichts »parkt« sich auf dem Darunter. Alles trägt sich selbst. Die Grenze für die Definition Übergewicht ist sehr flexibel. Wer sich erschlafft in den Erdboden abgibt, kann schon mit Untergewicht übergewichtig sein für seine Knochen und Gelenke. Wer sich aufspannt und ausrichtet und 100 Prozent der zur Verfügung stehenden Skelettmuskulatur nutzt, kann einige Kilo über dem statistischen Normalgewicht wunderbar tragen. Im Gegenteil zur landläufigen Meinung bin ich überzeugt davon, dass der vertikal ausgerichtete Bewegungsmensch mit Kiloplus besser dran ist als der untergewichtige Muskelmuffel.

## Unspezifische Rückenschmerzen

Siehe Diffuse Kreuzschmerzen

## X-Beine

Siehe O-Beine

## Register

## T



## U



V



W



## X



## Z

## Impressum

5. Auflage 2021


### Hinweis

Die Ratschläge/Informationen in diesem Buch sind von Autorinnen und Verlag sorgfältig erwogen und geprüft, dennoch kann eine Garantie nicht übernommen werden. Eine Haftung der Autorinnen bzw. des Verlags und seiner Beauftragten für Personen-, Sach- und Vermögensschäden ist ausgeschlossen.

### Bildnachweis

Alle Fotos stammen von Forster & Martin Fotografie, München, mit Ausnahme von:
23, 137, 151 (Benita Cantieni), 30 (Carla Hubeli), 87 (Walter Dahinden (WADA))

Alle Illustrationen stammen von Ernst Gamper, Zürich, mit Ausnahme von:
13 (Interfoto/Science & Society), 15, 36 u., 37, 43, 156 (Carla Hubeli), 21, 38 o. (Sandra Cantieni)

Für die freundliche Unterstützung der Fotoproduktion danken wir:
Intexsol (www.intexsol.de); Wellicious (www.wellicious.com)

**Projektleitung** Sabine Gnan

**Redaktion** Susanne Schneider, München

**Bildredaktion** Tanja Nerger

**Gestaltung & Satz** grafikatelier luk Tilman Leher, München

**Layout** Christian M. Weiß, München

**Umschlaggestaltung** YMCK, München

**Herstellung** Reinhard Soll

**Lithografie** JournalMedia GmbH, München

**Druck und Verarbeitung** Alföldi Nyomda Zrt., Debrecen

Printed in Hungary

MIX
Papier aus verantwortungsvollen Quellen
FSC® C010328
www.fsc.org

ISBN: 978-3-517-08761-0

Penguin Random House Verlagsgruppe FSC® N001967

Ebenfalls bei Südwest erschienen:

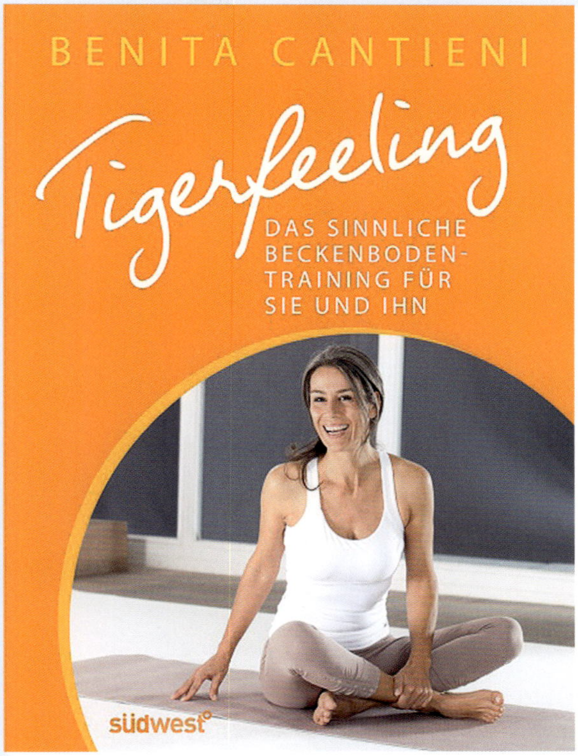


176 Seiten, vierfarbig, 20,00 €
ISBN 978-3-517-08788-7

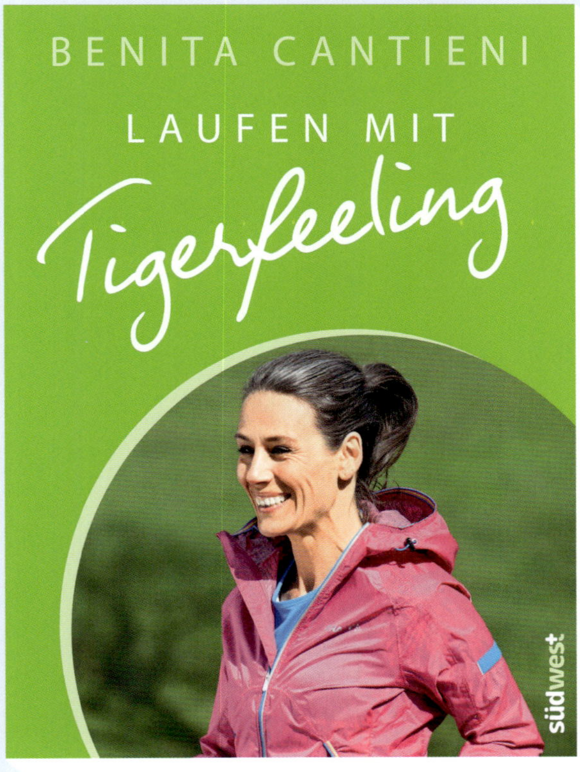


176 Seiten, vierfarbig, 20,00 €
ISBN 978-3-517-08789-4